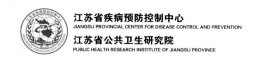

江苏省疾病预防控制中心
JIANGSU PROVINCIAL CENTER FOR DISEASE CONTROL AND PREVENTION
江苏省公共卫生研究院
PUBLIC HEALTH RESEARCH INSTITUTE OF JIANGSU PROVINCE

Jiangsu Cancer
Report (2022)

江苏省恶性肿瘤报告
（2022）

主编　朱宝立　周金意　韩仁强

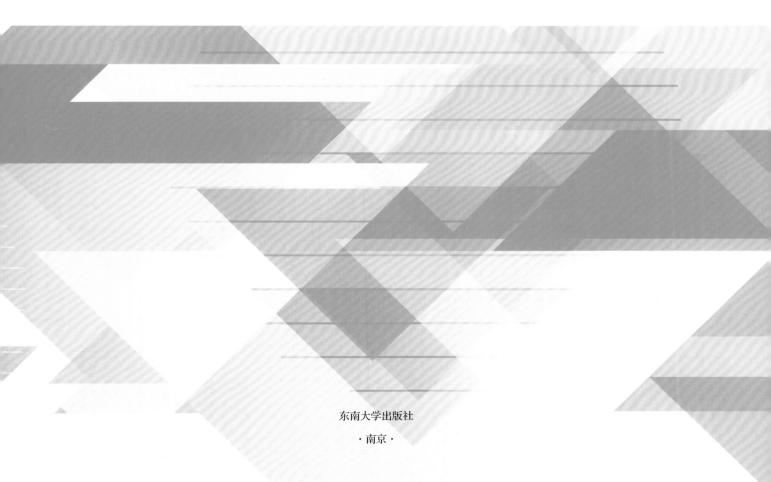

东南大学出版社
·南京·

图书在版编目（CIP）数据

江苏省恶性肿瘤报告. 2022/朱宝立，周金意，韩
仁强主编. -- 南京：东南大学出版社，2024.1
　　ISBN 978-7-5766-1207-3

　Ⅰ. ①江… Ⅱ. ①朱… ②周… ③韩… Ⅲ. ①癌－研
究报告－江苏－2022 Ⅳ. ①R73

　　中国国家版本馆CIP数据核字(2023)第250426号

责任编辑：陈潇潇（380542208＠qq.com）
责任校对：韩小亮　封面设计：余武莉　责任印制：周荣虎

江苏省恶性肿瘤报告（2022）
Jiangsu Sheng Exing Zhongliu Baogao（2022）

主　　编：朱宝立　周金意　韩仁强
出版发行：东南大学出版社
出 版 人：白云飞
社　　址：南京四牌楼2号　邮编：210096
网　　址：http://www.seupress.com
电子邮件：press@seupress.com
经　　销：全国各地新华书店
印　　刷：南京迅驰彩色印刷有限公司
开　　本：889 mm ×1 194 mm　1/16
印　　张：10.75
字　　数：275 千字
版　　次：2024 年 1 月第 1 版
印　　次：2024 年 1 月第 1 次印刷
书　　号：ISBN 978 - 7 - 5766 - 1207-3
定　　价：98.00 元

本社图书若有印装质量问题，请直接与营销部调换。电话（传真）：025-83791830

《江苏省恶性肿瘤报告（2022）》编委会

主编

朱宝立　周金意　韩仁强

副主编

缪伟刚　陶　然　俞　浩　罗鹏飞

专家委员会（按姓氏笔画排序）

王临池　朱　健　朱宝立　刘付东　李伟伟　杨志杰　吴玲玲　罗鹏飞
周金意　俞　浩　骆文书　陶　然　韩仁强　韩颖颖　缪伟刚

编委（按姓氏笔画排序）

于　蕾　马士化　马　进　王从菊　王书兰　王礼华　王临池　王　剑
王　琳　王　裕　王锦云　王巍巍　方惠玲　孔娴娴　卢海燕　朱　健
朱月兰　朱立文　朱宝立　任露露　华召来　刘付东　刘建平　刘娅娴
刘　超　刘静琦　许　琴　严莉丽　苏　明　杜国明　杜　明　李存禄
李伟伟　李炎炎　李　莹　李绪磊　杨志杰　杨尚波　杨艳蕾　杨　爽
吴玲玲　吴振霞　何士林　何　飞　何　怡　沈　欢　沈建新　张丁丁
张　明　张建安　张　秋　张晓峰　张晶晶　张　婷　张　群　陆绍琦
陆　艳　陈　玉　陈冰霞　陈丽黎　陈玥华　陈　英　陈思红　陈雪筠
罗国良　罗鹏飞　季佳慧　周金意　周　游　郑会燕　郑欢欢　宗　华
宗　菁　赵建华　赵　培　赵梦晨　茹　炯　俞　浩　娄培安　骆文书
顾　月　顾晓平　钱　赟　徐　红　浦继尹　陶　然　崔玲波　符地宝
渠漫漫　颉艳霞　董建梅　韩仁强　韩建周　韩颖颖　韩嘉仪　蔡　伟
翟　静　缪伟刚　戴曙光

前言
Preface

　　恶性肿瘤是严重危害人类生命和健康的一大类疾病，从 20 世纪 70 年代初有生命统计数据以来，恶性肿瘤一直是江苏省居民的最主要死因之一，且其疾病负担呈不断加重趋势。肿瘤登记是对肿瘤流行情况、变化趋势和影响因素进行的长期、连续、动态的系统性监测，是制定恶性肿瘤防控措施、开展综合防控研究和评价防控效果的重要基础性工作。在国家癌症中心和江苏省卫生健康委员会（原江苏省卫生计生委）的全力支持下，江苏省肿瘤登记中心（江苏省疾病预防控制中心，以下简称"江苏省疾控中心"）在全省开展以人群为基础的肿瘤登记工作，建立了肿瘤登记年报制度，自 2016 年开始定期出版江苏省恶性肿瘤报告，为江苏省的肿瘤预防与控制工作提供了科学依据。

　　2022 年全省有 57 个肿瘤登记处上报了 2019 年全人群肿瘤登记资料，其中有 54 个质量达到综合质控要求，包括城市登记处 23 个、农村登记处 31 个，分布在全省各设区市，覆盖人口 56 332 553 人（男性 28 360 163 人，女性 27 972 390 人），约占同期江苏省户籍总人口总数（78 515 666 人）的 71.75%。在对 54 个符合质量控制要求的肿瘤登记处数据进行汇总和分析的基础上，江苏省疾控中心组织专业人士编写了《江苏省恶性肿瘤报告（2022）》。

　　《江苏省恶性肿瘤报告（2022）》共分为六个部分：

　　第一部分为概述；第二部分介绍了数据的收集方法、质量控制流程和常用统计分析指标；第三部分详细介绍了江苏省各登记处 2019 年肿瘤登记资料的上报情况、质量评审结果及数据收录情况；第四部分描述了全省肿瘤登记地区合计及分城乡、分性别恶性肿瘤发病和死亡情况；第五部分简要描述了主要人体部位的恶性肿瘤发病、死亡情况和其在各登记处的流行现状，并就其中部分癌种的亚部位和组织学分型进行了细节描述；最后一部分为附录，包含了全省合计、分城乡、分性别、分癌种及分年龄组的发病和死亡的详细统计结果。

　　《江苏省恶性肿瘤报告（2022）》全面、系统地描述了江苏省肿瘤登记地区人群全部恶性肿瘤及 22 种常见恶性肿瘤的发病与死亡等流行情况，是一本能全面反映江苏省恶性肿瘤流行现状、癌情信息丰富的专业书籍。

　　《江苏省恶性肿瘤报告（2022）》的顺利出版，得到了国家癌症中心／全国肿瘤登记中心、江苏省卫生健康委员会疾控处的大力支持，凝结了江苏省各肿瘤登记处、各级医疗机构肿瘤登记工作人员和本书编写人员的辛勤劳动和汗水。江苏省肿瘤登记人员在实践中探索，在创造中发现，在开拓中前进，使江苏省肿瘤登记工作步入良性的发展轨道，在此谨表示衷心的感谢！

　　江苏省疾控中心在登记资料收集、质量控制、登记处选择、数据清理、统计分析、图表呈现和文字描述等方面力求严谨，反复核实，力争客观、真实、准确地展示江苏省肿瘤流行数据。由于知识和水平的限制，本书难以避免存在谬误和不足，恳请同行和读者批评指正。

编者

2023 年 3 月

目录
Contents

第一章　概述

　　肿瘤登记是按一定组织系统经常性地搜集、储存、整理、统计分析和评价肿瘤发病、死亡和生存资料的统计工作，是目前国际上公认的肿瘤流行病学信息收集与数据统计方法。开展以人群为基础的肿瘤登记工作，可获取不同时期、不同地区和不同人群中恶性肿瘤的发病、死亡和生存状况资料。该资料是掌握人群恶性肿瘤流行现状和变化趋势，度量全社会恶性肿瘤疾病负担的唯一有效资源，可为肿瘤病因学研究提供线索，为肿瘤防治策略和措施的制定、评估和调整提供科学依据。

　　江苏省是全国较早开展肿瘤登记报告工作的省份之一，启东县（现启东市）于 1972 年在江苏省率先建立肿瘤登记报告制度，随后从 20 世纪 80 年代开始，现无锡、南通、淮安、泰州、常州等 11 个设区市所在地区陆续开展肿瘤登记报告工作。2008 年，卫生部在全国范围内启动"中央财政转移支付肿瘤随访登记项目"，对部分登记地区给予专项经费支持。江苏省金坛市（现常州市金坛区）、启东市、海门市（现南通市海门区）、连云港市区、赣榆县（现连云港市赣榆区）、东海县、灌云县、淮安市楚州区（现淮安市淮安区）、建湖县、大丰市（现盐城市大丰区）、扬中市、泰兴市等 12 个登记处被确定为首批中央财政转移支付肿瘤随访登记项目点。2009—2013 年国家项目点扩增，苏州市区、无锡市区、徐州市区、常州市区、南通市区、盐城市区、丹阳市、海安县（现海安市）等 8 个登记地区也先后被纳入。

　　为建立和完善全国肿瘤登记制度，动态掌握我国恶性肿瘤流行情况和发展趋势，国家卫生计生委、国家中医药管理局于 2015 年 1 月 27 日制定并下发了《关于印发肿瘤登记管理办法的通知》（国卫疾控发〔2015〕6 号），江苏省卫生计生委、江苏省中医药局根据江苏省具体情况，在转发国家管理办法的同时，对江苏省肿瘤登记工作做出了具体要求：明确了江苏省各级卫生计生行政部门在全省各级肿瘤登记工作中的组织、管理、协调和保障职能，指定江苏省疾控中心作为省级肿瘤登记中心，负责全省肿瘤登记工作的方案制定、技术指导、人员培训、质量控制和考核评价等工作；要求各设区市、县（市、区）设立肿瘤登记处，负责开展责任区域内的肿瘤随访登记工作；要求全省各级各类医疗卫生机构认真履行肿瘤登记报告责任，建立内部管理制度，明确责任报告人，健全院内登记报告流程，规范开展肿瘤登记报告工作。《肿瘤登记管理办法》的出台为江苏省肿瘤随访登记体系的进一步完善打下了坚实基础。

2019年，国家卫生健康委等10部门联合制定和下发了《健康中国行动——癌症防治实施方案（2019—2022年）》，其中提出了"健全肿瘤登记报告制度"和"提升肿瘤登记数据质量"的明确要求。同年江苏省卫生健康委等10部门也联合制定了《江苏省推进癌症防治工作实施方案2019—2022年》，进一步明了全省"要建立覆盖全省的肿瘤随访登记体系，60%以上县（市、区）随访登记数据达到国家肿瘤登记年报数据质量标准。搭建省级癌症大数据平台，定期发布肿瘤流行特征报告"的目标，这为江苏省肿瘤随访登记工作确立了发展方向。

40多年来，在全省各级卫生行政部门的支持下，在各级肿瘤登记处和肿瘤登记报告单位的共同努力下，截至2016年底，江苏省已初步实现肿瘤随访登记工作的县区全覆盖。自此，江苏省肿瘤随访登记工作重心从增点扩面向全面提升工作水平和数据质量、逐步实现规范化和标准化的方向转移。在2022年国家肿瘤登记年报资料收集过程中，江苏省各级肿瘤登记处克服新冠肺炎感染对常规工作的影响，精心组织，严格质控，按时向国家癌症中心提交了55个登记处的2019年肿瘤登记资料，较2021年度增加5个。

为加强我国肿瘤登记工作的规范化管理，充分发挥优秀肿瘤登记处的示范引领作用，2023年1月国家癌症中心根据综合评分排名，授予江苏省疾控中心等16个省级登记处"2022年度肿瘤登记工作省级单位杰出贡献奖"，并向连续10年及以上、连续5—9年和连续3—4年入选中国肿瘤登记年报的全国60个、225个和138个设区市、县（市、区）级肿瘤登记处分别授予"2022年度肿瘤登记工作杰出贡献奖"、"2022年度肿瘤登记工作优秀奖"和"2022年度肿瘤登记工作进步奖"。江苏省分别有14个、20个和8个登记处获此殊荣，获奖数量居全国前列。与此同时，国家癌症中心首次在全国范围内组织开展肿瘤登记工作先进个人评选活动，最终全国评定"2022年度肿瘤登记工作先进个人"193名，江苏省有12名肿瘤登记工作者获此荣誉称号。

为充分挖掘和利用江苏省肿瘤登记资料，定期发布全省最新的恶性肿瘤发病、死亡流行特征报告，为肿瘤防治研究和相关防控政策的出台提供科学依据。在江苏省卫生健康委员会（原江苏省卫生计生委）的大力支持下，江苏省疾控中心从2016年开始，每年组织专家分析数据和撰写江苏省恶性肿瘤报告。2022年下半年开始，江苏省疾控中心在对全省各登记处提交的2019年肿瘤登记资料进行再次整理、质控和分析的基础上，确定了纳入全省汇总分析的肿瘤登记处，并召集省内肿瘤登记专家共同编撰了《江苏省恶性肿瘤报告（2022）》。

第二章　肿瘤登记资料的收集、质量控制和统计分析

江苏省肿瘤登记管理办法规定，《国际疾病分类第十版》（International Statistical Classification of Diseases and Related Health Problems 10th Revision, ICD-10）所定义的全部恶性肿瘤（ICD-10：C00—C97）、脑和中枢神经系统良性及良恶未定肿瘤（D32—D33、D42—D43）、真性红细胞增多症（D45）、骨髓增生异常综合征（D46），以及淋巴造血和有关组织动态未定肿瘤（D47）的发病、死亡和生存随访资料，以及登记地区覆盖人群的人口学资料，均是江苏省肿瘤登记收集的主要内容。

一、肿瘤登记资料的收集

（一）新发病例资料

1.医疗机构报告

各级各类具有肿瘤诊治能力的医疗机构是江苏省内肿瘤新发病例的主要来源。江苏省要求各责任报告医疗机构建立院内肿瘤登记报告制度，院内肿瘤诊治相关科室（门诊、住院、病案、病理、放射、超声、检验等）均应及时登记经诊治的肿瘤病例信息，定期送交院内肿瘤登记负责部门，由其对院内肿瘤病例信息进行汇总、审核、补充、剔重和登记后，及时通过肿瘤登记网报系统上报或填写纸质报告卡上交辖区肿瘤登记处。各级各类医疗机构还应定期导出或摘录院内门诊、住院和（或）病案中所有肿瘤病例复诊信息（无论是否因肿瘤而就诊），并提交辖区肿瘤登记处，这是肿瘤病例被动随访信息的重要来源。有区域卫生信息平台地区，可根据当地实际情况，采用对接或自动抓取等信息化技术手段，开展院内肿瘤新发病、复诊、

治疗、死亡等信息的收集、整理和报告工作，提高肿瘤随访登记工作效率，减轻报告单位工作压力。

各级各类医疗机构在报告规定 ICD-10 编码范围的肿瘤病例信息时，还应注意收集部分以字母"Z"打头的"其他肿瘤相关"分类和编码的病例信息（表 2-1），并与院内已上报发病信息进行比对，确认是否需要追访和补充报告。在目前医疗机构的病案编码实践中，对于以复诊或外地（外院）诊疗后回本地（本院）进行后续治疗为目的的肿瘤病例，往往将其主要诊断编码至 Z 编码，而非 C 编码或 D 编码，易导致肿瘤新发病或复诊信息遗漏，因此在医院信息收集、漏报调查及质控过程中应格外注意，这是外地（外院）就医肿瘤病例发病信息和肿瘤现患病例被动随访信息的重要来源。

表 2-1　以字母"Z"打头的"其他肿瘤相关"分类名称和编码

编码	分类名称
Z08	恶性肿瘤治疗后的随诊检查
Z12	肿瘤的特殊筛查
Z40.0	与恶性肿瘤有关的危险因素的预防性手术
Z51.0	放疗疗程
Z51.1	肿瘤化疗疗程
Z51.5	姑息治疗
Z80	恶性肿瘤的家族史
Z85	恶性肿瘤的个人史
Z86.0	其他肿瘤的个人史
Z92.3	放疗个人史
Z92.6	肿瘤化疗个人史

2. 肿瘤登记处审核和报告卡流转

肿瘤登记处收到辖区内各级各类医疗机构报送的肿瘤新发病例信息后，应及时审核其完整性和有效性，对发现存在变量信息不完整、逻辑错误、编码错误等问题的报卡，立即退回报告单位进行核实和修订。对审核通过的肿瘤新发病例信息，登记处将根据其现住或户籍地址所属乡镇／街道分片下发至对应乡镇医院／社区卫生服务中心，由基层肿瘤登记人员对肿瘤病例信息进行随访和核实，并将核实结果及时反馈至所属登记处。已有肿瘤登记信息平台地区，可通过信息平台完成以上医疗机构肿瘤新发病卡提交前的自动审核，提交后按现住或户籍地址所属的乡镇／街道自动下发，基层肿瘤登记人员对下发的肿瘤新发病卡进行随访核实并完成线上反馈等流程。

3. 乡镇医院／社区卫生服务中心上报

乡镇医院／社区卫生服务中心在协助登记处对肿瘤新发病例信息进行初次随访、核实和反馈的同时，还应在日常工作中主动发现和收集辖区内肿瘤新发病例和死亡信息，并按要求填写肿瘤登记报告卡和肿瘤登记簿，每月报送肿瘤登记处或及时在网报系统中登报。此外，乡镇医院／社区卫生服务中心每年还需对辖区内的肿瘤现患病例进行定期的随访和管理。

4. 死亡补发病

为确保肿瘤登记资料的完整性，肿瘤登记处必须定期开展死亡补发病工作，即每月或每季度将全人群死因监测资料中的肿瘤死亡病例信息和肿瘤登记中的发病信息进行核对，及时发现可能存在的发病漏报情况。对可疑的肿瘤发病漏报，登记处须及时与开具死亡医学证明书的医疗机构或者死亡病例所属基层医疗卫生机构、死者家属或知情人联系，核实其根本死因是否为恶性肿瘤。对确认为发病漏报的肿瘤病例，需继续回顾追溯和补充完善其生前最初的恶性肿瘤诊断相关信息（以诊断肿瘤的纸质或电子文书为准），并补报肿瘤发病信息至最早诊断相应年份的发病库中。

5. 医疗保险相关信息的利用

恶性肿瘤病例诊治相关的医疗保险记录，是获取肿瘤登记新发病例信息的重要来源之一。各地肿瘤登记处在上级卫生行政部门的协调下，定期（每月／每季度）前往医保部门获取所辖户籍居民因肿瘤就医报销的资料，重点收集病例个人基本信息、肿瘤诊断（诊断日期、诊断依据、诊断部位、病理形态学）和治疗（治疗时间、治疗方式）相关信息，除与登记处已有肿瘤发病信息核对，发现漏报并补报外，还须更新或补充已有肿瘤病例发病信息，如更新为更早的诊断日期、更为详细的病理组织形态学诊断、更高级别的诊断依据和诊断医院等。此外，肿瘤现患病例的医疗保险信息是完成肿瘤病例被动随访的重要信息来源之一。

（二）死亡病例资料

全人群死因监测资料是肿瘤死亡信息的主要来源，登记处应定期核对肿瘤发病与全人群死因监测数据库，以确认肿瘤病例的生存状态。除根本死因为肿瘤外，非肿瘤原因导致肿瘤病例的死亡信息也需详细核实和登记，包括死亡日期、死亡地点、根本死因及其 ICD-10 编码等。此外，在各级医疗机构院内发生的恶性肿瘤病例死亡以及基层医疗卫生机构发现的辖区内恶性肿瘤病例死亡也应及时登记和报告，这也是江苏省肿瘤死亡病例信息的重要来源。肿瘤死亡资料是肿瘤病例被动随访信息的主要来源。

（三）人口资料

肿瘤登记处应定期通过公安、统计等部门获取覆盖行政区域内的年度户籍人口资料，包括辖区内户籍人口总数及分性别、年龄组（0 岁，1—4 岁，5—9 岁，10—14 岁……80—84 岁，85 岁及以上）人口数。如果从公安、统计等部门获取的人口资料的年份或年龄分组与肿瘤登记要求不一致，可利用两个相隔若干年、来源较明确、可信的人口构成数据，通过"内插法"或"外推法"对中间年份的人口构成数据进行推算。

二、肿瘤登记资料的质量控制

（一）登记资料质量控制指标

质量控制应贯穿肿瘤登记工作的整个过程，可以从完整性、有效性、可比性和时效性四个方面对肿瘤登记的质量进行评价。在对肿瘤登记资料质量进行评价时，应坚持以数据的真实性、稳定性和均衡性为根本，并根据登记地区的特点，从以下常用质控指标入手，综合评估该肿瘤登记处数据质量：

1. 病理组织学诊断比例（Proportion of Morphologic Verification，MV%）

病理组织学诊断比例（MV%）是评价肿瘤登记数据完整性和有效性的重要指标。在肿瘤的各类诊断依据中，病理组织学诊断（包括细胞学和血片，如外周血、骨髓液涂片及脱落细胞学检查）的可靠性最高，提示部分可疑的恶性肿瘤病例已通过病理确诊或排除；其次是其他实验室辅助诊断和单纯的临床诊断（表2-2）。在评价该指标时，除了考虑全部恶性肿瘤MV%的平均水平外，还需对常见恶性肿瘤的MV%分别进行评价。食管癌、胃癌、结直肠癌、乳腺癌、淋巴瘤、白血病等容易获取病理的恶性肿瘤MV%不应太低；而脑瘤、肺癌、肝癌、胰腺癌等不易取病理，但随着医学的进步通过一些实验室辅助诊断技术基本能确诊的恶性肿瘤，其MV%不应太高。此外，各地癌谱构成情况和社会经济发展现状也影响着MV%，在评价该指标时也应纳入考虑范畴。

表2-2 诊断依据分类及其编码

编码	诊断依据分类名称	分类定义及解释
0	只有死亡医学证明书（DCO）	仅有死亡医学证明书而无其他任何诊治资料的病例
无显微镜检查		
1	临床诊断	仅根据症状、体征及疾病发展规律等在患者死前做出的诊断，不包括以下"2—8"诊断依据代码涉及内容
2	临床辅助检查	包括X线、内窥镜、影像学、超声波等大多数临床诊断技术
3	探查性手术和尸检（无病理）	探查性手术（如剖腹探查）和尸检，但未做病理组织学检查
4	特殊肿瘤标志物	特殊的生化和免疫学检查
显微镜镜下检查		
5	细胞学或血片	外周血、骨髓液涂片及脱落细胞学检查
6	病理（继发）	转移部位的病理组织学检查，包括转移部位的尸检标本检查
7	病理（原发）	包括所有原发部位的病理切片和骨髓组织活检
8	尸检（有病理）	原发部位的尸检标本的病理组织学检查
9	不详	

2. 只有死亡医学证明书比例（Percentage of Cancer Cases Identified with Death Certification Only，DCO%）

在肿瘤登记工作中，通过定期核对肿瘤登记的发病数据与全人群死因监测信息，寻找仅有肿瘤死亡记录而无发病信息的发病漏报病例，并通过追溯进行发病信息收集和补报的过程，称为死亡补发病（Death Certificate Notification，DCN）。在追溯和补充DCN病例的生前肿瘤发病信息时，有少数病例无法追踪到其生前任何恶性肿瘤发病确认信息，如发病日期、诊断医院、诊断依据等，此时将这部分病例称为"只有死亡医学证明书"（Death Certification Only，DCO）病例。由于DCO病例缺乏生前肿瘤发病诊断信息，无法确定其发病日期和诊断依据，更不可能有病理组织学确诊的信息，故将其死亡日期定为其发病日期，其诊断依据编码为"0"（表2-2）。DCO病例在所有肿瘤登记新发病例中所占的比例即为只有死亡医学证明书比例（DCO%），是间接评价通过死亡医学证明书发现肿瘤新发病例所占比例（DCN%，发病漏报程度）的指标，更是评价肿瘤登记资料完整性和有效性的重要指标。肿瘤登记处建立初期DCO%可能较高，随着登记工作的不断完善和规范开展，DCO%将逐年降低并维持在较低水平，不会太高（<10%），但通常为0的可能性也很小。

3. 死亡发病比（Mortality to Incidence Ratio，M/I）

死亡发病比（M/I）是同一人群中同期登记的肿瘤死亡病例数与新发病例数的比值，是反映肿瘤登记资料完整性与有效性的重要指标之一。一般情况全部恶性肿瘤的M/I平均值应在0.6到0.8之间，M/I大于0.8提示可能存在肿瘤发病漏报、死亡重报或死亡补发病不完整，M/I小于0.6提示可能存在肿瘤发病重报或死亡漏报。但在评价登记资料M/I时，还需结合各地恶性肿瘤的构成特征考量。如乳腺癌、甲状腺癌和结直肠癌等预后较好的恶性肿瘤占比较高时，该地全部恶性肿瘤的M/I平均值可能低于0.6，甚至低于0.5；而肺癌、食管癌、胃癌、肝癌等预后较差的恶性肿瘤占比较高时，则该地全部恶性肿瘤的M/I平均值有可能超过0.8。此外，除对全部恶性肿瘤的M/I平均值进行评价外，还需对常见恶性肿瘤的M/I分别进行评估。如肝癌、肺癌等死亡率高、生存期短的恶性肿瘤M/I可接近1；乳腺癌、甲状腺癌等生存期长、预后好的恶性肿瘤M/I常低于0.5。无论何种情况，肿瘤登记处全部恶性肿瘤的M/I平均值和常见恶性肿瘤的M/I均不应大于1。

4. 恶性肿瘤逐年发病、死亡水平的稳定性

在登记处覆盖范围和人口无明显变动，登记报告肿瘤种类及登记规程、标准和定义等没有改变的情况下，登记处恶性肿瘤的逐年发病率和死亡率应该保持相对稳定，不应出现骤升或骤降现象。除对全部恶性肿瘤的逐年发病、死亡率的稳定性进行评价外，还需对常见恶性肿瘤的发病率、死亡率的逐年波动情况进行分析，因为一个地区的恶性肿瘤构成在正常情况下不应突然改变，其发病率、死亡率也不应有明显波动。此外，还需对连续年份恶性肿瘤的标化率波动情况进行分析，从侧面评价人口和癌谱的构成变动情况。

5. 人口资料评价指标

以人群为基础的肿瘤登记，在评价肿瘤登记人口资料时，要注意其可比性和合理性。肿瘤登记处目前都是以一定行政区划为工作范围的，登记的是该区域内户籍人口的肿瘤发病和

死亡信息，因此对应的人口资料也应是该行政区划的户籍人口信息，确保分子、分母的可比性。

其次要考虑人口资料的合理性。在登记范围内无行政区划调整或明显人口迁移的情况下，连续年份的人口总数应该在一定的范围内上下波动，相邻年份人口总数差别不大，且其男女性别比的波动也应相对稳定，更不能出现反转。除了人口总数和性别比外，还可对分性别、年龄组人口构成变化的合理性进行评价，在人口数、全死因死亡率和出生率相对稳定的情况下，相邻年份人口构成不应骤变。除通过人口构成金字塔图的变动情况进行直观观察外，还可通过肿瘤标化发病率或标化死亡率的波动情况、60 岁或 65 岁及以上年龄组人口所占比例的变化情况等对人口构成资料的合理性进行评估，以发现分性别、年龄组人口构成存在的问题，并及时予以核实和纠正。

（二）登记资料的质量控制流程及纳入标准

参考国家癌症中心对肿瘤登记资料质量审核的相关指标及流程，江苏省疾控中心在收到各肿瘤登记处提交的肿瘤登记资料后，首先检查资料的完整性，包括是否上报了要求的所有数据库，如肿瘤发病库、肿瘤死亡库、人口数据库、登记地区基本信息表和登记处信息表等，以及各数据库是否包含了所有的关键变量。确认了资料的完整性后，使用国际癌症研究中心（International Agency for Research on Cancer, IARC）/国际癌症登记协会（International Association of Cancer Registries, IACR）的 IARCcrgTools 软件对数据库变量的完整性和有效性，以及各变量间的内部一致性逐一进行检查并记录存在的问题。之后采用 Excel、SAS 等数据库软件分析登记资料并生成统一的分析结果表格。汇总分析发现的问题和数据分析结果，生成数据库评估报告并反馈给各肿瘤登记处。各肿瘤登记处根据省疾控中心的评估报告对登记资料存在问题进行核实、修改和补充，并将完善后的数据库再次提交省疾控中心进行重新审核。经过这一反复的数据审核、修订和完善流程，形成各肿瘤登记处最终的年度肿瘤登记资料。

江苏省疾控中心参照国家癌症中心在 2017 年制定的肿瘤登记年报数据纳入原则和标准，结合全省实际情况，从肿瘤登记数据的真实性、稳定性和均衡性等方面综合评估各肿瘤登记处数据质量。除将 MV%、DCO%、M/I、发病和死亡水平是否在参考范围值内，以及其在连续年份的变动情况等作为衡量数据质量的重要依据外，还综合考虑肿瘤登记处各个指标在本地区的合理范围，并新增标化发病率和标化死亡率的波动情况作为考核指标之一。肿瘤登记处资料 MV%、DCO%、M/I、发病和死亡水平远超参考值范围且无法解释原因，连续年份的发病率、死亡率、标化发病率或标化死亡率波动明显异常，均被认为数据质量较差，不能纳入该年度江苏省恶性肿瘤报告数据源。

三、肿瘤登记资料的统计分析

（一）肿瘤统计分类

为了便于肿瘤发病、死亡资料的统计分析，采用《国际疾病分类第十版》（ICD-10）将报告范围内的各种肿瘤归类，分为 59 个细分类或 25 个大分类，其中"脑、神经系统"包括脑和中枢神经系统的良性及良恶未定肿瘤（表 2-3，表 2-4）。

表 2-3　常用肿瘤 ICD-10 统计分类表（细分类）

顺序	部位	ICD-10 编码范围
1	唇	C00
2	舌	C01—C02
3	口	C03—C06
4	唾液腺	C07—C08
5	扁桃体	C09
6	其他口咽	C10
7	鼻咽	C11
8	下咽	C12—C13
9	咽，部位不明	C14
10	食管	C15
11	胃	C16
12	小肠	C17
13	结肠	C18
14	直肠	C19—C20
15	肛门	C21
16	肝脏	C22
17	胆囊及其他	C23—C24
18	胰腺	C25
19	鼻、鼻窦及其他	C30—C31
20	喉	C32
21	气管、支气管、肺	C33—C34
22	其他胸腔器官	C37—C38
23	骨	C40—C41
24	皮肤黑色素瘤	C43
25	皮肤其他	C44
26	间皮瘤	C45
27	卡波西肉瘤	C46
28	周围神经、其他结缔组织、软组织	C47，C49
29	乳房	C50
30	外阴	C51
31	阴道	C52
32	子宫颈	C53
33	子宫体	C54
34	子宫，部位不明	C55

顺序	部位	ICD-10 编码范围
35	卵巢	C56
36	其他女性生殖器	C57
37	胎盘	C58
38	阴茎	C60
39	前列腺	C61
40	睾丸	C62
41	其他男性生殖器	C63
42	肾	C64
43	肾盂	C65
44	输尿管	C66
45	膀胱	C67
46	其他泌尿器官	C68
47	眼	C69
48	脑、神经系统	C70—C72, D32—D33, D42—D43
49	甲状腺	C73
50	肾上腺	C74
51	其他内分泌腺	C75
52	霍奇金淋巴瘤	C81
53	非霍奇金淋巴瘤	C82—C86, C96
54	免疫增生性疾病	C88
55	多发性骨髓瘤	C90
56	淋巴样白血病	C91
57	髓样白血病	C92—C94, D45—D47
58	白血病，未特指	C95
59	其他或未指明部位	C26, C39, C48, C76-C80
60	所有部位除外 C44	ALL exc. C44
61	所有部位合计	C00-C97, D32-D33, D42-D43, D45-D47

表 2-4　常用肿瘤 ICD-10 统计分类表（大分类）

顺序	部位	部位缩写	ICD-10 编码范围
1	口腔和咽喉（除外鼻咽）	口腔	C00—C10，C12—C14
2	鼻咽	鼻咽	C11
3	食管	食管	C15
4	胃	胃	C16
5	结直肠肛门	结直肠	C18—C21
6	肝脏	肝	C22
7	胆囊及其他	胆囊	C23—C24
8	胰腺	胰腺	C25
9	喉	喉	C32
10	气管、支气管、肺	肺	C33—C34
11	其他胸腔器官	其他胸腔器官	C37—C38
12	骨	骨	C40—C41
13	皮肤黑色素瘤	皮肤黑色素瘤	C43
14	乳房	乳房	C50
15	子宫颈	子宫颈	C53
16	子宫体及子宫部位不明	子宫体	C54—C55
17	卵巢	卵巢	C56
18	前列腺	前列腺	C61
19	睾丸	睾丸	C62
20	肾及泌尿系统不明	肾	C64—C66，C68
21	膀胱	膀胱	C67
22	脑、神经系统	脑	C70—C72，D32—D33，D42—D43
23	甲状腺	甲状腺	C73
24	淋巴瘤	淋巴瘤	C81—C86，C88，C90，C96
25	白血病	白血病	C91—C95，D45—D47
26	不明及其他	其他	C17，C26，C30-C31，C39，C44-C49，C51-C52，C57-C58，C60，C63，C69，C74-C80，C97
27	所有部位合计	合计	C00-C97，D32-D33，D42-D43，D45-D47

（二）地区分类

根据国家标准《中华人民共和国行政区划代码》（GB/T 2260—2020），将江苏省各登记地区进行城乡分类：地级以上城市（区）归为城市地区，县及县级市归于农村地区。

（三）常用统计分析指标

1. 年平均人口数

年平均人口数是计算发病（死亡）率等恶性肿瘤的年度发病（死亡）频率（强度）指标的分母，准确来说是指登记处覆盖区域内某年度可能发生恶性肿瘤的人口数，已发生了恶性肿瘤的个体通常不应包括在分母中。但在实际工作中，人群中有发生恶性肿瘤可能的精确人口数往往很难获取，因此一般用年平均人口数，即该年年初（或上年末）、年末人口数之和除以 2，或7 月 1 日零时的人口数（年中人口数）作为分母。

$$年平均人口数（人）= \frac{年初（上年末）人口数 + 年末人口数}{2}$$

2. 发病（死亡）率

发病（死亡）率即粗发病（死亡）率，指某年该地登记的每 10 万人口中恶性肿瘤新发（死亡）病例数，是反映人口发病（死亡）情况最基本的指标。

$$发病（死亡）率（1/10 万）= \frac{某年该地恶性肿瘤新发（死亡）病例数}{某年该地年平均人口数} \times 100\,000$$

3. 分类构成比

恶性肿瘤发病（死亡）分类构成比可以反映各类恶性肿瘤对居民健康的危害情况。恶性肿瘤发病（死亡）分类构成比计算公式如下：

$$某恶性肿瘤发病（死亡）分类构成比（\%）= \frac{某恶性肿瘤发病（死亡）人数}{全部恶性肿瘤发病（死亡）人数} \times 100$$

4. 年龄组发病（死亡）率〔年龄别发病（死亡）率〕

年龄组发病（死亡）率是反映人口发病（死亡）随年龄增长变动过程的重要指标，同时也是计算寿命表、标化率等指标所必需的数据。在对年龄进行分组时，除 0 岁（不满 1 岁）、1—4 岁和 85 岁及以上年龄组外，其他均以间隔 5 岁为 1 个年龄组，即 0 岁、1—4 岁、5—9 岁、10—14 岁……80—84 岁和 85 岁及以上 19 个年龄组。其计算公式为：

$$某年龄组发病（死亡）率（1/10 万）= \frac{某年龄组发病（死亡）人数}{同年龄组平均人口数} \times 100\,000$$

5. 年龄调整发病（死亡）率〔标化发病（死亡）率〕

人口年龄构成是影响恶性肿瘤发病（死亡）率的重要因素，在比较不同地区或同一地区不同时期恶性肿瘤的发病（死亡）率时，为了消除人口年龄构成的影响，要计算年龄调整发病（死亡）率，即采用某一标准人口年龄构成计算的发病（死亡）率。本报告分别采用 2000 年中国普查人口构成（简称"中标率"）和 Segi 世界标准人口构成（简称"世标率"）进行年龄调整发病（死亡）率的计算（表 2-5）。

年龄标化发病（死亡）率的计算（直接法）：

①计算年龄组发病（死亡）率；

②以各年龄组发病（死亡）率乘以相应标准人口年龄构成百分比，得到相应的理论发病（死亡）率；

③将各年龄组的理论发病（死亡）率相加之和，即为年龄标化发病（死亡）率。

$$标化发病（死亡）率（1/10 万）= \frac{\sum 标准人口年龄构成 \times 年龄别发病（死亡）率}{\sum 标准人口年龄构成} \times 100\ 000$$

6. 累积发病（死亡）率

累积发病（死亡）率是指某病在某一年龄阶段内按年龄（岁）的发病（死亡）率进行累积的总指标。由于其消除了年龄构成不同的影响，可用于不同地区的直接比较。对于恶性肿瘤，一般计算 0—64 岁或者 0—74 岁的累积发病（死亡）率。

$$累积发病（死亡）率（\%）= \sum \left[年龄组发病（死亡）率 \times 年龄组距 \right] \times 100$$

7. 截缩发病（死亡）率

不同年龄组人群恶性肿瘤的发病（死亡）水平存在差异，35 岁前相对较低，之后随年龄增长逐步升高，但 65 岁后其他疾病多发，对恶性肿瘤的发病（死亡）水平存在干扰。为客观描述恶性肿瘤发病（死亡）情况，常计算 35—64 岁这一恶性肿瘤高发年龄段人群的标化发病（死亡）率，即截缩发病（死亡）率，来确切反映整个人群的发病（死亡）强度，也便于不同人群的直接比较。标准人口采用 Segi 世界标准人口。

$$截缩发病（死亡）率（1/10 万）= \frac{\sum \left[截缩段各年龄组发病（死亡）率 \times 各段标准年龄构成 \right]}{\sum 各段标准年龄构成} \times 100\ 000$$

表 2-5　2000 年中国普查人口构成和 Segi 世界标准人口构成

年龄组 / 岁	2000 年中国普查人口构成		Segi 世界标准人口构成	
	人口数 / 人	构成比 /%	人口数 / 人	构成比 /%
0	13 793 799	1.11	2 400	2.40
1—4	55 184 575	4.44	9 600	9.60
5—9	90 152 587	7.26	10 000	10.00
10—14	125 396 633	10.09	9 000	9.00
15—19	103 031 165	8.29	9 000	9.00
20—24	94 573 174	7.61	8 000	8.00
25—29	117 602 265	9.46	8 000	8.00
30—34	127 314 298	10.25	6 000	6.00
35—39	109 147 295	8.78	6 000	6.00
40—44	81 242 945	6.54	6 000	6.00
45—49	85 521 045	6.88	6 000	6.00
50—54	63 304 200	5.09	5 000	5.00
55—59	46 370 375	3.73	4 000	4.00
60—64	41 703 848	3.36	4 000	4.00
65—69	34 780 460	2.80	3 000	3.00
70—74	25 574 149	2.06	2 000	2.00
75—79	15 928 330	1.28	1 000	1.00
80—84	7 989 158	0.64	500	0.50
≥85	4 001 925	0.32	500	0.50
合计	1 242 612 226	100.00	100 000	100.00

第三章　肿瘤登记资料质量评价

一、资料来源

截至 2022 年 7 月 15 日，全省 57 个肿瘤登记处向江苏省疾控中心提交了 2019 年肿瘤登记资料。2022 年下半年，江苏省疾控中心对各肿瘤登记处数据库重新进行了清洗、整理和质量评估，并重点与各肿瘤登记处复核了人口构成资料的准确性，以确定《江苏省恶性肿瘤报告（2022）》汇总分析的数据源。

二、资料基本情况

各肿瘤登记处提交的肿瘤登记资料为当地户籍人口中 2019 年 1 月 1 日—12 月 31 日期间的肿瘤发病、死亡及人口资料。其中肿瘤包括《国际疾病分类第十版》（ICD-10）所规定的全部恶性肿瘤（ICD-10：C00—C97）、脑和中枢神经系统良性及良恶未定肿瘤（D32—D33、D42—D43）、真性红细胞增多症（D45）、骨髓增生异常综合征（D46），以及淋巴造血和有关组织动态未定肿瘤（D47）。人口资料是各地按男女性别和年龄（0 岁，1—4 岁，5—9 岁，10—14 岁……80—84 岁和 85 岁及以上）分组的户籍人口数据，为各肿瘤登记处从当地统计或公安部门获取的 2019 年的年中户籍人口数据或年平均户籍人口数据，或根据"内插法"或"外推法"推算的 2019 年人口构成资料。

江苏省2019年57个肿瘤登记处覆盖户籍人口59 425 384人，约占江苏省同期户籍人口总数（78 515 666人）的75.69%；57个肿瘤登记处中城市地区25个、农村地区32个，覆盖人口分别为27 495 245人和31 930 139人，分别占46.27%和53.73%（表3-1）。

表3-1　2019年江苏省肿瘤登记资料提交地区基本情况

登记处	区划代码	登记处所在单位	城乡（城市点=1，农村点=2）	登记处建立年	2019年覆盖人口/人
南京市六合区	320116	南京市六合区疾病预防控制中心	1	2016	676 338
南京市溧水区	320117	南京市溧水区疾病预防控制中心	1	2016	446 177
南京市高淳区	320118	南京市高淳区疾病预防控制中心	1	2016	450 061
无锡市区	320201	无锡市疾病预防控制中心	1	1986	2 663 293
江阴市	320281	江阴市疾病预防控制中心	2	2013	1 261 946
宜兴市	320282	宜兴市疾病预防控制中心	2	2016	1 079 679
徐州市区	320301	徐州市疾病预防控制中心	1	2010	2 104 430
邳州市	320382	邳州市疾病预防控制中心	2	2008	1 940 176
常州市区	320401	常州市疾病预防控制中心	1	2010	2 513 749
溧阳市	320481	溧阳市疾病预防控制中心	2	2011	790 225
常州市金坛区	320482	常州市金坛区疾病预防控制中心	1	1998	546 680
苏州市区	320501	苏州市疾病预防控制中心	1	2004	3 693 332
常熟市	320581	常熟市疾病预防控制中心	2	2005	1 067 423
张家港市	320582	张家港市疾病预防控制中心	2	2005	929 897
昆山市	320583	昆山市疾病预防控制中心	2	2005	942 257
太仓市	320585	太仓市疾病预防控制中心	2	2005	497 851
南通市区	320601	南通市疾病预防控制中心	1	2011	2 153 429
海安市	320621	海安市疾病预防控制中心	2	1999	923 774
如东县	320623	如东县疾病预防控制中心	2	2012	1 015 610
启东市	320681	启东肝癌防治研究所	2	1972	1 106 936
如皋市	320682	如皋市疾病预防控制中心	2	2011	1 415 597
南通市海门区	320684	南通市海门区疾病预防控制中心	1	1999	994 458
连云港市区	320701	连云港市疾病预防控制中心	1	2004	1 050 323
连云港市赣榆区	320721	连云港市赣榆区疾病预防控制中心	1	2000	1 198 854
东海县	320722	东海县疾病预防控制中心	2	2004	1 246 152
灌云县	320723	灌云县疾病预防控制中心	2	2004	1 031 782
灌南县	320724	灌南县疾病预防控制中心	2	2006	818 525
淮安市淮安区	320803	淮安市淮安区疾病预防控制中心	1	1988	1 149 139
淮安市淮阴区	320804	淮安市淮阴区疾病预防控制中心	1	2006	909 844
淮安市清江浦区	320811	淮安市清江浦区疾病预防控制中心	1	2008	574 806
淮安市开发区	320812	淮安市开发区疾病预防控制中心	1	2012	447 689
涟水县	320826	涟水县疾病预防控制中心	2	2007	1 124 972
淮安市洪泽区	320829	淮安市洪泽区疾病预防控制中心	1	2010	366 331
盱眙县	320830	盱眙县疾病预防控制中心	2	2005	795 273
金湖县	320831	金湖县疾病预防控制中心	2	2005	338 864
盐城市亭湖区	320902	盐城市亭湖区疾病预防控制中心	1	2010	692 757
盐城市盐都区	320903	盐城市盐都区疾病预防控制中心	1	2010	709 813
响水县	320921	响水县疾病预防控制中心	2	2017	621 161
滨海县	320922	滨海县疾病预防控制中心	2	2009	1 220 309
阜宁县	320923	阜宁县疾病预防控制中心	2	2009	1 114 733

登记处	区划代码	登记处所在单位	城乡（城市点=1，农村点=2）	登记处建立年	2019年覆盖人口/人
射阳县	320924	射阳县疾病预防控制中心	2	2008	947 367
建湖县	320925	建湖县疾病预防控制中心	2	1998	776 447
东台市	320981	东台市疾病预防控制中心	2	2009	1 086 830
盐城市大丰区	320982	盐城市大丰区疾病预防控制中心	1	1999	706 122
扬州市广陵区	321002	扬州市广陵区疾病预防控制中心	1	2016	493 192
扬州市邗江区	321003	扬州市邗江区疾病预防控制中心	1	2016	521 528
宝应县	321023	宝应县疾病预防控制中心	2	2011	877 104
仪征市	321081	仪征市疾病预防控制中心	2	2016	556 327
扬州市江都区	321088	扬州市江都区疾病预防控制中心	1	2016	1 040 479
丹阳市	321181	丹阳市疾病预防控制中心	2	2012	804 469
扬中市	321182	扬中市肿瘤防治研究所	2	1985	282 116
泰兴市	321283	泰兴市疾病预防控制中心	2	1998	1 167 965
宿迁市宿城区	321302	宿迁市宿城区疾病预防控制中心	1	2017	736 050
宿迁市宿豫区	321311	宿迁市宿豫区疾病预防控制中心	1	2017	656 371
沭阳县	321322	沭阳县疾病预防控制中心	2	2017	1 988 771
泗阳县	321323	泗阳县疾病预防控制中心	2	2017	1 064 397
泗洪县	321324	泗洪县疾病预防控制中心	2	2017	1 095 204
全省合计					59 425 384

三、资料质量评价及汇总分析数据源选取

根据江苏省肿瘤登记资料的质量评价流程及纳入标准，江苏省疾控中心坚持真实、稳定和均衡的数据审核原则，从完整性、有效性和可比性等方面对登记资料的质量进行综合评价，发现提交2019年资料的57个登记处中，除3个登记处存在MV%或发病、死亡水平的波动超出参考范围且无合理解释，提示数据质量可能存在完整性和有效性问题外，其他54个登记处资料的主要质控指标均在可接受范围内，且连续年份的恶性肿瘤发病、死亡率及其标化率的变化趋势均较合理，可收录至《江苏省恶性肿瘤报告（2022）》，作为全省肿瘤登记的样本数据，汇总分析江苏省恶性肿瘤的发病和死亡情况（表3-2）。

表 3-2　2019 年江苏省各肿瘤登记处覆盖人口、发病数、死亡数、主要质控指标及资料收录情况

登记处	人口数 / 人	发病数 / 例	死亡数 / 例	M/I	MV%	DCO%	发病率变化 /%	死亡率变化 /%	收录
南京市六合区	676 338	2 270	1 655	0.73	67.62	2.03	—	—	是
南京市溧水区	446 177	1 450	959	0.66	71.93	0.00	2.46	-3.07	是
南京市高淳区	450 061	1 580	897	0.57	70.51	1.84	7.65	0.48	是
无锡市区	2 663 293	11 736	6 170	0.53	78.60	0.25	6.35	1.89	是
江阴市	1 261 946	5 507	2 894	0.53	78.79	0.09	8.61	0.98	是
宜兴市	1 079 679	4 165	2 794	0.67	76.11	0.41	13.78	1.37	是
徐州市区	2 104 430	7 352	3 787	0.52	68.35	2.01	2.69	5.52	是
邳州市	1 940 176	5 028	3 286	0.65	58.67	1.05	0.44	13.96	是
常州市区	2 513 749	11 100	5 818	0.52	79.85	0.08	4.17	-0.24	是
溧阳市	790 225	2 894	1 625	0.56	79.58	0.10	1.48	-4.37	是
常州市金坛区	546 680	2 547	1 533	0.60	79.51	0.00	4.94	4.81	是
苏州市区	3 693 332	14 438	7 366	0.51	71.64	2.39	6.83	-1.23	是
常熟市	1 067 423	4 644	2 702	0.58	69.66	0.06	13.33	5.90	是
张家港市	929 897	4 786	2 219	0.46	66.19	0.46	6.09	-8.18	是
昆山市	942 257	4 164	1 764	0.42	88.54	0.19	3.94	0.24	是
太仓市	497 851	2 063	1 100	0.53	71.35	0.00	-0.18	-3.85	是
南通市区	2 153 429	8 654	5 422	0.63	63.27	1.03	7.34	-0.65	是
海安市	923 774	3 978	2 673	0.67	63.15	0.15	6.10	1.34	是
如东县	1 015 610	5 274	2 977	0.56	72.96	0.00	22.61	6.08	是
启东市	1 106 936	5 807	3 401	0.59	62.27	0.03	1.15	0.06	是
如皋市	1 415 597	6 013	3 853	0.64	66.64	0.03	7.80	0.00	是
南通市海门区	994 458	4 485	2 865	0.64	69.61	0.04	1.26	0.97	是
连云港市区	1 050 323	3 192	1 782	0.56	72.34	0.44	11.70	-0.11	是
连云港市赣榆区	1 198 854	3 020	1 891	0.63	54.07	0.93	4.65	3.28	是
东海县	1 246 152	2 823	1 928	0.68	66.74	2.52	4.94	0.60	是
灌云县	1 031 782	2 411	1 676	0.70	63.33	0.25	1.64	-5.22	是
灌南县	818 525	1 967	1 251	0.64	60.09	0.31	0.49	3.97	是
淮安市淮安区	1 149 139	3 880	2 742	0.71	67.19	1.11	5.02	4.19	是
淮安市淮阴区	909 844	2 500	1 726	0.69	66.76	1.32	5.45	-0.72	是
淮安市清江浦区	574 806	1 293	837	0.65	71.69	1.93	5.42	9.44	是
淮安市开发区	447 689	113	67	0.59	49.56	0.00	-13.62	-88.13	否
涟水县	1 124 972	2 854	2 016	0.71	73.34	0.74	5.99	2.17	是
淮安市洪泽区	366 331	1 045	809	0.77	67.85	1.82	4.14	3.73	是
盱眙县	795 273	2 179	1 296	0.59	60.90	0.64	7.52	3.73	是
金湖县	338 864	1 274	792	0.62	80.77	0.86	23.43	11.02	是
盐城市亭湖区	692 757	2 398	1 461	0.61	65.39	6.67	3.36	-3.36	是
盐城市盐都区	709 813	2 971	1 798	0.61	73.85	0.00	4.47	-1.29	是
响水县	621 161	1 570	1 146	0.73	67.20	0.06	-5.61	-2.64	是
滨海县	1 220 309	3 071	2 217	0.72	63.33	0.68	1.91	6.35	是
阜宁县	1 114 733	3 498	2 654	0.76	74.36	0.03	3.65	1.76	是
射阳县	947 367	3 577	2 223	0.62	68.94	0.00	6.23	-1.40	是
建湖县	776 447	2 738	1 775	0.65	56.57	0.00	5.77	-1.26	是
东台市	1 086 830	4 560	2 987	0.66	72.41	0.02	11.09	6.19	是
盐城市大丰区	706 122	3 246	1 951	0.60	64.39	0.28	0.19	-3.57	是
扬州市广陵区	493 192	1 891	1 320	0.70	67.53	0.42	1.84	3.52	是
扬州市邗江区	521 528	1 867	1 131	0.61	73.86	0.43	0.11	-15.97	是
宝应县	877 104	2 153	1 788	0.83	79.05	2.28	-2.10	2.94	是
仪征市	556 327	2 158	1 541	0.71	76.69	0.51	5.21	-3.81	是
扬州市江都区	1 040 479	4 719	3 353	0.71	64.67	0.74	2.54	14.45	是
丹阳市	804 469	3 639	2 682	0.74	69.85	0.19	-0.18	4.44	是
扬中市	282 116	1 123	874	0.78	77.47	0.36	4.35	1.94	是
泰兴市	1 167 965	4 239	3 175	0.75	67.07	0.09	9.68	9.51	是
宿迁市宿城区	736 050	2 168	1 301	0.60	62.18	0.92	26.01	15.46	是
宿迁市宿豫区	656 371	1 531	856	0.56	12.74	3.66	18.67	41.49	否
沭阳县	1 988 771	5 298	2 767	0.52	71.52	0.21	10.17	100.56	否
泗阳县	1 064 397	3 276	2 077	0.63	74.51	0.92	2.98	-6.67	是
泗洪县	1 095 204	2 329	1 472	0.63	81.32	0.17	2.20	17.64	是

四、2019 年江苏省肿瘤登记数据综合质量评价

2019 年江苏省 54 个肿瘤登记处全部恶性肿瘤合计的死亡发病比（M/I）为 0.61，病理组织学诊断比例（MV%）为 70.41%，只有死亡医学证明书比例（DCO%）为 0.72%；其中城市地区 M/I、MV% 和 DCO% 分别为 0.59、70.67% 和 1.10%，农村地区 M/I、MV% 和 DCO% 分别为 0.63、70.17% 和 0.36%（表 3-3）。

表 3-3　2019 年江苏省肿瘤登记数据合并质量评价

部位缩写	ICD-10 编码范围	全省			城市			农村		
		M/I	MV%	DCO%	M/I	MV%	DCO%	M/I	MV%	DCO%
口腔	C00—C10, C12—C14	0.51	74.90%	0.58%	0.47	73.13%	0.69%	0.54	76.62%	0.48%
鼻咽	C11	0.55	70.98%	0.55%	0.58	63.24%	1.03%	0.51	77.91%	0.12%
食管	C15	0.86	78.48%	0.68%	0.85	76.34%	1.23%	0.87	79.93%	0.31%
胃	C16	0.74	79.39%	0.60%	0.73	77.55%	0.95%	0.75	81.09%	0.26%
结直肠	C18—C21	0.48	82.14%	0.67%	0.48	81.22%	1.00%	0.47	83.12%	0.32%
肝	C22	0.94	38.84%	1.18%	0.95	35.59%	1.84%	0.92	41.42%	0.66%
胆囊	C23—C24	0.78	49.10%	0.97%	0.75	46.62%	1.84%	0.80	51.39%	0.18%
胰腺	C25	0.95	36.86%	1.38%	0.95	35.18%	2.38%	0.95	38.44%	0.44%
喉	C32	0.58	77.13%	0.85%	0.58	75.10%	1.39%	0.59	79.45%	0.23%
肺	C33—C34	0.73	58.64%	1.01%	0.71	61.15%	1.47%	0.75	56.27%	0.58%
其他胸腔器官	C37—C38	0.51	62.64%	0.56%	0.47	63.70%	0.68%	0.57	61.38%	0.41%
骨	C40—C41	0.92	35.86%	1.49%	1.01	31.06%	2.82%	0.86	39.38%	0.52%
皮肤黑色素瘤	C43	0.63	89.96%	0.42%	0.64	84.35%	0.87%	0.62	95.16%	0.00%
乳房	C50	0.21	86.13%	0.28%	0.20	86.87%	0.44%	0.21	85.37%	0.12%
子宫颈	C53	0.29	83.69%	0.19%	0.28	85.48%	0.33%	0.30	82.23%	0.07%
子宫体	C54—C55	0.25	84.83%	0.25%	0.23	84.92%	0.36%	0.28	84.74%	0.15%
卵巢	C56	0.51	74.77%	0.51%	0.50	75.84%	0.74%	0.51	73.71%	0.28%
前列腺	C61	0.37	75.41%	0.42%	0.37	77.97%	0.69%	0.38	72.52%	0.11%
睾丸	C62	0.30	71.97%	0.00%	0.30	70.31%	0.00%	0.29	73.53%	0.00%
肾	C64—C66, C68	0.35	72.42%	0.67%	0.32	74.10%	1.03%	0.38	70.31%	0.22%
膀胱	C67	0.39	76.11%	0.48%	0.39	76.84%	0.77%	0.39	75.39%	0.19%
脑	C70—C72, D32—D33, D42—D43	0.61	49.20%	1.10%	0.56	51.44%	1.28%	0.65	46.82%	0.92%
甲状腺	C73	0.03	91.82%	0.05%	0.03	93.54%	0.06%	0.03	89.83%	0.04%
淋巴瘤	C81—C86, C88, C90, C96	0.62	91.14%	0.43%	0.56	90.85%	0.64%	0.69	91.45%	0.21%
白血病	C91—C95, D45—D47	0.66	91.07%	0.67%	0.62	89.69%	1.09%	0.69	92.53%	0.23%
其他	O&U	0.49	66.70%	0.77%	0.48	65.28%	1.13%	0.49	68.13%	0.41%
合计	ALL	0.61	70.41%	0.72%	0.59	70.67%	1.10%	0.63	70.17%	0.36%

第四章　江苏省肿瘤登记地区恶性肿瘤发病和死亡情况

一、2019 年江苏省肿瘤登记地区覆盖人口

2019 年江苏省 54 个肿瘤登记地区中，城市地区 23 个，农村地区 31 个，分布在 13 个设区市，覆盖人口 56 332 553 人，约占同期江苏省户籍总人口数（78 515 666 人）的 71.75%。肿瘤登记地区覆盖人口中男性 28 360 163 人、女性 27 972 390 人，性别比为 1.014。城市地区覆盖人口26 391 185 人（男性 13 171 829 人，女性 13 219 356 人），约占全部覆盖人口的 46.85%；农村地区覆盖人口 29 941 368 人（男性 15 188 334 人，女性 14 753 034 人），约占全部覆盖人口的53.15%（表 4-1，图 4-1 至图 4-3）。

二、2019 年江苏省肿瘤登记地区全部恶性肿瘤发病和死亡情况

（一）全部恶性肿瘤发病情况

2019 年江苏省肿瘤登记地区新发恶性肿瘤病例 205 564 例（男性 114 384 例，女性 91 180例）。其中城市地区 99 802 例，占全部新发病例数的 48.55%；农村地区 105 762 例，占全部新发病例数的 51.45%。全省恶性肿瘤发病率为 364.91/10 万（男性 403.33/10 万，女性325.96/10 万），中标发病率为 191.34/10 万，世标发病率为 185.73/10 万，累积发病率（0—74 岁）为 21.51%。城市地区恶性肿瘤发病率为 378.16/10 万（男性 417.60/10 万，女性 338.87/10 万），中标发病率为 201.21/10 万，世标发病率为 195.16/10 万，累积发病率

表 4-1　2019 年江苏省肿瘤登记地区覆盖人口

单位：人

年龄组 /岁	全省			城市			农村		
	合计	男性	女性	合计	男性	女性	合计	男性	女性
0	388 226	201 286	186 940	203 677	105 590	98 087	184 549	95 696	88 853
1—4	2 189 541	1 145 554	1 043 987	1 083 548	566 287	517 261	1 105 993	579 267	526 726
5—9	2 948 322	1 569 790	1 378 532	1 361 344	722 970	638 374	1 586 978	846 820	740 158
10—14	2 765 876	1 484 014	1 281 862	1 171 907	625 100	546 807	1 593 969	858 914	735 055
15—19	2 232 553	1 193 644	1 038 909	1 019 068	539 897	479 171	1 213 485	653 747	559 738
20—24	2 531 221	1 334 912	1 196 309	1 210 920	633 136	577 784	1 320 301	701 776	618 525
25—29	3 833 690	1 974 080	1 859 610	1 809 442	912 518	896 924	2 024 248	1 061 562	962 686
30—34	4 389 179	2 187 294	2 201 885	2 090 611	1 014 829	1 075 782	2 298 568	1 172 465	1 126 103
35—39	3 667 041	1 825 919	1 841 122	1 841 321	897 618	943 703	1 825 720	928 301	897 419
40—44	3 801 932	1 892 704	1 909 228	1 850 402	908 161	942 241	1 951 530	984 543	966 987
45—49	4 753 264	2 364 196	2 389 068	2 242 494	1 107 883	1 134 611	2 510 770	1 256 313	1 254 457
50—54	5 466 250	2 726 366	2 739 884	2 447 863	1 216 743	1 231 120	3 018 387	1 509 623	1 508 764
55—59	4 074 772	2 042 768	2 032 004	1 887 273	943 839	943 434	2 187 499	1 098 929	1 088 570
60—64	3 816 463	1 934 671	1 881 792	1 800 683	906 442	894 241	2 015 780	1 028 229	987 551
65—69	3 428 568	1 702 867	1 725 701	1 580 786	782 823	797 963	1 847 782	920 044	927 738
70—74	2 411 719	1 182 888	1 228 831	1 113 401	547 457	565 944	1 298 318	635 431	662 887
75—79	1 629 421	775 707	853 714	748 985	357 344	391 641	880 436	418 363	462 073
80—84	1 109 332	490 254	619 078	517 747	229 769	287 978	591 585	260 485	331 100
≥85	895 183	331 249	563 934	409 713	153 423	256 290	485 470	177 826	307 644
合计	56 332 553	28 360 163	27 972 390	26 391 185	13 171 829	13 219 356	29 941 368	15 188 334	14 753 034

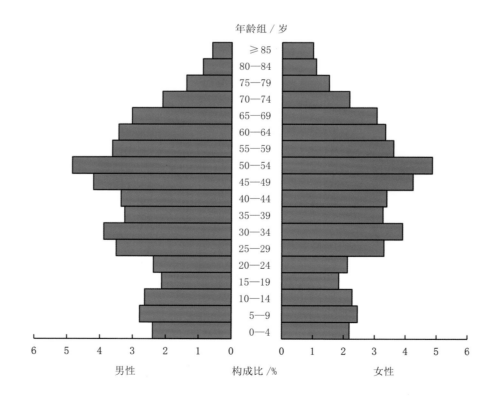

图 4-1　2019 年江苏省肿瘤登记地区人口构成金字塔

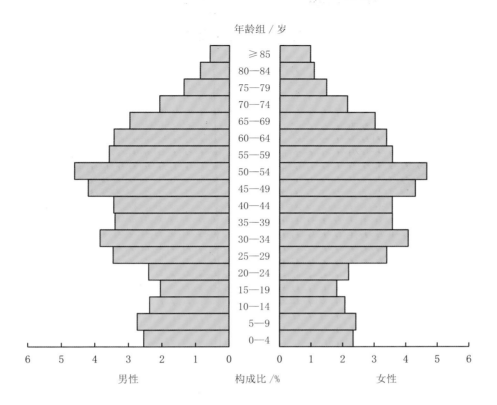

图 4-2　2019 年江苏省城市肿瘤登记地区人口构成金字塔

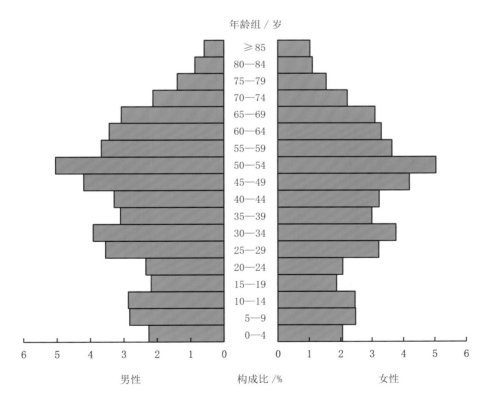

图 4-3　2019 年江苏省农村肿瘤登记地区人口构成金字塔

表 4-2　2019 年江苏省肿瘤登记地区恶性肿瘤发病主要指标

地区	性别	发病数 / 例	发病率 / (1/10 万)	中标率 / (1/10 万)	世标率 / (1/10 万)	0—74 岁 累积率 /%
全省	合计	205 564	364.91	191.34	185.73	21.51
	男性	114 384	403.33	205.89	203.16	24.28
	女性	91 180	325.96	179.09	170.67	18.81
城市	合计	99 802	378.16	201.21	195.16	22.58
	男性	55 006	417.60	214.54	211.74	25.24
	女性	44 796	338.87	189.71	180.65	19.96
农村	合计	105 762	353.23	182.69	177.50	20.58
	男性	59 378	390.94	198.45	195.79	23.45
	女性	46 384	314.40	169.58	161.81	17.80

（0—74 岁）为 22.58%。农村地区恶性肿瘤发病率为 353.23/10 万（男性 390.94/10 万，女性 314.40/10 万），中标发病率为 182.69/10 万，世标发病率为 177.50/10 万，累积发病率（0—74 岁）为 20.58%。城乡相比，无论男女，恶性肿瘤的发病率、中标发病率、世标发病率和累积发病率（0—74 岁）均为城市高于农村（表 4-2）。

（二）全部恶性肿瘤年龄别发病率

2019 年江苏省肿瘤登记地区恶性肿瘤年龄别发病率在 0—34 岁年龄段相对较低，35 岁开始随年龄增长快速上升，在 80—84 岁年龄组达发病高峰，之后有所降低。城乡、不同性别的恶性肿瘤年龄别发病率变化趋势与全省基本一致。全省不同性别恶性肿瘤年龄别发病率比较，55 岁以下各年龄组中，除了 1—14 岁年龄段为女性低于男性，其他年龄组均为女性高于男性。55 岁及以上各年龄组中，女性恶性肿瘤年龄别发病率始终低于男性。城乡男性恶性肿瘤年龄别发病率相比较，除了 0 岁年龄组城市地区低于农村地区，其他各年龄组均为城市地区高于农村地区。城市地区女性所有年龄组恶性肿瘤发病率均高于农村地区（表 4-3，图 4-4a 至图 4-4d）。

表 4-3　2019 年江苏省肿瘤登记地区恶性肿瘤年龄别发病率

单位：1/10 万

年龄组/岁	全省			城市			农村		
	合计	男性	女性	合计	男性	女性	合计	男性	女性
0	10.56	9.94	11.23	11.78	9.47	14.27	9.21	10.45	7.88
1—4	9.00	9.25	8.72	10.24	10.60	9.86	7.78	7.94	7.59
5—9	6.27	6.50	6.02	7.64	8.02	7.21	5.10	5.20	5.00
10—14	6.44	6.60	6.24	7.17	7.36	6.95	5.90	6.05	5.71
15—19	10.30	10.14	10.49	11.38	10.37	12.52	9.39	9.94	8.75
20—24	17.94	13.18	23.24	19.08	14.37	24.23	16.89	12.11	22.31
25—29	38.14	26.24	50.76	42.00	30.57	53.63	34.68	22.51	48.09
30—34	57.53	35.29	79.61	68.02	40.99	93.51	47.99	30.36	66.33
35—39	100.16	64.46	135.57	107.69	67.73	145.70	92.57	61.29	124.91
40—44	152.74	100.12	204.90	157.21	102.96	209.50	148.50	97.51	200.42
45—49	230.70	163.02	297.69	240.13	167.53	311.03	222.28	159.04	285.62
50—54	325.98	276.93	374.80	350.35	295.38	404.67	306.22	262.05	350.42
55—59	454.28	468.58	439.91	486.73	502.10	471.36	426.29	439.79	412.65
60—64	704.76	836.47	569.35	727.22	858.96	593.69	684.70	816.65	547.31
65—69	929.92	1 181.95	681.23	973.88	1 233.10	719.58	892.31	1 138.42	648.24
70—74	1 257.78	1 656.96	873.51	1 307.35	1 698.95	928.54	1 215.26	1 620.79	826.54
75—79	1 532.94	2 034.40	1 077.29	1 578.27	2 091.82	1 109.69	1 494.37	1 985.36	1 049.83
80—84	1 630.08	2 206.00	1 174.00	1 646.56	2 238.34	1 174.40	1 615.66	2 177.48	1 173.66
≥85	1 266.89	1 786.27	961.81	1 347.04	1 890.20	1 021.89	1 199.25	1 696.60	911.77

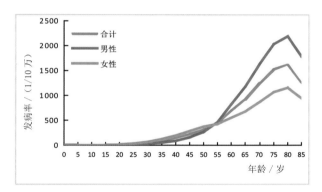

图 4-4a　2019 年江苏省肿瘤登记地区恶性肿瘤年龄别发病率

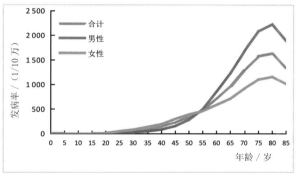

图 4-4b　2019 年江苏省城市肿瘤登记地区恶性肿瘤年龄别发病率

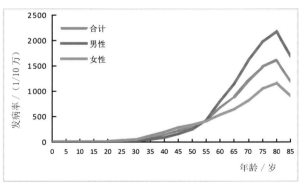

图 4-4c　2019 年江苏省农村肿瘤登记地区恶性肿瘤年龄别发病率

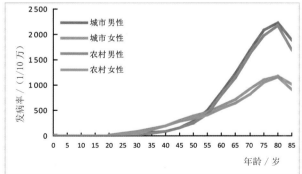

图 4-4d　2019 年江苏省城乡肿瘤登记地区恶性肿瘤年龄别发病率

（三）全部恶性肿瘤死亡情况

2019 年江苏省肿瘤登记地区报告恶性肿瘤死亡病例 125 432 例（男性 80 042 例，女性 45 390 例），其中城市地区死亡病例数 58 574 例，占全省恶性肿瘤死亡病例数的 46.70%；农村地区死亡病例数为 66 858 例，占全省恶性肿瘤死亡病例数的 53.30%。全省恶性肿瘤死亡率为 222.66/10 万（男性 282.23/10 万，女性 162.27/10 万），中标死亡率为 100.70/10 万，世标死亡率为 99.20/10 万，累积死亡率（0—74 岁）为 10.95%。城市地区恶性肿瘤死亡率为 221.95/10 万（男性 284.32/10 万，女性 159.80/10 万），中标死亡率为 101.09/10 万，世标死亡率为 99.80/10 万，累积死亡率（0—74 岁）为 10.99%。农村地区恶性肿瘤死亡率为 223.30/10 万（男性 280.43/10 万，女性 164.48/10 万），中标死亡率为 100.42/10 万，世标死亡率为 98.72/10 万，累积死亡率（0—74 岁）为 10.91%。城市地区与农村地区相比，城市男性恶性肿瘤死亡率、中标死亡率、世标死亡率和累积死亡率（0—74 岁）均高于农村男性；城市女性恶性肿瘤死亡率、累积死亡率（0—74 岁）低于农村地区，而中标死亡率和世标死亡率高于农村女性（表 4-4）。

表 4-4　2019 年江苏省肿瘤登记地区恶性肿瘤死亡主要指标

地区	性别	死亡数 / 例	死亡率 / (1/10 万)	中标率 / (1/10 万)	世标率 / (1/10 万)	0—74 岁累积率 /%
全省	合计	125 432	222.66	100.70	99.20	10.95
	男性	80 042	282.23	134.11	132.72	14.72
	女性	45 390	162.27	69.77	68.34	7.23
城市	合计	58 574	221.95	101.09	99.80	10.99
	男性	37 450	284.32	134.82	133.82	14.82
	女性	21 124	159.80	69.95	68.61	7.22
农村	合计	66 858	223.30	100.42	98.72	10.91
	男性	42 592	280.43	133.54	131.81	14.64
	女性	24 266	164.48	69.66	68.13	7.23

（四）全部恶性肿瘤年龄别死亡率

2019 年江苏省肿瘤登记地区的恶性肿瘤年龄别死亡率在 0—44 岁年龄段均相对较低，45 岁开始随年龄增长快速上升，无论性别，均在 80—84 岁年龄组达到高峰，之后有所降低。农村地区男性和女性的恶性肿瘤年龄别死亡率变化趋势与全省基本一致，而城市地区（无论男女）死亡率高峰延后至 85 岁及以上年龄组。全省不同性别恶性肿瘤年龄别、死亡率比较，0 岁、5—9 岁和 30—34 岁年龄组女性恶性肿瘤死亡率高于男性，其他各年龄组均低于男性。城乡男性恶性肿瘤年龄别死亡率相比较，除了 0 岁、5—29 岁、35—49 岁和 60—64 岁年龄组城市地区低于农村地区外，其他各年龄组均为城市地区高于农村地区。城乡女性恶性肿瘤年龄别死亡率相比较，5—9 岁、25—44 岁、60—69 岁和 80—84 岁年龄组城市地区低于农村地区，其他各年龄组均为城市地区高于农村地区（表 4-5，图 4-5a 至图 4-5d）。

表 4-5　2019 年江苏省肿瘤登记地区恶性肿瘤年龄别死亡率

单位：1/10 万

年龄组 / 岁	全省			城市			农村		
	合计	男性	女性	合计	男性	女性	合计	男性	女性
0	4.64	4.47	4.81	4.91	3.79	6.12	4.33	5.22	3.38
1—4	2.92	3.93	1.82	3.78	4.94	2.51	2.08	2.93	1.14
5—9	2.20	1.97	2.47	2.06	1.94	2.19	2.33	2.01	2.70
10—14	3.00	3.17	2.81	3.07	2.88	3.29	2.95	3.38	2.45
15—19	3.94	4.27	3.56	4.32	4.07	4.59	3.63	4.44	2.68
20—24	4.98	5.92	3.93	4.71	5.37	3.98	5.23	6.41	3.88
25—29	7.09	7.60	6.56	6.74	7.56	5.91	7.41	7.63	7.17
30—34	10.46	10.06	10.85	10.38	10.54	10.23	10.53	9.64	11.46
35—39	20.59	22.13	19.06	19.01	19.83	18.23	22.18	24.35	19.95
40—44	37.38	40.68	34.10	35.34	37.22	33.54	39.30	43.88	34.64
45—49	68.37	79.65	57.22	67.07	76.09	58.26	69.54	82.78	56.28
50—54	115.38	138.17	92.70	116.80	141.11	92.76	114.23	135.80	92.66
55—59	187.91	247.31	128.20	193.61	255.55	131.65	182.99	240.23	125.21
60—64	349.30	477.76	217.24	343.26	474.27	210.46	354.70	480.83	223.38
65—69	531.27	729.18	335.98	529.86	736.44	327.21	532.48	723.01	343.52
70—74	844.05	1 172.38	527.98	857.64	1 187.31	538.75	832.38	1 159.53	518.79
75—79	1 247.93	1 710.44	827.68	1 257.70	1 710.68	844.40	1 239.61	1 710.24	813.51
80—84	1 664.79	2 285.35	1 173.36	1 665.29	2 294.48	1 163.28	1 664.34	2 277.29	1 182.12
≥85	1 582.13	2 274.42	1 175.49	1 671.90	2 422.71	1 222.44	1 506.38	2 146.48	1 136.38

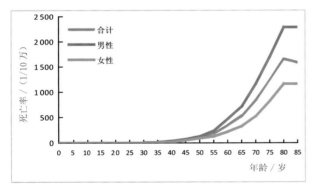

图 4-5a　2019 年江苏省肿瘤登记地区恶性肿瘤年龄别死亡率

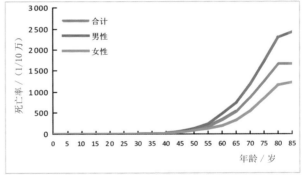

图 4-5b　2019 年江苏省城市肿瘤登记地区恶性肿瘤年龄别死亡率

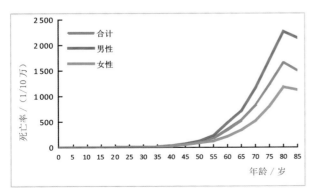

图 4-5c　2019 年江苏省农村肿瘤登记地区恶性肿瘤年龄别死亡率

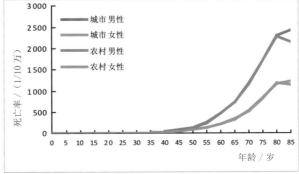

图 4-5d　2019 年江苏省城乡肿瘤登记地区恶性肿瘤年龄别死亡率

三、2019 年江苏省肿瘤登记地区前 10 位恶性肿瘤发病和死亡情况

（一）江苏省肿瘤登记地区前 10 位恶性肿瘤发病情况

按发病率排序，2019 年全省肿瘤登记地区发病第 1 位的恶性肿瘤是肺癌，发病率为 75.83/10 万，其后依次为女性乳腺癌、胃癌、结直肠癌和食管癌，前 10 位恶性肿瘤新发病例数约占全部恶性肿瘤新发病例数的 79.00%。全省男性发病第 1 位的恶性肿瘤是肺癌，发病率为 96.10/10 万，其后依次为胃癌、食管癌、结直肠癌和肝癌，男性前 10 位恶性肿瘤新发病例数约占全部恶性肿瘤新发病例数的 85.89%；女性发病第 1 位的恶性肿瘤是肺癌，发病率为 55.28/10 万，其后依次为乳腺癌、结直肠癌、甲状腺癌和胃癌，女性前 10 位恶性肿瘤新发病例数占全部恶性肿瘤新发病例数的 80.17%（表 4-6，图 4-6a 至图 4-6f）。

表 4-6　2019 年江苏省肿瘤登记地区前 10 位恶性肿瘤发病情况

单位：1/10 万

顺位	合计				男性				女性			
	部位缩写	发病率	中标率	世标率	部位缩写	发病率	中标率	世标率	部位缩写	发病率	中标率	世标率
1	肺	75.83	36.48	36.04	肺	96.10	46.52	46.25	肺	55.28	27.17	26.57
2	乳房	47.18	29.89	28.00	胃	61.00	29.44	29.20	乳房	47.18	29.89	28.00
3	胃	44.15	20.74	20.42	食管	44.49	20.75	20.90	结直肠	29.67	14.12	13.82
4	结直肠	36.26	17.90	17.65	结直肠	42.77	21.82	21.62	甲状腺	27.26	22.59	19.49
5	食管	32.39	14.20	14.18	肝	37.80	20.45	20.17	胃	27.07	12.49	12.08
6	肝	26.63	13.60	13.43	前列腺	20.22	9.02	8.77	食管	20.12	7.91	7.73
7	前列腺	20.22	9.02	8.77	胰腺	13.31	6.45	6.41	子宫颈	19.24	12.56	11.55
8	子宫颈	19.24	12.56	11.55	膀胱	11.88	5.69	5.66	肝	15.32	6.90	6.81
9	甲状腺	17.69	14.93	12.81	淋巴瘤	9.90	5.50	5.40	胰腺	10.37	4.38	4.33
10	胰腺	11.85	5.40	5.36	白血病	8.94	6.00	5.95	子宫体	9.83	5.74	5.53

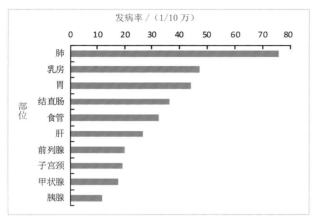

图 4-6a　2019 年江苏省肿瘤登记地区前 10 位恶性肿瘤发病率

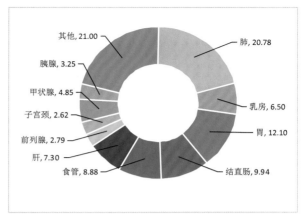

图 4-6b　2019 年江苏省肿瘤登记地区发病前 10 位恶性肿瘤构成（％）

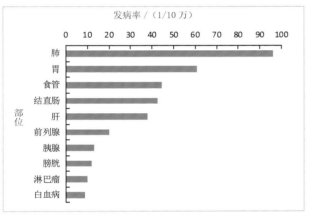

图 4-6c　2019 年江苏省肿瘤登记地区男性前 10 位恶性肿瘤发病率

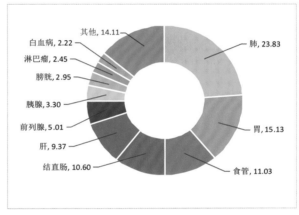

图 4-6d　2019 年江苏省肿瘤登记地区男性发病前 10 位恶性肿瘤构成（％）

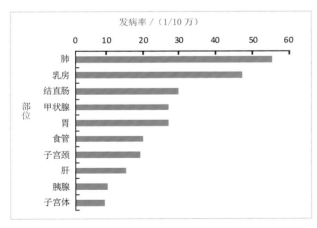

图 4-6e　2019 年江苏省肿瘤登记地区女性前 10 位恶性肿瘤发病率

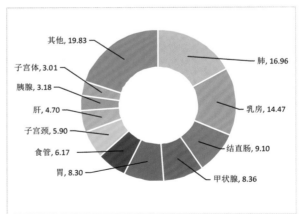

图 4-6f　2019 年江苏省肿瘤登记地区女性发病前 10 位恶性肿瘤构成（％）

（二）江苏省肿瘤登记地区前 10 位恶性肿瘤死亡情况

按死亡率排序，2019 年江苏省肿瘤登记地区死亡第 1 位的恶性肿瘤是肺癌，死亡率为 55.28/10 万，其后依次为胃癌、食管癌、肝癌和结直肠癌，前 10 位恶性肿瘤死亡病例数占全部恶性肿瘤死亡病例数的 83.65%。全省男性死亡第 1 位的恶性肿瘤是肺癌，死亡率为 77.68/10 万，其后依次为胃癌、食管癌、肝癌和结直肠癌，男性前 10 位恶性肿瘤死亡病例数占全部恶性肿瘤死亡病例数的 90.15%；女性死亡第 1 位的恶性肿瘤是肺癌，死亡率为 32.57/10 万，其后依次为胃癌、食管癌、肝癌和结直肠癌，女性前 10 位恶性肿瘤死亡病例数占全部恶性肿瘤死亡病例数的 82.58%（表 4-7，图 4-7a 至图 4-7f）。

表 4-7　2019 年江苏省肿瘤登记地区前 10 位恶性肿瘤死亡情况

单位：1/10 万

顺位	合计				男性				女性			
	部位缩写	死亡率	中标率	世标率	部位缩写	死亡率	中标率	世标率	部位缩写	死亡率	中标率	世标率
1	肺	55.28	24.26	23.96	肺	77.68	35.92	35.56	肺	32.57	13.45	13.24
2	胃	32.68	14.14	13.75	胃	45.15	20.63	20.18	胃	20.04	8.18	7.86
3	食管	27.87	11.49	11.34	食管	37.85	16.99	16.91	食管	17.75	6.34	6.14
4	肝	24.91	12.31	12.16	肝	35.01	18.45	18.22	肝	14.67	6.34	6.28
5	结直肠	17.31	7.54	7.46	结直肠	20.44	9.57	9.53	结直肠	14.12	5.67	5.56
6	胰腺	11.28	4.99	4.96	胰腺	12.73	6.07	6.04	胰腺	9.81	3.96	3.92
7	乳房	9.80	5.07	4.94	前列腺	7.49	2.97	2.99	乳房	9.80	5.07	4.94
8	前列腺	7.49	2.97	2.99	淋巴瘤	6.57	3.35	3.26	子宫颈	5.64	2.90	2.79
9	子宫颈	5.64	2.90	2.79	白血病	6.09	3.59	3.54	胆囊	4.88	1.95	1.95
10	淋巴瘤	5.43	2.64	2.58	脑	5.41	3.22	3.16	脑	4.71	2.52	2.49

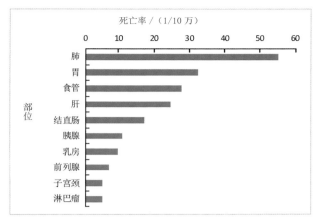

图 4-7a　2019 年江苏省肿瘤登记地区前 10 位恶性肿瘤死亡率

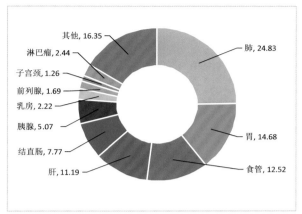

图 4-7b　2019 年江苏省肿瘤登记地区死亡前 10 位恶性肿瘤构成（％）

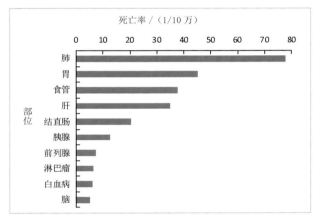

图 4-7c　2019 年江苏省肿瘤登记地区男性前 10 位恶性肿瘤死亡率

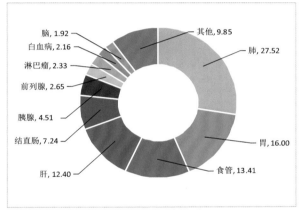

图 4-7d　2019 年江苏省肿瘤登记地区男性死亡前 10 位恶性肿瘤构成（％）

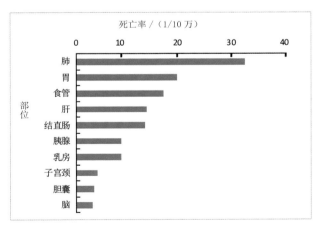

图 4-7e　2019 年江苏省肿瘤登记地区女性前 10 位恶性肿瘤死亡率

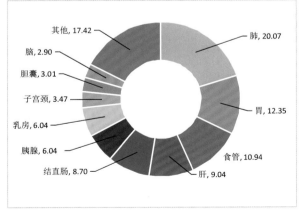

图 4-7f　2019 年江苏省肿瘤登记地区女性死亡前 10 位恶性肿瘤构成（％）

（三）江苏省城市肿瘤登记地区前 10 位恶性肿瘤发病情况

按发病率排序，2019 年江苏省城市肿瘤登记地区发病第 1 位的恶性肿瘤是肺癌，发病率为 78.50/10 万，其后依次为女性乳腺癌、胃癌、结直肠癌和食管癌，前 10 位恶性肿瘤新发病例数占全部恶性肿瘤新发病例数的 78.16%。城市男性发病第 1 位的恶性肿瘤是肺癌，发病率为 99.02/10 万，其后依次为胃癌、结直肠癌、食管癌和肝癌，男性前 10 位恶性肿瘤新发病例数占全部恶性肿瘤新发病例数的 85.09%；城市女性发病第 1 位的恶性肿瘤是肺癌，发病率为 58.05/10 万，其后依次为乳腺癌、结直肠癌、甲状腺癌和胃癌，女性前 10 位恶性肿瘤新发病例数占全部恶性肿瘤新发病例数的 79.51%（表 4-8，图 4-8a 至图 4-8f）。

表 4-8　2019 年江苏省城市肿瘤登记地区前 10 位恶性肿瘤发病情况

单位：1/10 万

顺位	合计				男性				女性			
	部位缩写	发病率	中标率	世标率	部位缩写	发病率	中标率	世标率	部位缩写	发病率	中标率	世标率
1	肺	78.50	38.36	37.90	肺	99.02	48.29	48.00	肺	58.05	29.16	28.53
2	乳房	50.88	32.17	30.10	胃	62.36	30.23	30.05	乳房	50.88	32.17	30.10
3	胃	45.28	21.59	21.28	结直肠	47.54	24.02	23.92	结直肠	32.39	15.64	15.36
4	结直肠	39.95	19.73	19.52	食管	40.07	18.88	19.05	甲状腺	30.57	25.44	21.82
5	食管	27.83	12.44	12.44	肝	35.99	19.20	19.08	胃	28.25	13.41	12.98
6	肝	25.13	12.74	12.65	前列腺	23.09	10.35	10.08	子宫颈	18.28	12.09	11.10
7	前列腺	23.09	10.35	10.08	胰腺	13.86	6.73	6.68	食管	15.64	6.26	6.10
8	甲状腺	20.24	17.23	14.67	膀胱	12.71	6.13	6.08	肝	14.30	6.48	6.41
9	子宫颈	18.28	12.09	11.10	淋巴瘤	10.83	6.06	5.96	胰腺	10.61	4.56	4.49
10	胰腺	12.24	5.63	5.57	甲状腺	9.88	8.86	7.41	脑	10.45	6.24	6.21

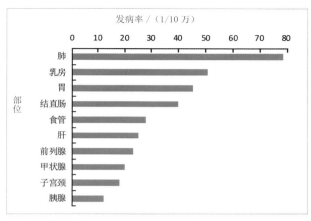

图 4-8a　2019 年江苏省城市肿瘤登记地区前 10 位恶性肿瘤发病率

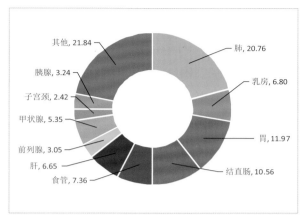

图 4-8b　2019 年江苏省城市肿瘤登记地区发病前 10 位恶性肿瘤构成（％）

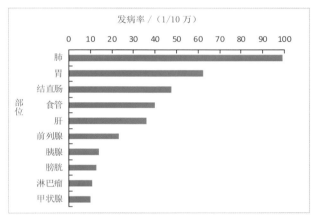

图 4-8c　2019 年江苏省城市肿瘤登记地区男性前 10 位恶性肿瘤发病率

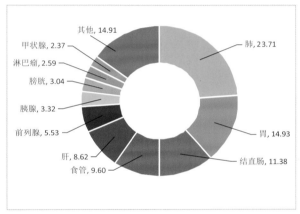

图 4-8d　2019 年江苏省城市肿瘤登记地区男性发病前 10 位恶性肿瘤构成（％）

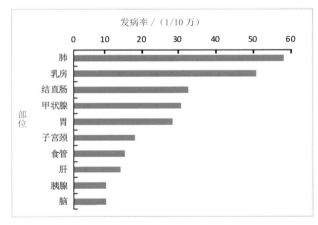

图 4-8e　2019 年江苏省城市肿瘤登记地区女性前 10 位恶性肿瘤发病率

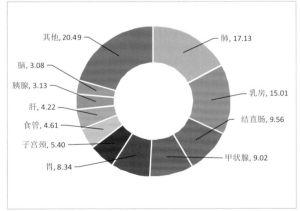

图 4-8f　2019 年江苏省城市肿瘤登记地区女性发病前 10 位恶性肿瘤构成（％）

（四）江苏省城市肿瘤登记地区前10位恶性肿瘤死亡情况

按死亡率排序，2019年江苏省城市肿瘤登记地区死亡第1位的恶性肿瘤是肺癌，死亡率为55.51/10万，其后依次为胃癌、肝癌、食管癌和结直肠癌，前10位恶性肿瘤死亡病例数占全部恶性肿瘤死亡病例数的84.27%。城市男性死亡第1位的恶性肿瘤是肺癌，死亡率为78.35/10万，其后依次为胃癌、肝癌、食管癌和结直肠癌，男性前10位恶性肿瘤死亡病例数占全部恶性肿瘤死亡病例数的89.66%；城市女性死亡第1位的恶性肿瘤是肺癌，死亡率为32.76/10万，其后依次为胃癌、结直肠癌、食管癌和肝癌，女性前10位恶性肿瘤死亡病例数占全部恶性肿瘤死亡病例数的82.14%（表4-9，图4-9a至图4-9f）。

表4-9 2019年江苏省城市肿瘤登记地区前10位恶性肿瘤死亡情况

单位：1/10万

顺位	合计				男性				女性			
	部位缩写	死亡率	中标率	世标率	部位缩写	死亡率	中标率	世标率	部位缩写	死亡率	中标率	世标率
1	肺	55.51	24.52	24.25	肺	78.35	36.20	35.92	肺	32.76	13.71	13.51
2	胃	32.95	14.40	14.06	胃	46.14	21.11	20.74	胃	19.81	8.25	7.97
3	肝	23.85	11.71	11.62	肝	33.74	17.59	17.45	结直肠	15.07	6.15	6.04
4	食管	23.68	9.96	9.82	食管	33.31	15.09	15.02	食管	14.09	5.15	4.96
5	结直肠	19.15	8.35	8.28	结直肠	23.25	10.75	10.77	肝	13.99	6.05	6.00
6	胰腺	11.68	5.20	5.17	胰腺	13.41	6.38	6.35	乳房	10.37	5.45	5.30
7	乳房	10.37	5.45	5.30	前列腺	8.43	3.35	3.39	胰腺	9.96	4.07	4.03
8	前列腺	8.43	3.35	3.39	淋巴瘤	6.64	3.33	3.25	子宫颈	5.14	2.77	2.65
9	白血病	5.41	3.10	3.09	白血病	6.37	3.71	3.70	脑	5.05	2.77	2.80
10	淋巴瘤	5.32	2.58	2.51	脑	5.28	3.19	3.12	胆囊	5.02	1.99	2.00

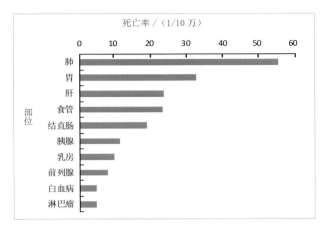

图 4-9a 2019 年江苏省城市肿瘤登记地区前 10 位恶性肿瘤死亡率

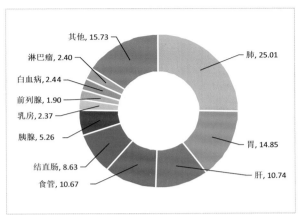

图 4-9b 2019 年江苏省城市肿瘤登记地区死亡前 10 位恶性肿瘤构成（%）

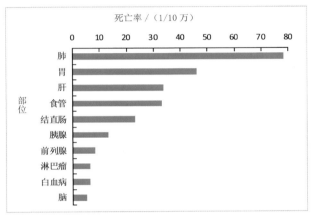

图 4-9c 2019 年江苏省城市肿瘤登记地区男性前 10 位恶性肿瘤死亡率

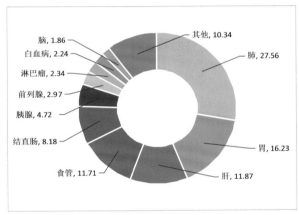

图 4-9d 2019 年江苏省城市肿瘤登记地区男性死亡前 10 位恶性肿瘤构成（%）

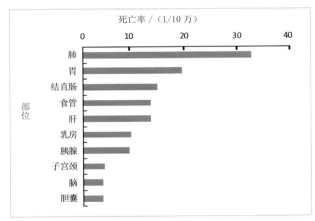

图 4-9e 2019 年江苏省城市肿瘤登记地区女性前 10 位恶性肿瘤死亡率

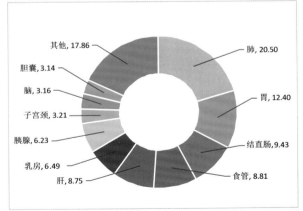

图 4-9f 2019 年江苏省城市肿瘤登记地区女性死亡前 10 位恶性肿瘤构成（%）

（五）江苏省农村肿瘤登记地区前10位恶性肿瘤发病情况

按发病率排序，2019年江苏省农村肿瘤登记地区发病第1位的恶性肿瘤是肺癌，发病率为73.48/10万，其后依次为女性乳腺癌、胃癌、食管癌和结直肠癌，前10位恶性肿瘤新发病例数占全部恶性肿瘤新发病例数的79.79%。农村男性发病第1位的恶性肿瘤是肺癌，发病率为93.57/10万，其后依次为胃癌、食管癌、肝癌和结直肠癌，男性前10位恶性肿瘤新发病例数占全部恶性肿瘤新发病例数的86.64%；农村女性发病第1位的恶性肿瘤是肺癌，发病率为52.80/10万，其后依次为乳腺癌、结直肠癌、胃癌和甲状腺癌，女性前10位恶性肿瘤新发病例数占全部恶性肿瘤新发病例数的80.82%（表4-10，图4-10a至图4-10f）。

表4-10　2019年江苏省农村肿瘤登记地区前10位恶性肿瘤发病情况

单位：1/10万

顺位	合计				男性				女性			
	部位缩写	发病率	中标率	世标率	部位缩写	发病率	中标率	世标率	部位缩写	发病率	中标率	世标率
1	肺	73.48	34.84	34.44	肺	93.57	44.99	44.74	肺	52.80	25.44	24.88
2	乳房	43.86	27.84	26.12	胃	59.83	28.77	28.48	乳房	43.86	27.84	26.12
3	胃	43.16	20.01	19.67	食管	48.33	22.36	22.51	结直肠	27.24	12.80	12.49
4	食管	36.41	15.71	15.68	肝	39.37	21.56	21.13	胃	26.01	11.69	11.29
5	结直肠	33.01	16.33	16.04	结直肠	38.63	19.94	19.66	甲状腺	24.29	19.91	17.33
6	肝	27.96	14.38	14.12	前列腺	17.73	7.87	7.65	食管	24.14	9.34	9.13
7	子宫颈	20.10	12.98	11.95	胰腺	12.83	6.21	6.18	子宫颈	20.10	12.98	11.95
8	前列腺	17.73	7.87	7.65	膀胱	11.16	5.32	5.31	肝	16.22	7.26	7.17
9	甲状腺	15.44	12.82	11.13	淋巴瘤	9.09	5.02	4.91	胰腺	10.16	4.23	4.19
10	胰腺	11.51	5.20	5.17	白血病	8.18	5.44	5.37	子宫体	9.29	5.43	5.21

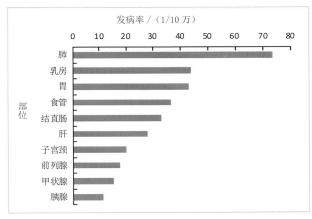

图 4-10a　2019 年江苏省农村肿瘤登记地区前 10 位恶性肿瘤发病率

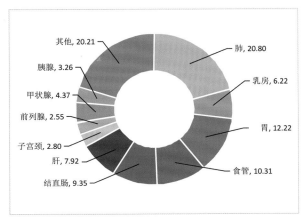

图 4-10b　2019 年江苏省农村肿瘤登记地区发病前 10 位恶性肿瘤构成（%）

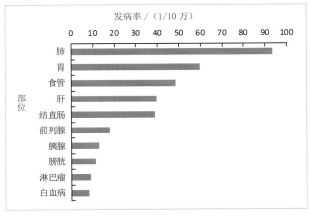

图 4-10c　2019 年江苏省农村肿瘤登记地区男性前 10 位恶性肿瘤发病率

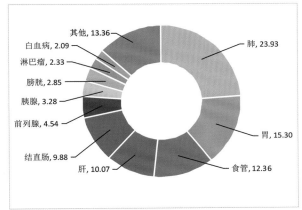

图 4-10d　2019 年江苏省农村肿瘤登记地区男性发病前 10 位恶性肿瘤构成（%）

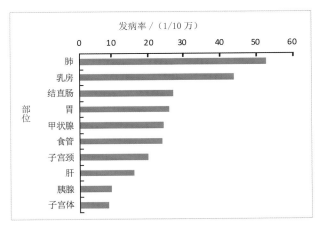

图 4-10e　2019 年江苏省农村肿瘤登记地区女性前 10 位恶性肿瘤发病率

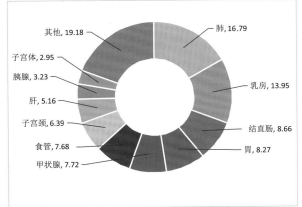

图 4-10f　2019 年江苏省农村肿瘤登记地区女性发病前 10 位恶性肿瘤构成（%）

（六）江苏省农村肿瘤登记地区前10位恶性肿瘤死亡情况

按死亡率排序，2019年江苏省农村肿瘤登记地区死亡第1位的恶性肿瘤是肺癌，死亡率为55.07/10万，其后依次为胃癌、食管癌、肝癌和结直肠癌，前10位恶性肿瘤死亡病例数占全部恶性肿瘤死亡病例数的84.24%。农村男性死亡第1位的恶性肿瘤是肺癌，死亡率为77.10/10万，其后依次为胃癌、食管癌、肝癌和结直肠癌，男性前10位恶性肿瘤死亡病例数占全部恶性肿瘤死亡病例数的90.58%；农村女性死亡第1位的恶性肿瘤是肺癌，死亡率为32.40/10万，其后依次为食管癌、胃癌、肝癌和结直肠癌，女性前10位恶性肿瘤死亡病例数占全部恶性肿瘤死亡病例数的83.03%（表4-11，图4-11a至图4-11f）。

表4-11　2019年江苏省农村肿瘤登记地区前10位恶性肿瘤死亡情况

单位：1/10万

顺位	合计				男性				女性			
	部位缩写	死亡率	中标率	世标率	部位缩写	死亡率	中标率	世标率	部位缩写	死亡率	中标率	世标率
1	肺	55.07	24.06	23.71	肺	77.10	35.69	35.25	肺	32.40	13.25	13.02
2	胃	32.45	13.92	13.49	胃	44.30	20.23	19.71	食管	21.04	7.36	7.16
3	食管	31.57	12.81	12.66	食管	41.80	18.64	18.54	胃	20.25	8.12	7.77
4	肝	25.85	12.85	12.65	肝	36.11	19.23	18.91	肝	15.28	6.60	6.52
5	结直肠	15.68	6.86	6.75	结直肠	18.01	8.57	8.46	结直肠	13.28	5.26	5.15
6	胰腺	10.92	4.82	4.78	胰腺	12.15	5.80	5.77	胰腺	9.67	3.87	3.82
7	乳房	9.29	4.73	4.62	前列腺	6.66	2.65	2.65	乳房	9.29	4.73	4.62
8	前列腺	6.66	2.65	2.65	淋巴瘤	6.51	3.36	3.28	子宫颈	6.09	3.00	2.90
9	子宫颈	6.09	3.00	2.90	白血病	5.85	3.48	3.40	胆囊	4.75	1.91	1.91
10	淋巴瘤	5.53	2.70	2.64	脑	5.52	3.26	3.21	淋巴瘤	4.52	2.06	2.04

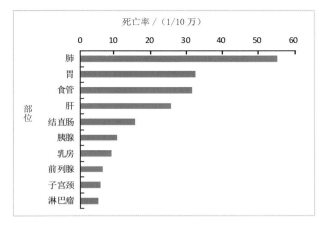

图 4-11a　2019 年江苏省农村肿瘤登记地区前 10 位恶性肿瘤死亡率

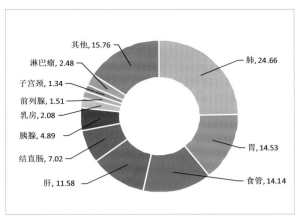

图 4-11b　2019 年江苏省农村肿瘤登记地区死亡前 10 位恶性肿瘤构成（%）

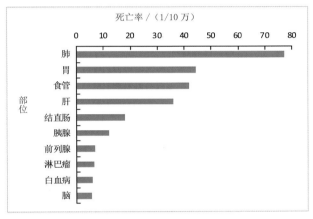

图 4-11c　2019 年江苏省农村肿瘤登记地区男性前 10 位恶性肿瘤死亡率

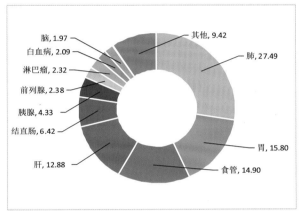

图 4-11d　2019 年江苏省农村肿瘤登记地区男性死亡前 10 位恶性肿瘤构成（%）

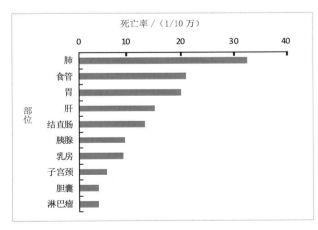

图 4-11e　2019 年江苏省农村肿瘤登记地区女性前 10 位恶性肿瘤死亡率

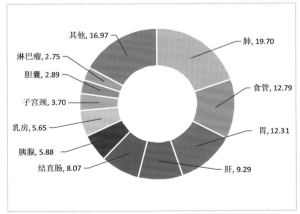

图 4-11f　2019 年江苏省农村肿瘤登记地区女性死亡前 10 位恶性肿瘤构成（%）

第五章 各部位恶性肿瘤发病和死亡情况

一、口腔和咽喉（除外鼻咽）（C00—C10，C12—C14）

2019 年江苏省肿瘤登记地区口腔和咽喉（除外鼻咽）恶性肿瘤（以下简称"口腔癌和咽癌"）新发病例数为 2 068 例，占全部癌症新发病例数的 1.01%，位居癌症发病谱第 19 位；其中男性 1 302 例，女性 766 例，城市地区 1 016 例，农村地区 1 052 例。全省肿瘤登记地区口腔癌和咽癌发病率为 3.67/10 万，中标发病率为 1.93/10 万，世标发病率为 1.90/10 万，0—74 岁累积发病率为 0.22%。全省男性口腔癌和咽癌中标发病率为女性的 1.66 倍，城市口腔癌和咽癌中标发病率为农村的 1.15 倍（表 5-1）。

同期全省肿瘤登记地区报告口腔癌和咽癌死亡病例 1 055 例，占全部癌症死亡病例数的 0.84%，位居癌症死亡谱第 18 位；其中男性 686 例，女性 369 例，城市地区 482 例，农村地区 573 例。全省肿瘤登记地区口腔癌和咽癌死亡率为 1.87/10 万，中标死亡率 0.85/10 万，世标死亡率为 0.85/10 万，0—74 岁累积死亡率为 0.10%。全省男性口腔癌和咽癌中标死亡率为女性的 2.13 倍，农村口腔癌和咽癌中标死亡率为城市的 1.04 倍（表 5-1）。

表 5-1　2019 年江苏省肿瘤登记地区口腔癌和咽癌发病和死亡情况

指标	地区	性别	例数	粗率 / (1/10 万)	构成比 / %	中标率 / (1/10 万)	世标率 / (1/10 万)	0—74 岁 累积率 /%	顺位
发病	全省	合计	2 068	3.67	1.01	1.93	1.90	0.22	19
		男性	1 302	4.59	1.14	2.42	2.41	0.29	15
		女性	766	2.74	0.84	1.46	1.42	0.16	18
	城市	合计	1 016	3.85	1.02	2.07	2.04	0.24	19
		男性	651	4.94	1.18	2.68	2.66	0.32	15
		女性	365	2.76	0.81	1.48	1.44	0.16	18
	农村	合计	1 052	3.51	0.99	1.80	1.78	0.21	19
		男性	651	4.29	1.10	2.19	2.19	0.26	15
		女性	401	2.72	0.86	1.44	1.40	0.16	18
死亡	全省	合计	1 055	1.87	0.84	0.85	0.85	0.10	18
		男性	686	2.42	0.86	1.17	1.17	0.14	14
		女性	369	1.32	0.81	0.55	0.55	0.06	16
	城市	合计	482	1.83	0.82	0.83	0.83	0.09	18
		男性	313	2.38	0.84	1.16	1.16	0.13	15
		女性	169	1.28	0.80	0.52	0.52	0.06	17
	农村	合计	573	1.91	0.86	0.86	0.87	0.10	17
		男性	373	2.46	0.88	1.18	1.19	0.14	13
		女性	200	1.36	0.82	0.57	0.57	0.06	16

　　口腔癌和咽癌年龄别发病率在 40 岁以前处于较低水平，之后随年龄增长快速上升，在 80—84 岁年龄组达到高峰。口腔癌和咽癌年龄别死亡率在 50 岁以后快速上升，在 85 岁及以上年龄组达到高峰。40 岁及以上各年龄组男性口腔癌和咽癌发病率和死亡率均高于女性。城市和农村地区口腔癌和咽癌年龄别发病率和死亡率水平虽然有一定的差异，但总体趋势类同（图 5-1a 至图 5-1f）。

　　在 23 个城市肿瘤登记地区中，男性口腔癌和咽癌中标发病率最高的是南京市六合区（4.31/10 万），其后依次为连云港市区和常州市区；女性口腔癌和咽癌中标发病率最高的是常州市区（2.00/10 万），其后依次为徐州市区和扬州市江都区。男性口腔癌和咽癌中标死亡率最高的是连云港市区（2.12/10 万），其后依次为徐州市区和盐城市大丰区；女性口腔癌和咽癌中标死亡率最高的是扬州市江都区（1.24/10 万），其后依次为盐城市亭湖区和常州市区（图 5-1g）。

　　在 31 个农村肿瘤登记地区中，男性口腔癌和咽癌中标发病率最高的是如皋市（3.79/10 万），其后依次为张家港市和启东市；女性口腔癌和咽癌中标发病率最高的是如东县（3.17/10 万），其后依次为东台市和启东市。男性口腔癌和咽癌中标死亡率最高的是扬中市（2.21/10 万），其后依次为邳州市和张家港市；女性口腔癌和咽癌中标死亡率最高的是丹阳市（1.08/10 万），其后依次为滨海县和灌云县（图 5-1g）。

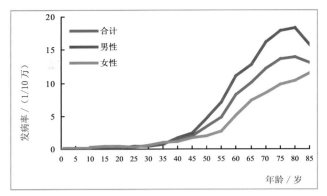

图 5-1a　全省肿瘤登记地区口腔癌和咽癌年龄别发病率

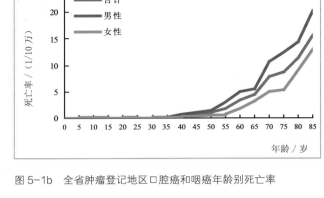

图 5-1b　全省肿瘤登记地区口腔癌和咽癌年龄别死亡率

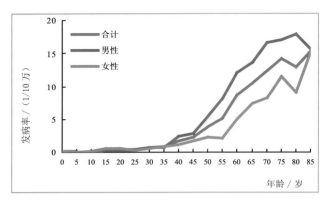

图 5-1c　城市肿瘤登记地区口腔癌和咽癌年龄别发病率

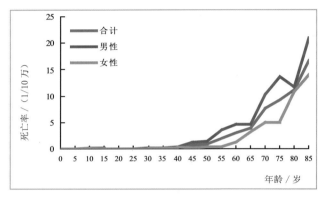

图 5-1d　城市肿瘤登记地区口腔癌和咽癌年龄别死亡率

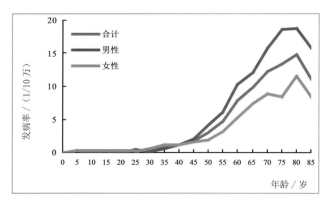

图 5-1e　农村肿瘤登记地区口腔癌和咽癌年龄别发病率

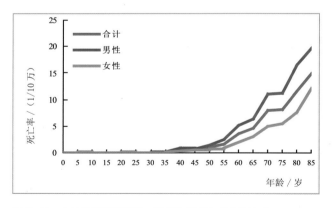

图 5-1f　农村肿瘤登记地区口腔癌和咽癌年龄别死亡率

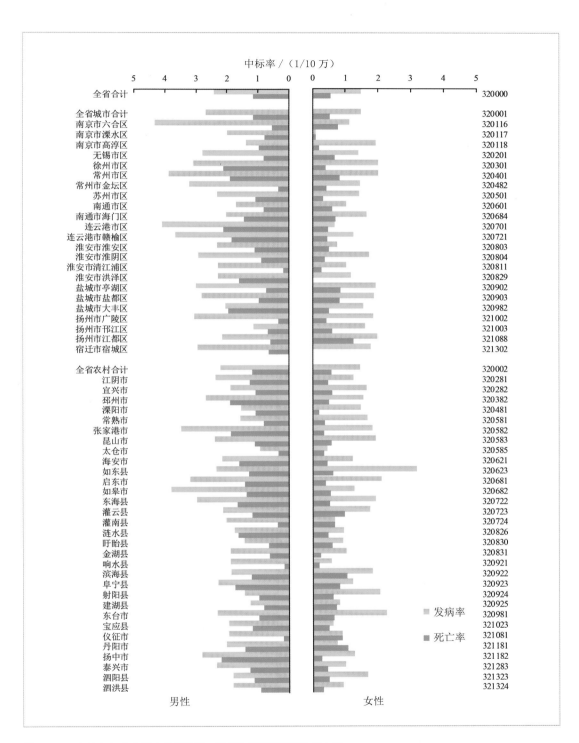

中标率 / （1/10 万）

	320000
全省合计	
全省城市合计	320001
南京市六合区	320116
南京市溧水区	320117
南京市高淳区	320118
无锡市区	320201
徐州市区	320301
常州市区	320401
常州市金坛区	320482
苏州市区	320501
南通市区	320601
南通市海门区	320684
连云港市区	320701
连云港市赣榆区	320721
淮安市淮安区	320803
淮安市淮阴区	320804
淮安市清江浦区	320811
淮安市洪泽区	320829
盐城市亭湖区	320902
盐城市盐都区	320903
盐城市大丰区	320982
扬州市广陵区	321002
扬州市邗江区	321003
扬州市江都区	321088
宿迁市宿城区	321302
全省农村合计	320002
江阴市	320281
宜兴市	320282
邳州市	320382
溧阳市	320481
常熟市	320581
张家港市	320582
昆山市	320583
太仓市	320585
海安市	320621
如东县	320623
启东市	320681
如皋市	320682
东海县	320722
灌云县	320723
灌南县	320724
涟水县	320826
盱眙县	320830
金湖县	320831
响水县	320921
滨海县	320922
阜宁县	320923
射阳县	320924
建湖县	320925
东台市	320981
宝应县	321023
仪征市	321081
丹阳市	321181
扬中市	321182
泰兴市	321283
泗阳县	321323
泗洪县	321324

发病率
死亡率

男性   女性

图 5-1g 2019 年江苏省肿瘤登记地区口腔癌和咽癌发病率和死亡率

2019年江苏省全部口腔癌和咽癌新发病例中，有明确亚部位信息的占94.87%。其中30.03%的病例发生在口腔；其次是舌、唾液腺、下咽、唇和扁桃体，分别占全部口腔癌新发病例数的18.28%、17.50%、9.82%、7.45%和5.61%（图5-1h）。

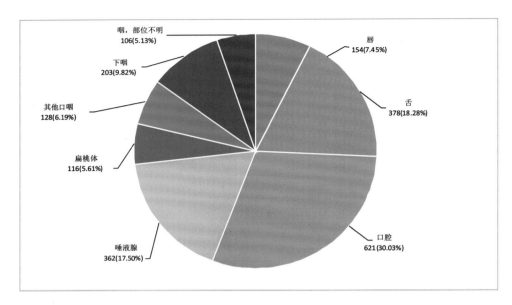

图5-1h　2019年江苏省肿瘤登记地区口腔癌和咽癌亚部位分布情况

二、鼻咽（C11）

2019年江苏省肿瘤登记地区新发鼻咽癌病例1 647例，占全部癌症新发病例数的0.80%，位居癌症发病谱第20位；其中男性1 184例，女性463例，城市地区778例，农村地区869例。全省肿瘤登记地区鼻咽癌发病率为2.92/10万，中标发病率为1.78/10万，世标发病率为1.70/10万，0—74岁累积发病率为0.19%。全省男性鼻咽癌中标发病率为女性的2.51倍，城市和农村鼻咽癌中标发病率相当（表5-2）。

同期全省肿瘤登记地区报告鼻咽癌死亡病例900例，占全部癌症死亡病例数的0.72%，位居癌症死亡谱第20位；其中男性679例，女性221例，城市地区453例，农村地区447例。全省肿瘤登记地区鼻咽癌死亡率为1.60/10万，中标死亡率为0.83/10万，世标死亡率为0.81/10万，0—74岁累积死亡率为0.10%。全省男性鼻咽癌中标死亡率为女性的3.10倍，城市鼻咽癌中标死亡率为农村的1.11倍（表5-2）。

表5-2　2019年江苏省肿瘤登记地区鼻咽癌发病和死亡情况

指标	地区	性别	例数	粗率/（1/10万）	构成比/%	中标率/（1/10万）	世标率/（1/10万）	0—74岁累积率/%	顺位
发病	全省	合计	1 647	2.92	0.80	1.78	1.70	0.19	20
		男性	1 184	4.17	1.04	2.56	2.45	0.28	16
		女性	463	1.66	0.51	1.02	0.96	0.10	19
	城市	合计	778	2.95	0.78	1.77	1.70	0.19	20
		男性	567	4.30	1.03	2.60	2.50	0.28	16
		女性	211	1.60	0.47	0.98	0.92	0.10	19
	农村	合计	869	2.90	0.82	1.79	1.70	0.19	20
		男性	617	4.06	1.04	2.53	2.41	0.28	16
		女性	252	1.71	0.54	1.06	0.99	0.10	20
死亡	全省	合计	900	1.60	0.72	0.83	0.81	0.10	20
		男性	679	2.39	0.85	1.27	1.25	0.15	15
		女性	221	0.79	0.49	0.41	0.40	0.04	19
	城市	合计	453	1.72	0.77	0.88	0.87	0.11	19
		男性	342	2.60	0.91	1.36	1.35	0.17	14
		女性	111	0.84	0.53	0.42	0.40	0.05	20
	农村	合计	447	1.49	0.67	0.79	0.77	0.09	20
		男性	337	2.22	0.79	1.18	1.17	0.13	14
		女性	110	0.75	0.45	0.41	0.39	0.04	19

鼻咽癌年龄别发病率和死亡率分别在 35 岁和 55 岁之前处于较低水平,于 35 岁和 55 岁以后快速上升,发病率和死亡率分别在 70—74 岁年龄组和 85 岁及以上年龄组达到高峰。35 岁及以上各年龄组中,男性鼻咽癌发病率和死亡率均高于女性。城市和农村地区鼻咽癌年龄别发病率和死亡率水平虽然有一定的差异,但总体趋势类同(图 5-2a 至图 5-2f)。

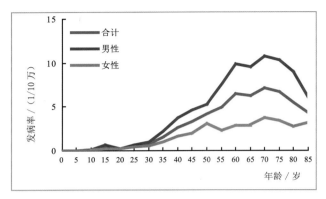

图 5-2a 全省肿瘤登记地区鼻咽癌年龄别发病率

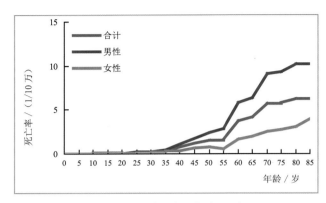

图 5-2b 全省肿瘤登记地区鼻咽癌年龄别死亡率

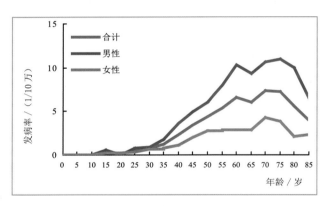

图 5-2c 城市肿瘤登记地区鼻咽癌年龄别发病率

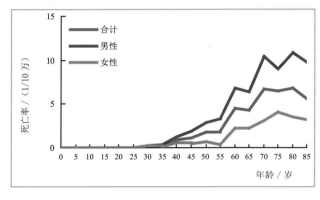

图 5-2d 城市肿瘤登记地区鼻咽癌年龄别死亡率

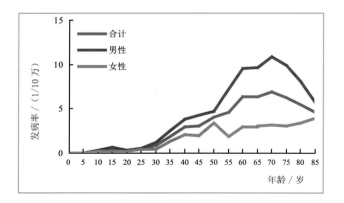

图 5-2e 农村肿瘤登记地区鼻咽癌年龄别发病率

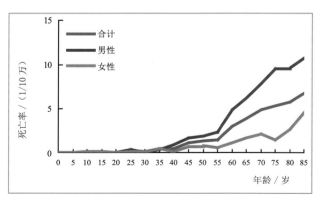

图 5-2f 农村肿瘤登记地区鼻咽癌年龄别死亡率

在 23 个城市肿瘤登记地区中，男性和女性鼻咽癌中标发病率最高的均是苏州市区，分别为 5.04/10 万和 1.72/10 万，其后男性依次为无锡市区和南京市六合区，女性依次为无锡市区和盐城市亭湖区。男性鼻咽癌中标死亡率最高的是常州市金坛区（3.45/10 万），其后依次为盐城市盐都区和盐城市亭湖区；女性鼻咽癌中标死亡率最高的是常州市区（0.86/10 万），其后依次为淮安市淮安区和无锡市区（图 5-2g）。

在 31 个农村肿瘤登记地区中，男性鼻咽癌中标发病率最高的是常熟市（5.44/10 万），其后依次为昆山市和太仓市；女性鼻咽癌中标发病率最高的是宜兴市（2.19/10 万），其后依次为昆山市和泗阳县。男性鼻咽癌中标死亡率最高的是常熟市（1.91/10 万），其后依次为如东县和启东市，女性鼻咽癌中标死亡率最高的是金湖县（1.36/10 万），其后依次为宝应县和仪征市（图 5-2g）。

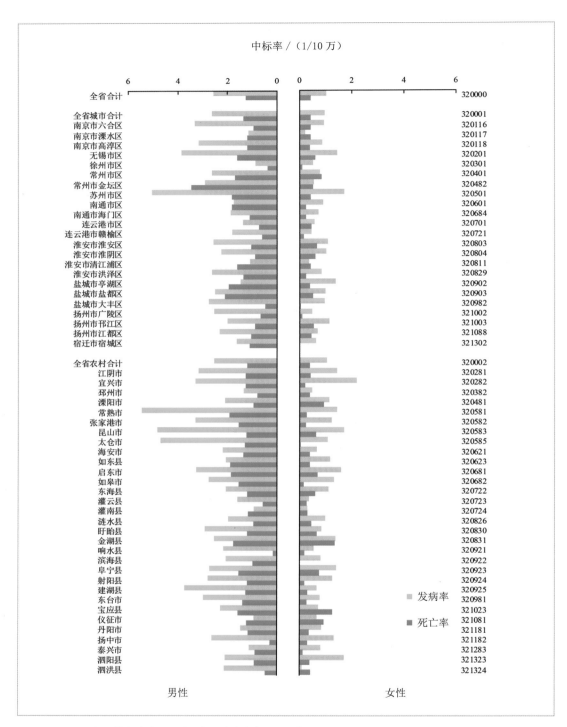

图 5-2g　2019 年江苏省肿瘤登记地区鼻咽癌发病率和死亡率

三、食管（C15）

2019年江苏省肿瘤登记地区新发食管癌病例18 246例，占全部癌症新发病例数的8.88%，位居癌症发病谱第5位；其中男性12 618例，女性5 628例，城市地区7 345例，农村地区10 901例。全省肿瘤登记地区食管癌发病率为32.39/10万，中标发病率为14.20/10万，世标发病率为14.18/10万，0—74岁累积发病率为1.77%。全省男性食管癌中标发病率为女性的2.62倍，农村食管癌中标发病率为城市的1.26倍（表5-3）。

同期全省肿瘤登记地区报告食管癌死亡病例15 701例，占全部癌症死亡病例数的12.52%，位居癌症死亡谱第3位；其中男性10 735例，女性4 966例，城市地区6 249例，农村地区9 452例。全省肿瘤登记地区食管癌死亡率为27.87/10万，中标死亡率为11.49/10万，世标死亡率为11.34/10万，0—74岁累积死亡率为1.27%。全省男性食管癌中标死亡率为女性的2.68倍，农村食管癌中标死亡率为城市的1.29倍（表5-3）。

表5-3　2019年江苏省肿瘤登记地区食管癌发病死亡情况

指标	地区	性别	例数	粗率 / (1/10万)	构成比 / %	中标率 / (1/10万)	世标率 / (1/10万)	0—74岁 累积率 /%	顺位
发病	全省	合计	18 246	32.39	8.88	14.20	14.18	1.77	5
		男性	12 618	44.49	11.03	20.75	20.90	2.66	3
		女性	5 628	20.12	6.17	7.91	7.73	0.89	6
	城市	合计	7 345	27.83	7.36	12.44	12.44	1.56	5
		男性	5 278	40.07	9.60	18.88	19.05	2.45	4
		女性	2 067	15.64	4.61	6.26	6.10	0.69	7
	农村	合计	10 901	36.41	10.31	15.71	15.68	1.95	4
		男性	7 340	48.33	12.36	22.36	22.51	2.85	3
		女性	3 561	24.14	7.68	9.34	9.13	1.06	6
死亡	全省	合计	15 701	27.87	12.52	11.49	11.34	1.27	3
		男性	10 735	37.85	13.41	16.99	16.91	1.94	3
		女性	4 966	17.75	10.94	6.34	6.14	0.60	3
	城市	合计	6 249	23.68	10.67	9.96	9.82	1.10	4
		男性	4 387	33.31	11.71	15.09	15.02	1.74	4
		女性	1 862	14.09	8.81	5.15	4.96	0.47	4
	农村	合计	9 452	31.57	14.14	12.81	12.66	1.41	3
		男性	6 348	41.80	14.90	18.64	18.54	2.12	3
		女性	3 104	21.04	12.79	7.36	7.16	0.70	2

食管癌年龄别发病率和死亡率分别在 50 岁和 55 岁之前处于较低水平，之后随年龄增长快速上升，发病率和死亡率均在 80—84 岁年龄组达到高峰。50 岁及以上各年龄组中，男性食管癌发病率和死亡率均高于女性。城市和农村地区食管癌年龄别发病率和死亡率虽然有一定的差异，但总体趋势类同（图 5-3a 至图 5-3f）。

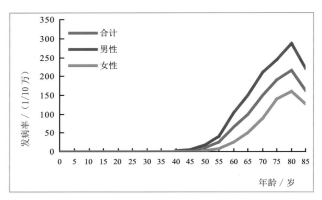

图 5-3a　全省肿瘤登记地区食管癌年龄别发病率

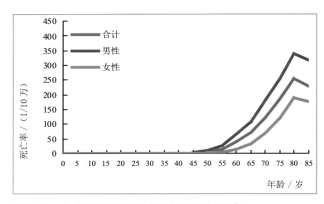

图 5-3b　全省肿瘤登记地区食管癌年龄别死亡率

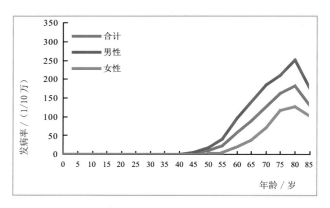

图 5-3c　城市肿瘤登记地区食管癌年龄别发病率

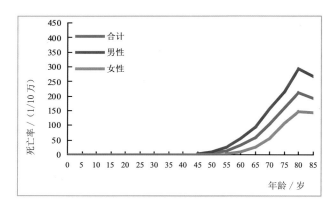

图 5-3d　城市肿瘤登记地区食管癌年龄别死亡率

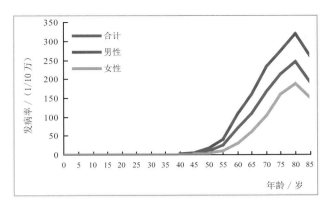

图 5-3e　农村肿瘤登记地区食管癌年龄别发病率

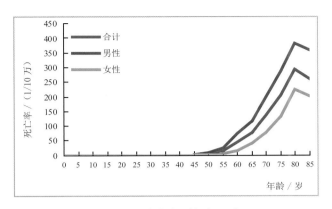

图 5-3f　农村肿瘤登记地区食管癌年龄别死亡率

在 23 个城市肿瘤登记地区中，男性和女性食管癌中标发病率最高的均是淮安市淮安区，中标发病率分别为 52.22/10 万和 26.75/10 万，其后男性依次为淮安市洪泽区和常州市金坛区，女性依次为淮安市洪泽区和盐城市盐都区。男性和女性食管癌中标死亡率最高的均是淮安市淮安区，中标死亡率分别为 37.20/10 万和 21.93/10 万，其后男性依次为淮安市淮阴区和常州市金坛区，女性依次为淮安市洪泽区和盐城市盐都区（图 5-3g）。

在 31 个农村肿瘤登记地区中，男性食管癌中标发病率最高的是泗阳县（42.38/10 万）其后依次为涟水县和泰兴市；女性食管癌中标发病率最高的是涟水县（23.14/10 万），其后依次为泗阳县和阜宁县。男性和女性食管癌中标死亡率最高的均是涟水县，中标死亡率分别为 37.02/10 万和 17.55/10 万，其后男性依次为扬中市和阜宁县，女性依次为阜宁县和如皋市（图 5-3g）。

2019 年江苏省全部食管癌新发病例中，有明确亚部位信息的占 21.62%。其中 50.35% 的病例发生在食管中段（中三分之一）；其次是食管上段（上三分之一），占 21.07%；之后依次为食管下段（下三分之一）和交搭跨越，分别占 20.26% 和 8.32%（图 5-3h）。

2019 年江苏省全部食管癌新发病例中，有明确组织学类型的占 72.21%。其中鳞状细胞癌是最常见的组织学类型，占 86.69%；其次是腺癌，占 10.95%；腺鳞癌占 0.73%（图 5-3i）。

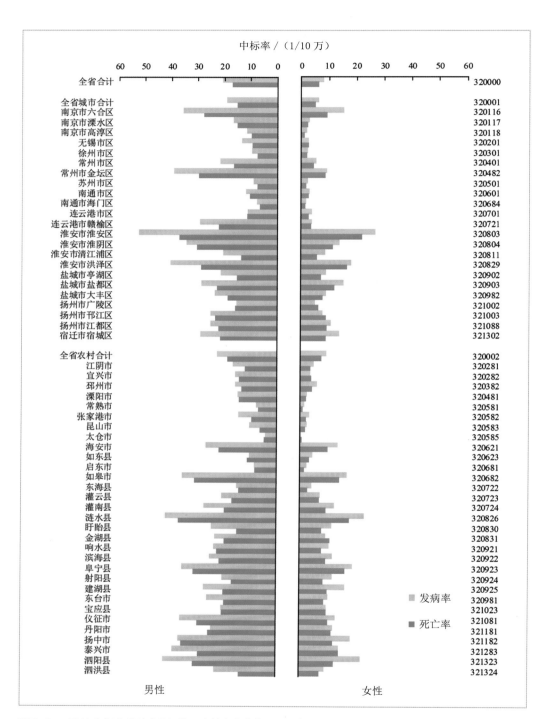

图 5-3g 2019 年江苏省肿瘤登记地区食管癌发病率和死亡率

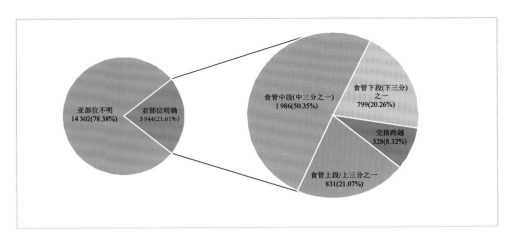

图 5-3h 2019 年江苏省肿瘤登记地区食管癌亚部位分布情况

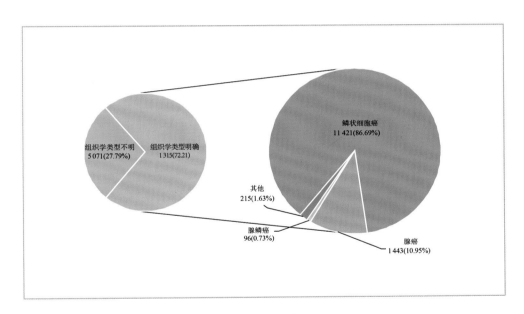

图 5-3i 2019 年江苏省肿瘤登记地区食管癌组织学分型情况

四、胃（C16）

2019 年江苏省肿瘤登记地区新发胃癌病例 24 873 例，占全部癌症新发病例数的 12.10%，位居癌症发病谱第 3 位；其中男性 17 301 例，女性 7 572 例，城市地区 11 949 例，农村地区 12 924 例。全省肿瘤登记地区胃癌发病率为 44.15/10 万，中标发病率为 20.74/10 万，世标发病率为 20.42/10 万，0—74 岁累积发病率为 2.53%。全省男性胃癌中标发病率为女性的 2.36 倍，城市胃癌中标发病率为农村的 1.08 倍（表 5-4）。

同期全省肿瘤登记地区报告胃癌死亡病例 18 412 例，占全部癌症死亡病例数的 14.68%，位居癌症死亡谱第 2 位；其中男性 12 806 例，女性 5 606 例，城市地区 8 696 例，农村地区 9 716 例。全省肿瘤登记地区胃癌死亡率为 32.68/10 万，中标死亡率为 14.14/10 万，世标死亡率为 13.75/10 万，0—74 岁累积死亡率为 1.49%。全省男性胃癌中标死亡率为女性的 2.52 倍，城市胃癌中标死亡率为农村的 1.03 倍（表 5-4）。

表 5-4　2019 年江苏省肿瘤登记地区胃癌发病死亡情况

指标	地区	性别	例数	粗率 /（1/10 万）	构成比 /%	中标率 /（1/10 万）	世标率 /（1/10 万）	0—74 岁累积率 /%	顺位
发病	全省	合计	24 873	44.15	12.10	20.74	20.42	2.53	3
		男性	17 301	61.00	15.13	29.44	29.20	3.67	2
		女性	7 572	27.07	8.30	12.49	12.08	1.41	5
	城市	合计	11 949	45.28	11.97	21.59	21.28	2.64	3
		男性	8 214	62.36	14.93	30.23	30.05	3.79	2
		女性	3 735	28.25	8.34	13.41	12.98	1.52	5
	农村	合计	12 924	43.16	12.22	20.01	19.67	2.43	3
		男性	9 087	59.83	15.30	28.77	28.48	3.56	2
		女性	3 837	26.01	8.27	11.69	11.29	1.31	4
死亡	全省	合计	18 412	32.68	14.68	14.14	13.75	1.49	2
		男性	12 806	45.15	16.00	20.63	20.18	2.20	2
		女性	5 606	20.04	12.35	8.18	7.86	0.79	2
	城市	合计	8 696	32.95	14.85	14.40	14.06	1.52	2
		男性	6 077	46.14	16.23	21.11	20.74	2.25	2
		女性	2 619	19.81	12.40	8.25	7.97	0.81	2
	农村	合计	9 716	32.45	14.53	13.92	13.49	1.47	2
		男性	6 729	44.30	15.80	20.23	19.71	2.17	2
		女性	2 987	20.25	12.31	8.12	7.77	0.78	3

胃癌年龄别发病率和死亡率分别在 40 岁和 50 岁之前处于较低水平，之后随年龄增长快速上升，发病率和死亡率均在 80—84 岁年龄组达到高峰。40 岁及以上各年龄组中，男性胃癌发病率和死亡率均高于女性。城市和农村地区胃癌年龄别发病率和死亡率虽然有一定的差异，但总体趋势类同（图 5-4a 至图 5-4f）。

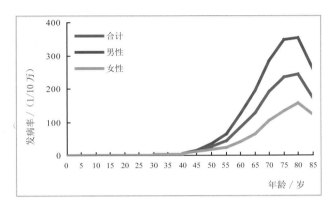

图 5-4a　全省肿瘤登记地区胃癌年龄别发病率

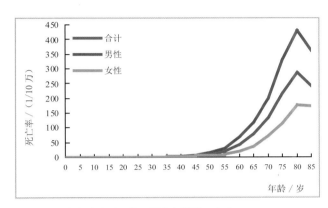

图 5-4b　全省肿瘤登记地区胃癌年龄别死亡率

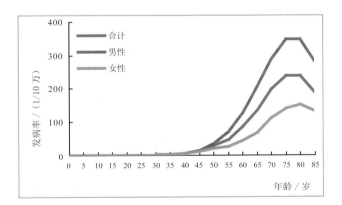

图 5-4c　城市肿瘤登记地区胃癌年龄别发病率

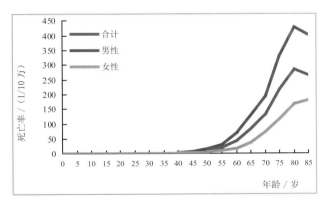

图 5-4d　城市肿瘤登记地区胃癌年龄别死亡率

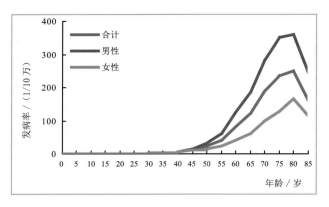

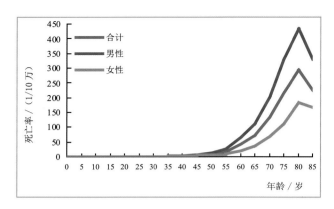

图 5-4e 农村肿瘤登记地区胃癌年龄别发病率 　　　　图 5-4f 农村肿瘤登记地区胃癌年龄别死亡率

　　在 23 个城市肿瘤登记地区中，男性胃癌中标发病率最高的是常州市金坛区，为 60.21/10 万，其后依次为常州市区和南京市六合区；女性胃癌中标发病率最高的是常州市区，为 21.57/10 万，其后依次为常州市金坛区和南京市六合区。男性胃癌中标死亡率最高的是常州市金坛区，为 45.40/10 万，其后依次为南京市六合区和常州市区；女性胃癌中标死亡率最高的是南京市六合区，为 15.99/10 万，其后依次为常州市金坛区和扬州市江都区（图 5-4g）。

　　在 31 个农村肿瘤登记地区中，男性胃癌中标发病率最高的是扬中市（68.33/10 万），其后依次为丹阳市和仪征市；女性胃癌中标发病率最高的是丹阳市（26.60/10 万），其后依次为扬中市和仪征市。男性和女性胃癌中标死亡率最高的均是丹阳市，中标死亡率分别为 45.10/10 万和 18.72/10 万，其后均依次为扬中市和仪征市（图 5-4g）。

　　2019 年江苏省全部胃癌新发病例中，有明确亚部位信息的占 41.53%。其中 54.92% 的病例发生在贲门；其次是幽门窦，占 14.60%；之后依次为胃体、胃小弯和胃底，分别占 14.12%、7.84% 和 4.03%（图 5-4h）。

　　2019 年江苏省全部胃癌新发病例中，有明确组织学类型的占 72.60%。其中腺癌是最常见的组织学类型，占 91.98%；其次是鳞状细胞癌，占 3.77%；类癌占 0.58%；腺鳞癌占 0.18%（图 5-4i）。

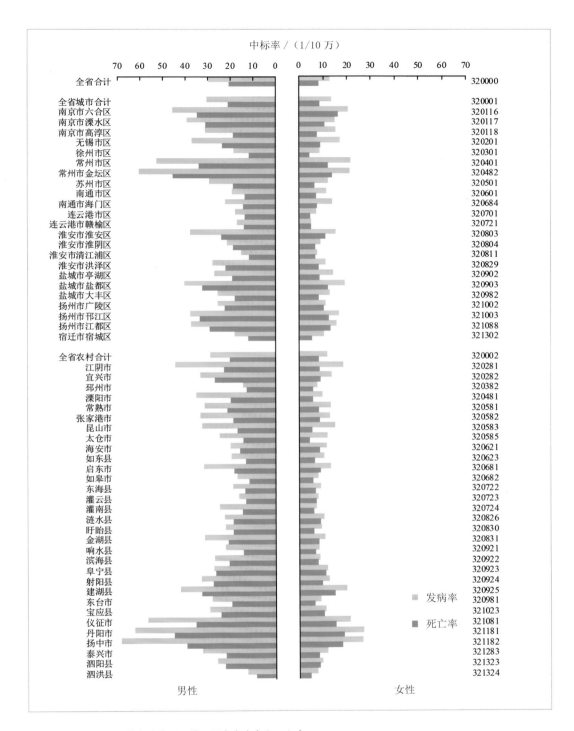

中标率 /（1/10 万）

男性

女性

图 5-4g　2019 年江苏省肿瘤登记地区胃癌发病率和死亡率

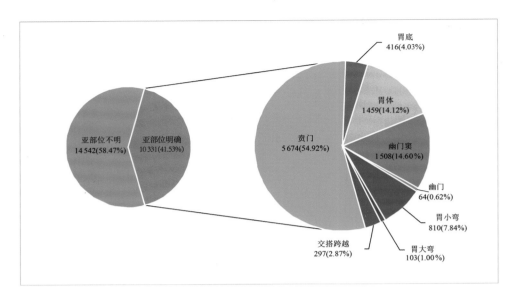

图 5-4h　2019 年江苏省肿瘤登记地区胃癌亚部位分布情况

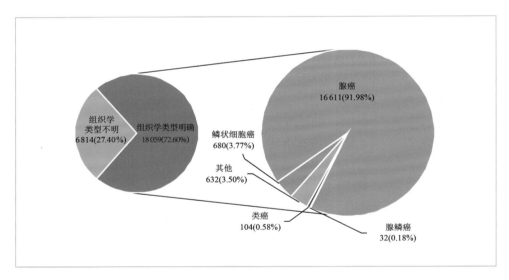

图 5-4i　2019 年江苏省肿瘤登记地区胃癌组织学分型情况

五、结直肠肛门（C18—C21）

2019 年江苏省肿瘤登记地区新发结直肠肛门恶性肿瘤（以下简称"结直肠癌"）病例
20 429 例，占全部癌症新发病例数的 9.94%，位居癌症发病谱第 4 位；其中男性 12 129 例，
女性 8 300 例，城市地区 10 544 例，农村地区 9 885 例。全省肿瘤登记地区结直肠癌发病率为
36.26/10 万，中标发病率为 17.90/10 万，世标发病率为 17.65/10 万，0—74 岁累积发病率
为 2.14%。全省男性结直肠癌中标发病率为女性的 1.55 倍，城市结直肠癌中标发病率为农村
的 1.21 倍（表 5-5）。

同期全省肿瘤登记地区报告结直肠癌死亡病例 9 749 例，占全部癌症死亡病例数的 7.77%，
位居癌症死亡谱第 5 位；其中男性 5 798 例，女性 3 951 例，城市地区 5 054 例，农村地区
4 695 例。全省肿瘤登记地区结直肠癌死亡率为 17.31/10 万，中标死亡率为 7.54/10 万，世
标死亡率为 7.46/10 万，0—74 岁累积死亡率为 0.77%。全省男性结直肠癌中标死亡率为女性
的 1.69 倍，城市结直肠癌中标死亡率为农村的 1.22 倍（表 5-5）。

表 5-5　2019 年江苏省肿瘤登记地区结直肠癌发病死亡情况

指标	地区	性别	例数	粗率 /(1/10 万)	构成比 /%	中标率 /(1/10 万)	世标率 /(1/10 万)	0—74 岁累积率 /%	顺位
发病	全省	合计	20 429	36.26	9.94	17.90	17.65	2.14	4
		男性	12 129	42.77	10.60	21.82	21.62	2.64	4
		女性	8 300	29.67	9.10	14.12	13.82	1.64	3
	城市	合计	10 544	39.95	10.56	19.73	19.52	2.37	4
		男性	6 262	47.54	11.38	24.02	23.92	2.91	3
		女性	4 282	32.39	9.56	15.64	15.36	1.84	3
	农村	合计	9 885	33.01	9.35	16.33	16.04	1.94	5
		男性	5 867	38.63	9.88	19.94	19.66	2.41	5
		女性	4 018	27.24	8.66	12.80	12.49	1.47	3
死亡	全省	合计	9 749	17.31	7.77	7.54	7.46	0.77	5
		男性	5 798	20.44	7.24	9.57	9.53	1.00	5
		女性	3 951	14.12	8.70	5.67	5.56	0.55	5
	城市	合计	5 054	19.15	8.63	8.35	8.28	0.86	5
		男性	3 062	23.25	8.18	10.75	10.77	1.14	5
		女性	1 992	15.07	9.43	6.15	6.04	0.59	3
	农村	合计	4 695	15.68	7.02	6.86	6.75	0.70	5
		男性	2 736	18.01	6.42	8.57	8.46	0.89	5
		女性	1 959	13.28	8.07	5.26	5.15	0.51	5

结直肠癌年龄别发病率和死亡率分别在 40 岁和 50 岁之前处于较低水平，之后随年龄增长快速上升，发病率和死亡率分别在 80—84 岁和 85 岁及以上年龄组达到高峰。40 岁及以上各年龄组中，男性结直肠癌发病率和死亡率均高于女性。城市和农村地区结直肠癌年龄别发病率和死亡率虽然有一定的差异，但总体趋势类同（图 5-5a 至图 5-5f）。

　　在 23 个城市肿瘤登记地区中，男性和女性结直肠癌中标发病率最高的均是常州市区，中标发病率分别为 37.23/10 万和 22.99/10 万，其后男性依次为常州市金坛区和无锡市区，女性依次为无锡市区和常州市金坛区。男性结直肠癌中标死亡率最高的是常州市金坛区（15.50/10 万），其后依次为常州市区和南通市海门区；女性结直肠癌中标死亡率最高的是常州市区（8.92/10 万），其后依次为南京市溧水区和扬州市江都区（图 5-5g）。

　　在 31 个农村肿瘤登记地区中，男性和女性结直肠癌中标发病率最高的均是江阴市，中标发病率分别为 34.20/10 万和 21.97/10 万，其后男性依次为张家港市和启东市；女性依次为如东县和启东市。男性结直肠癌中标死亡率最高的是扬中市（15.15/10 万），其后依次为启东市和丹阳市；女性结直肠癌中标死亡率最高的是丹阳市（8.73/10 万），其后依次为江阴市和昆山市（图 5-5g）。

　　2019 年江苏省全部结肠癌新发病例中，有明确亚部位信息的占 53.97%。其中 45.33% 的病例发生在乙状结肠；其次是升结肠，占 24.44%；之后依次为横结肠、降结肠、盲肠和结肠肝曲，分别占 8.10%、7.21%、6.60% 和 4.29%（图 5-5h）。

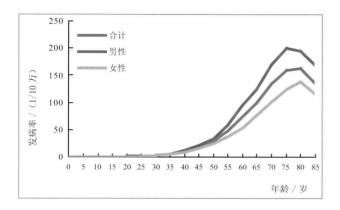

图 5-5a　全省肿瘤登记地区结直肠癌年龄别发病率

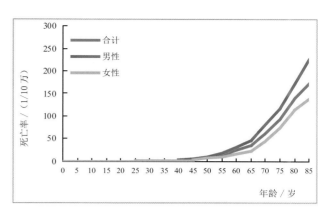

图 5-5b　全省肿瘤登记地区结直肠癌年龄别死亡率

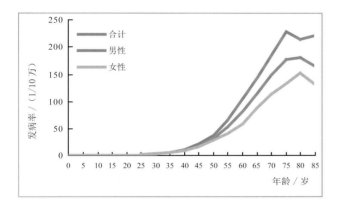

图 5-5c　城市肿瘤登记地区结直肠癌年龄别发病率

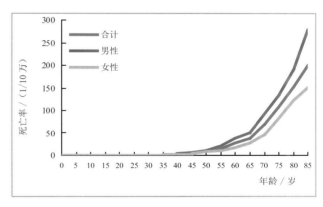

图 5-5d　城市肿瘤登记地区结直肠癌年龄别死亡率

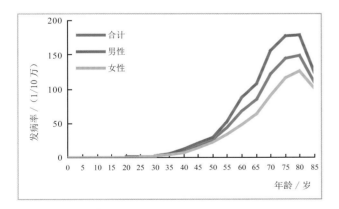

图 5-5e　农村肿瘤登记地区结直肠癌年龄别发病率

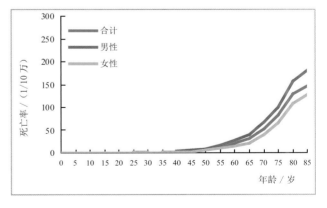

图 5-5f　农村肿瘤登记地区结直肠癌年龄别死亡率

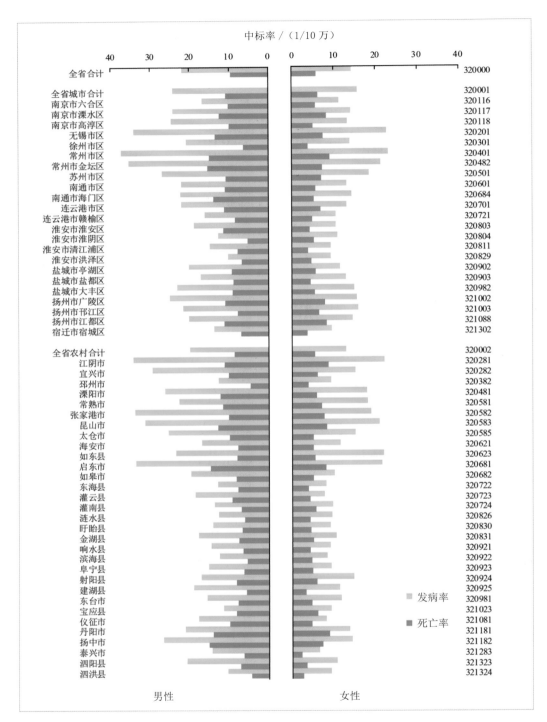

中标率／（1/10 万）

| 男性 | 女性 |

发病率
死亡率

全省合计 320000
全省城市合计 320001
南京市六合区 320116
南京市溧水区 320117
南京市高淳区 320118
无锡市区 320201
徐州市区 320301
常州市区 320401
常州市金坛区 320482
苏州市区 320501
南通市区 320601
南通市海门区 320684
连云港市区 320701
连云港市赣榆区 320721
淮安市淮安区 320803
淮安市淮阴区 320804
淮安清江浦区 320811
淮安市洪泽区 320829
盐城市亭湖区 320902
盐城市盐都区 320903
盐城市大丰区 320982
扬州市广陵区 321002
扬州市邗江区 321003
扬州市江都区 321088
宿迁市宿城区 321302

全省农村合计 320002
江阴市 320281
宜兴市 320282
邳州市 320382
溧阳市 320481
常熟市 320581
张家港市 320582
昆山市 320583
太仓市 320585
海安市 320621
如东县 320623
启东市 320681
如皋市 320682
东海县 320722
灌云县 320723
灌南县 320724
涟水县 320826
盱眙县 320830
金湖县 320831
响水县 320921
滨海县 320922
阜宁县 320923
射阳县 320924
建湖县 320925
东台市 320981
宝应县 321023
仪征市 321081
丹阳市 321181
扬中市 321182
泰兴市 321283
泗阳县 321323
泗洪县 321324

图 5-5g 2019 年江苏省肿瘤登记地区结直肠癌发病率和死亡率

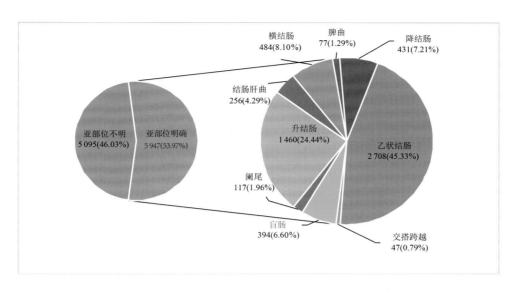

图 5-5h　2019 年江苏省肿瘤登记地区结肠癌亚部位分布情况

六、肝脏（C22）

2019 年江苏省肿瘤登记地区新发肝脏恶性肿瘤（以下简称"肝癌"）病例 15 004 例，占全部癌症新发病例数的 7.30%，位居癌症发病谱第 6 位；其中男性 10 720 例，女性 4 284 例，城市地区 6 632 例，农村地区 8 372 例。全省肿瘤登记地区肝癌发病率为 26.63/10 万，中标发病率为 13.60/10 万，世标发病率为 13.43/10 万，0—74 岁累积发病率为 1.55%。全省男性肝癌中标发病率为女性的 2.96 倍，农村肝癌中标发病率为城市的 1.13 倍（表 5-6）。

同期全省肿瘤登记地区报告肝癌死亡病例 14 032 例，占全部癌症死亡病例数的 11.19%，位居癌症死亡谱第 4 位；其中男性 9 928 例，女性 4 104 例，城市地区 6 293 例，农村地区 7 739 例。全省肿瘤登记地区肝癌死亡率为 24.91/10 万，中标死亡率为 12.31/10 万，世标死亡率为 12.16/10 万，0—74 岁累积死亡率为 1.38%。全省男性肝癌中标死亡率为女性的 2.91 倍，农村肝癌中标死亡率为城市的 1.10 倍（表 5-6）。

表 5-6　2019 年江苏省肿瘤登记地区肝癌发病死亡情况

指标	地区	性别	例数	粗率 / (1/10 万)	构成比 / %	中标率 / (1/10 万)	世标率 / (1/10 万)	0—74 岁 累积率 /%	顺位
发病	全省	合计	15 004	26.63	7.30	13.60	13.43	1.55	6
		男性	10 720	37.80	9.37	20.45	20.17	2.32	5
		女性	4 284	15.32	4.70	6.90	6.81	0.78	8
	城市	合计	6 632	25.13	6.65	12.74	12.65	1.46	6
		男性	4 741	35.99	8.62	19.20	19.08	2.20	5
		女性	1 891	14.30	4.22	6.48	6.41	0.73	8
	农村	合计	8 372	27.96	7.92	14.38	14.12	1.62	6
		男性	5 979	39.37	10.07	21.56	21.13	2.43	4
		女性	2 393	16.22	5.16	7.26	7.17	0.81	8
死亡	全省	合计	14 032	24.91	11.19	12.31	12.16	1.38	4
		男性	9 928	35.01	12.40	18.45	18.22	2.07	4
		女性	4 104	14.67	9.04	6.34	6.28	0.70	4
	城市	合计	6 293	23.85	10.74	11.71	11.62	1.32	3
		男性	4 444	33.74	11.87	17.59	17.45	1.99	3
		女性	1 849	13.99	8.75	6.05	6.00	0.66	5
	农村	合计	7 739	25.85	11.58	12.85	12.65	1.43	4
		男性	5 484	36.11	12.88	19.23	18.91	2.13	4
		女性	2 255	15.28	9.29	6.60	6.52	0.73	4

肝癌年龄别发病率和死亡率在35岁之前处于较低水平，之后随年龄增长快速上升，发病率和死亡率均在80—84岁年龄组达到高峰。35岁及以上各年龄组中，男性肝癌发病率和死亡率均高于女性。城市和农村地区肝癌年龄别发病率和死亡率水平虽然有一定的差异，但总体趋势类同（图5-6a至图5-6f）。

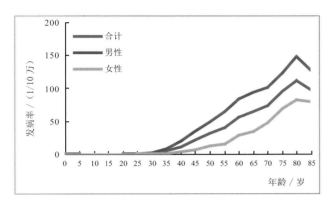

图 5-6a　全省肿瘤登记地区肝癌年龄别发病率

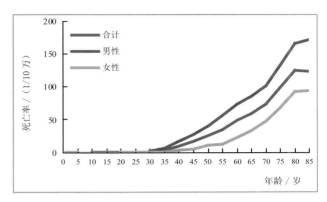

图 5-6b　全省肿瘤登记地区肝癌年龄别死亡率

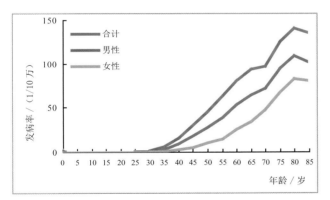

图 5-6c　城市肿瘤登记地区肝癌年龄别发病率

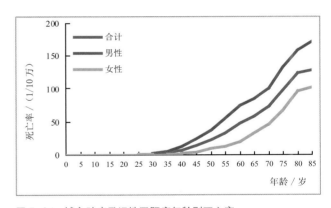

图 5-6d　城市肿瘤登记地区肝癌年龄别死亡率

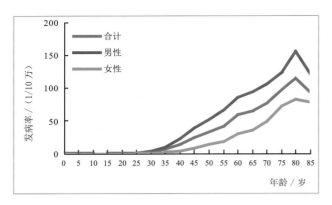
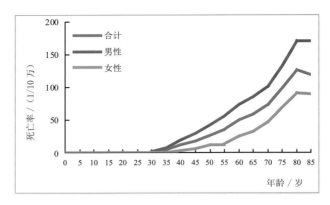

图 5-6e　农村肿瘤登记地区肝癌年龄别发病率　　　　　图 5-6f　农村肿瘤登记地区肝癌年龄别死亡率

在 23 个城市肿瘤登记地区中，男性肝癌中标发病率最高的是南通市区（27.77/10 万），其后依次为淮安市淮阴区和徐州市区；女性肝癌中标发病率最高的是常州市金坛区（11.30/10 万），其后依次为宿迁市宿城区和南通市海门区。男性肝癌中标死亡率最高的是淮安市淮阴区（23.91/10 万），其后依次为南通市区和宿迁市宿城区；女性肝癌中标死亡率最高的是常州市金坛区（10.82/10 万），其后依次为宿迁市宿城区和盐城市大丰区（图 5-6g）。

在 31 个农村肿瘤登记地区中，男性和女性肝癌中标发病率最高的均是启东市，中标发病率分别为 46.74/10 万和 17.44/10 万，其后男性依次为泰兴市和如皋市，女性依次为泗阳县和如皋市。男性和女性肝癌中标死亡率最高的均是启东市，中标死亡率分别为 34.50/10 万和 11.68/10 万，其后男性依次为泰兴市和泗阳县，女性依次为响水县和邳州市（图 5-6g）。

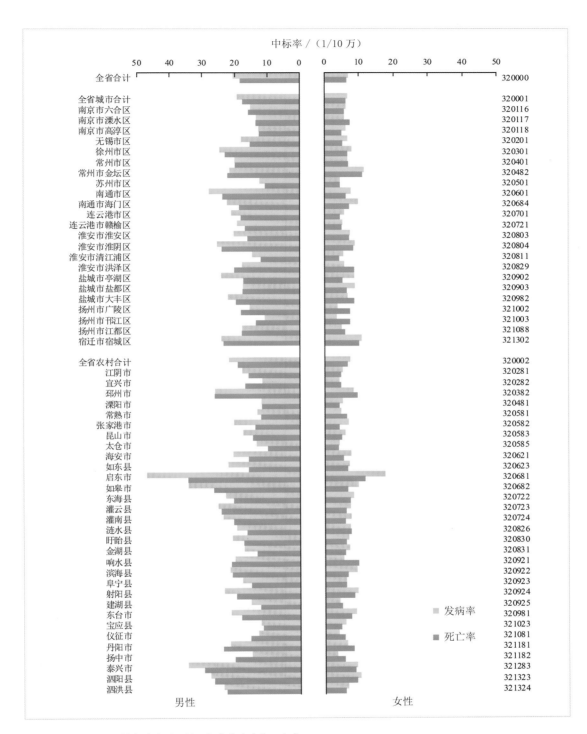

中标率 / （1/10 万）

全省合计	320000
全省城市合计	320001
南京市六合区	320116
南京市溧水区	320117
南京市高淳区	320118
无锡市区	320201
徐州市区	320301
常州市区	320401
常州市金坛区	320482
苏州市区	320501
南通市区	320601
南通市海门区	320684
连云港市区	320701
连云港市赣榆区	320721
淮安市淮安区	320803
淮安市淮阴区	320804
淮安市清江浦区	320811
淮安市洪泽区	320829
盐城市亭湖区	320902
盐城市盐都区	320903
盐城市大丰区	320982
扬州市广陵区	321002
扬州市邗江区	321003
扬州市江都区	321088
宿迁市宿城区	321302
全省农村合计	320002
江阴市	320281
宜兴市	320282
邳州市	320382
溧阳市	320481
常熟市	320581
张家港市	320582
昆山市	320583
太仓市	320585
海安市	320621
如东县	320623
启东市	320681
如皋市	320682
东海县	320722
灌云县	320723
灌南县	320724
涟水县	320826
盱眙县	320830
金湖县	320831
响水县	320921
滨海县	320922
阜宁县	320923
射阳县	320924
建湖县	320925
东台市	320981
宝应县	321023
仪征市	321081
丹阳市	321181
扬中市	321182
泰兴市	321283
泗阳县	321323
泗洪县	321324

■ 发病率
■ 死亡率

男性　　　　　　　　女性

图 5-6g　2019 年江苏省肿瘤登记地区肝癌发病率和死亡率

七、胆囊及其他（C23—C24）

2019年江苏省肿瘤登记地区新发胆囊及其他恶性肿瘤（以下简称"胆囊癌"）病例3 181例，占全部癌症新发病例数的1.55%，位居癌症发病谱第17位；其中男性1 440例，女性1 741例，城市地区1 525例，农村地区1 656例。全省肿瘤登记地区胆囊癌发病率为5.65/10万，中标发病率为2.54/10万，世标发病率为2.54/10万，0—74岁累积发病率为0.30%。全省女性胆囊癌中标发病率为男性的1.08倍，城市胆囊癌中标发病率为农村的1.03倍（表5-7）。

同期全省肿瘤登记地区报告胆囊癌死亡病例2 472例，占全部癌症死亡病例数的1.97%，位居癌症死亡谱第13位；其中男性1 107例，女性1 365例，城市地区1 146例，农村地区1 326例。全省肿瘤登记地区胆囊癌死亡率为4.39/10万，中标死亡率为1.89/10万，世标死亡率为1.89/10万，0—74岁累积死亡率为0.21%。全省女性胆囊癌中标死亡率为男性的1.07倍，农村胆囊癌中标死亡率和城市基本一致（表5-7）。

表5-7 2019年江苏省肿瘤登记地区胆囊癌发病死亡情况

指标	地区	性别	例数	粗率 /(1/10万)	构成比 /%	中标率 /(1/10万)	世标率 /(1/10万)	0—74岁累积率 /%	顺位
发病	全省	合计	3 181	5.65	1.55	2.54	2.54	0.30	17
		男性	1 440	5.08	1.26	2.43	2.43	0.29	14
		女性	1 741	6.22	1.91	2.63	2.62	0.30	15
	城市	合计	1 525	5.78	1.53	2.58	2.59	0.31	18
		男性	657	4.99	1.19	2.37	2.37	0.29	14
		女性	868	6.57	1.94	2.77	2.78	0.32	15
	农村	合计	1 656	5.53	1.57	2.50	2.49	0.29	17
		男性	783	5.16	1.32	2.47	2.49	0.29	14
		女性	873	5.92	1.88	2.52	2.50	0.29	15
死亡	全省	合计	2 472	4.39	1.97	1.89	1.89	0.21	13
		男性	1 107	3.90	1.38	1.82	1.81	0.21	12
		女性	1 365	4.88	3.01	1.95	1.95	0.22	9
	城市	合计	1 146	4.34	1.96	1.87	1.87	0.21	13
		男性	482	3.66	1.29	1.71	1.70	0.20	12
		女性	664	5.02	3.14	1.99	2.00	0.21	10
	农村	合计	1 326	4.43	1.98	1.91	1.91	0.22	13
		男性	625	4.12	1.47	1.91	1.91	0.22	12
		女性	701	4.75	2.89	1.91	1.91	0.22	9

胆囊癌年龄别发病率和死亡率在 50 岁之前处于较低水平，自 50 岁以后快速上升。发病率在 80—84 岁年龄组达到高峰，死亡率在 85 岁及以上年龄组达到高峰。50 岁及以上各年龄组中，男性胆囊癌发病率和死亡率在 55—59 岁、65—69 岁年龄组均高于女性，而在其他年龄组均低于女性。城市和农村地区年龄别发病率和死亡率虽然有一定的差异，但总体趋势类同（图 5-7a 至图 5-7f）。

在 23 个城市肿瘤登记地区中，男性和女性胆囊癌中标发病率最高的均是常州市金坛区，中标发病率分别为 4.19/10 万和 4.67/10 万，其后男性依次为南通市海门区和徐州市区，女性依次为扬州市广陵区和南京市高淳区。男性胆囊癌中标死亡率最高的是南通市海门区（2.80/10 万），其后依次为徐州市区和南京市六合区；女性胆囊癌中标死亡率最高的是常州市金坛区（4.40/10 万），其后依次为淮安市淮安区和南通市海门区（图 5-7g）。

在 31 个农村肿瘤登记地区中，男性胆囊癌中标发病率最高的是金湖县（4.46/10 万），其后依次为张家港市和昆山市；女性胆囊癌中标发病率最高的是张家港市（4.53/10 万），其后依次为昆山市和太仓市。男性和女性胆囊癌中标死亡率最高的均是金湖县，中标死亡率分别为 3.78/10 万和 3.62/10 万，其后男性依次为启东市和昆山市，女性依次为太仓市和昆山市（图 5-7g）。

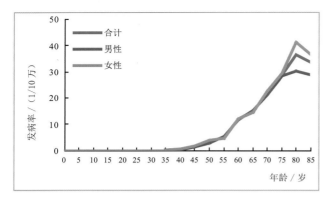

图 5-7a　全省肿瘤登记地区胆囊癌年龄别发病率

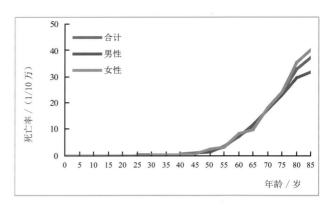

图 5-7b　全省肿瘤登记地区胆囊癌年龄别死亡率

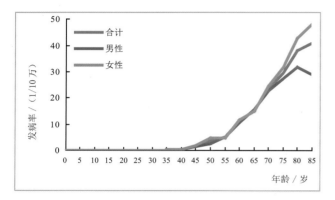

图 5-7c　城市肿瘤登记地区胆囊癌年龄别发病率

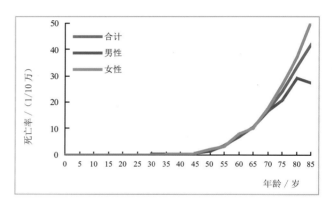

图 5-7d　城市肿瘤登记地区胆囊癌年龄别死亡率

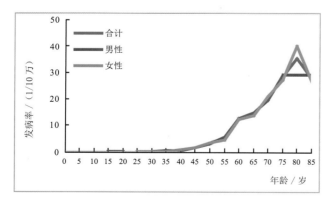

图 5-7e　农村肿瘤登记地区胆囊癌年龄别发病率

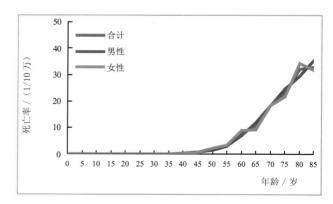

图 5-7f　农村肿瘤登记地区胆囊癌年龄别死亡率

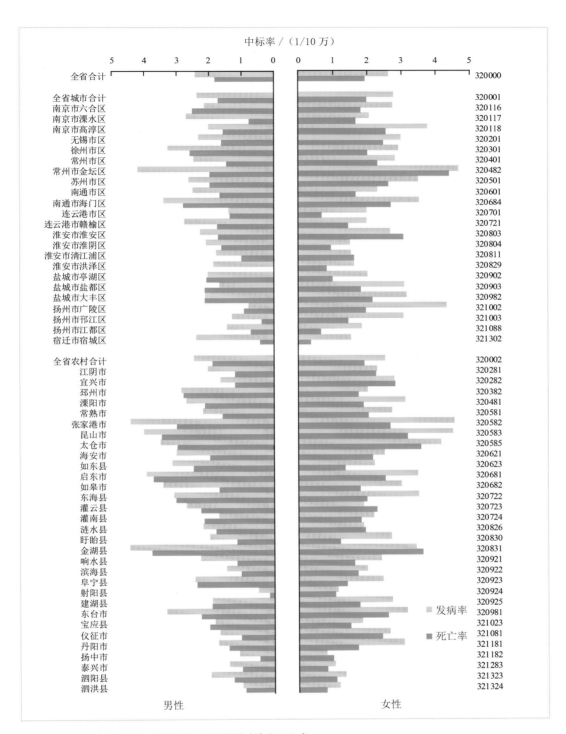

图 5-7g 2019 年江苏省肿瘤登记地区胆囊癌发病率和死亡率

八、胰腺（C25）

2019 年江苏省肿瘤登记地区新发胰腺癌病例 6 676 例，占全部癌症新发病例数的 3.25%，位居癌症发病谱第 10 位；其中男性 3 774 例，女性 2 902 例，城市地区 3 229 例，农村地区 3 447 例。全省肿瘤登记地区胰腺癌发病率为 11.85/10 万，中标发病率为 5.40/10 万，世标发病率为 5.36/10 万，0—74 岁累积发病率为 0.63%。全省男性胰腺癌中标发病率为女性的 1.47 倍，城市胰腺癌中标发病率为农村的 1.08 倍（表 5-8）。

同期全省肿瘤登记地区报告胰腺癌死亡病例 6 354 例，占全部癌症死亡病例数的 5.07%，位居癌症死亡谱第 6 位；其中男性 3 611 例，女性 2 743 例，城市地区 3 083 例，农村地区 3 271 例。全省肿瘤登记地区胰腺癌死亡率为 11.28/10 万，中标死亡率为 4.99/10 万，世标死亡率为 4.96/10 万，0—74 岁累积死亡率为 0.57%。全省男性胰腺癌中标死亡率为女性的 1.53 倍，城市胰腺癌中标死亡率为农村的 1.08 倍（表 5-8）。

表 5-8　2019 年江苏省肿瘤登记地区胰腺癌发病死亡情况

指标	地区	性别	例数	粗率 /（1/10 万）	构成比 /%	中标率 /（1/10 万）	世标率 /（1/10 万）	0—74 岁累积率 /%	顺位
发病	全省	合计	6 676	11.85	3.25	5.40	5.36	0.63	10
		男性	3 774	13.31	3.30	6.45	6.41	0.76	7
		女性	2 902	10.37	3.18	4.38	4.33	0.49	9
	城市	合计	3 229	12.24	3.24	5.63	5.57	0.66	10
		男性	1 826	13.86	3.32	6.73	6.68	0.81	7
		女性	1 403	10.61	3.13	4.56	4.49	0.51	9
	农村	合计	3 447	11.51	3.26	5.20	5.17	0.60	10
		男性	1 948	12.83	3.28	6.21	6.18	0.73	7
		女性	1 499	10.16	3.23	4.23	4.19	0.48	9
死亡	全省	合计	6 354	11.28	5.07	4.99	4.96	0.57	6
		男性	3 611	12.73	4.51	6.07	6.04	0.71	6
		女性	2 743	9.81	6.04	3.96	3.92	0.43	6
	城市	合计	3 083	11.68	5.26	5.20	5.17	0.60	6
		男性	1 766	13.41	4.72	6.38	6.35	0.76	6
		女性	1 317	9.96	6.23	4.07	4.03	0.44	7
	农村	合计	3 271	10.92	4.89	4.82	4.78	0.54	6
		男性	1 845	12.15	4.33	5.80	5.77	0.67	6
		女性	1 426	9.67	5.88	3.87	3.82	0.42	6

胰腺癌年龄别发病率和死亡率在 45 岁前较低，45 岁开始随年龄增长快速升高。发病率和死亡率均在 80—84 岁年龄组达到高峰。45 岁及以上各年龄组中，男性胰腺癌发病率和死亡率均高于女性。城市和农村地区胰腺癌年龄别发病率和死亡率虽然有一定的差异，但总体趋势类同（图 5-8a 至图 5-8f）。

在 23 个城市肿瘤登记地区中，男性胰腺癌中标发病率最高的是常州市金坛区（10.01/10 万），其后依次为南通市海门区和常州市区；女性胰腺癌中标发病率最高的是南通市海门区（6.73/10 万），其后依次为盐城市盐都区和扬州市江都区。男性胰腺癌中标死亡率最高的是常州市金坛区（9.92/10 万），其后依次为扬州市江都区和常州市区；女性胰腺癌中标死亡率最高的是扬州市江都区（6.15/10 万），其后依次为盐城市盐都区和常州市区（图 5-8g）。

在 31 个农村肿瘤登记地区中，男性和女性胰腺癌中标发病率最高的均是启东市，中标发病率分别为 12.63/10 万和 8.86/10 万，其后男性依次为昆山市和丹阳市，女性依次为射阳县和昆山市。男性和女性胰腺癌中标死亡率最高的均是启东市，中标死亡率分别为 12.32/10 万和 7.87/10 万，其后男性依次为仪征市和昆山市，女性依次为仪征市和常熟市（图 5-8g）。

2019 年江苏省全部胰腺癌新发病例中，有明确亚部位信息的占 23.40%。其中 48.85% 的病例发生在胰头；其次是胰岛（朗格汉斯岛），占 25.29%；之后依次为胰体、胰尾、交搭跨越和胰管，分别占 11.84%、9.28%、3.07% 和 0.90%（图 5-8h）。

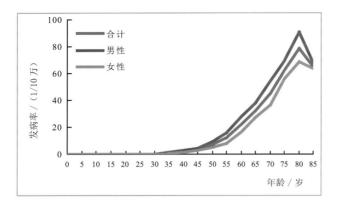

图 5-8a　全省肿瘤登记地区胰腺癌年龄别发病率

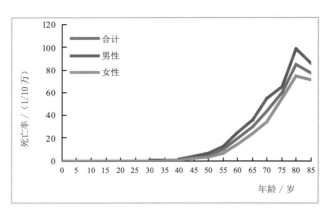

图 5-8b　全省肿瘤登记地区胰腺癌年龄别死亡率

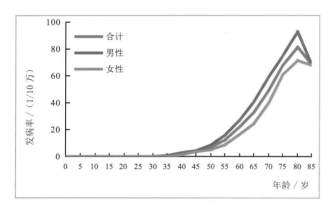

图 5-8c　城市肿瘤登记地区胰腺癌年龄别发病率

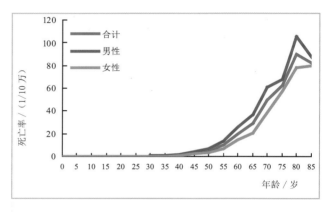

图 5-8d　城市肿瘤登记地区胰腺癌年龄别死亡率

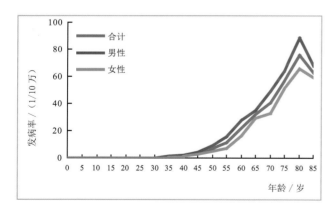

图 5-8e　农村肿瘤登记地区胰腺癌年龄别发病率

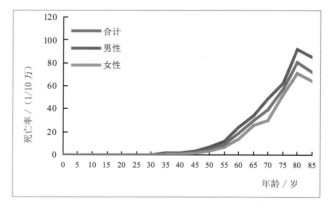

图 5-8f　农村肿瘤登记地区胰腺癌年龄别死亡率

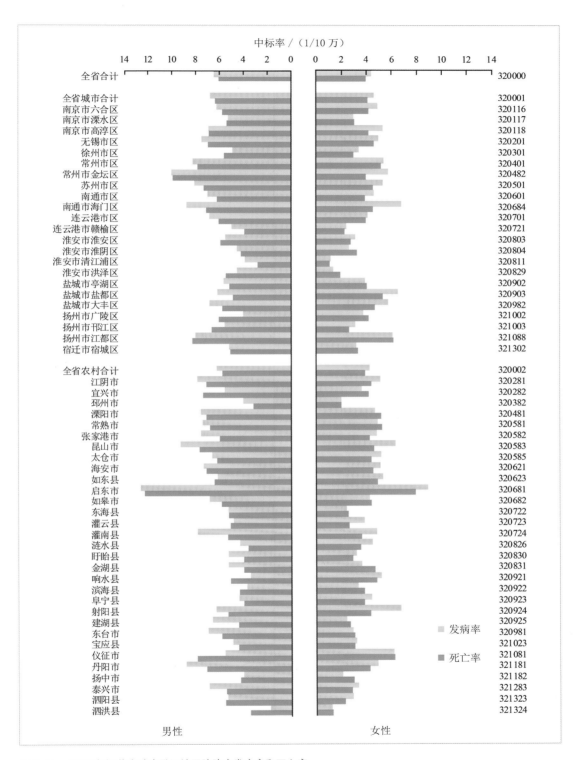

图 5-8g　2019 年江苏省肿瘤登记地区胰腺癌发病率和死亡率

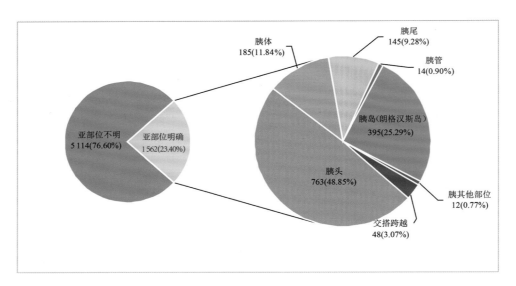

图 5-8h　2019 年江苏省肿瘤登记地区胰腺癌亚部位分布情况

九、喉（C32）

2019年江苏省肿瘤登记地区新发喉癌病例940例，占全部癌症新发病例数的0.46%，位居癌症发病谱第22位；其中男性868例，女性72例，城市地区502例，农村地区438例。全省肿瘤登记地区喉癌发病率为1.67/10万，中标发病率为0.80/10万，世标发病率为0.80/10万，0—74岁累积发病率为0.10%。全省男性喉癌中标发病率为女性的13.73倍，城市喉癌中标发病率为农村的1.30倍（表5-9）。

同期全省肿瘤登记地区报告喉癌死亡病例548例，占全部癌症死亡病例数的0.44%，位居癌症死亡谱第21位；其中男性484例，女性64例，城市地区291例，农村地区257例。全省肿瘤登记地区喉癌死亡率为0.97/10万，中标死亡率为0.42/10万，世标死亡率为0.42/10万，0—74岁累积死亡率为0.05%。全省男性喉癌中标死亡率为女性的8.67倍，城市喉癌中标死亡率为农村的1.24倍（表5-9）。

表5-9　2019年江苏省肿瘤登记地区喉癌发病死亡情况

指标	地区	性别	例数	粗率 /（1/10万）	构成比 /%	中标率 /（1/10万）	世标率 /（1/10万）	0—74岁累积率 /%	顺位
发病	全省	合计	940	1.67	0.46	0.80	0.80	0.10	22
		男性	868	3.06	0.76	1.51	1.52	0.20	17
		女性	72	0.26	0.08	0.11	0.11	0.01	23
	城市	合计	502	1.90	0.50	0.91	0.92	0.12	21
		男性	465	3.53	0.85	1.74	1.77	0.23	17
		女性	37	0.28	0.08	0.11	0.10	0.01	23
	农村	合计	438	1.46	0.41	0.70	0.70	0.09	22
		男性	403	2.65	0.68	1.31	1.31	0.17	17
		女性	35	0.24	0.08	0.11	0.11	0.01	23
死亡	全省	合计	548	0.97	0.44	0.42	0.42	0.05	21
		男性	484	1.71	0.60	0.78	0.77	0.09	17
		女性	64	0.23	0.14	0.09	0.09	0.01	23
	城市	合计	291	1.10	0.50	0.47	0.46	0.05	21
		男性	254	1.93	0.68	0.88	0.86	0.10	17
		女性	37	0.28	0.18	0.10	0.10	0.01	23
	农村	合计	257	0.86	0.38	0.38	0.38	0.04	21
		男性	230	1.51	0.54	0.69	0.69	0.08	17
		女性	27	0.18	0.11	0.08	0.08	0.01	23

喉癌年龄别发病率和死亡率分别在 45 岁和 50 岁之前较低，之后随年龄增长快速上升，发病率在 75—79 岁年龄组、死亡率在 80—84 岁年龄组达到高峰。45 岁及以上各年龄组中，男性喉癌发病率和死亡率均高于女性。城市和农村地区喉癌年龄别发病率和死亡率虽然有一定的差异，但总体趋势类同（图 5-9a 至图 5-9f）。

在 23 个城市肿瘤登记地区中，男性喉癌中标发病率最高的是常州市区（3.32/10 万），其后依次为扬州市邗江区和常州市金坛区；女性喉癌中标发病率最高的是盐城市亭湖区（0.44/10 万），其后依次为扬州市江都区和宿迁市宿城区。男性喉癌中标死亡率最高的是常州市区（1.60/10 万），其后依次为常州市金坛区和扬州市广陵区；女性喉癌中标死亡率最高的是扬州市江都区（0.47/10 万），其后依次为淮安市洪泽区和盐城市亭湖区（图 5-9g）。

在 31 个农村肿瘤登记地区中，男性喉癌中标发病率最高的是江阴市（3.38/10 万），其后依次为张家港市和启东市；女性喉癌中标发病率最高的是涟水县（0.84/10 万），其后依次为仪征市和启东市。男性喉癌中标死亡率最高的是昆山市（1.60/10 万），其后依次为丹阳市和启东市；女性喉癌中标死亡率最高的是阜宁县（0.54/10 万），其后依次为如东县和常熟市（图 5-9g）。

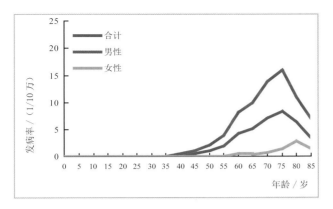

图 5-9a　全省肿瘤登记地区喉癌年龄别发病率

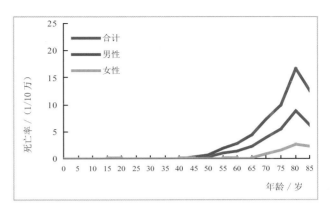

图 5-9b　全省肿瘤登记地区喉癌年龄别死亡率

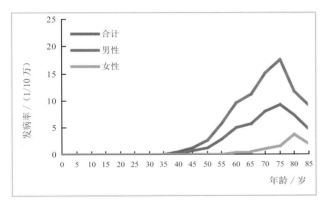

图 5-9c　城市肿瘤登记地区喉癌年龄别发病率

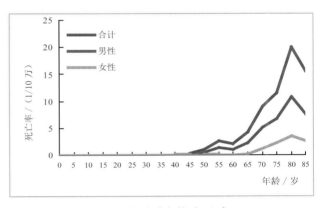

图 5-9d　城市肿瘤登记地区喉癌年龄别死亡率

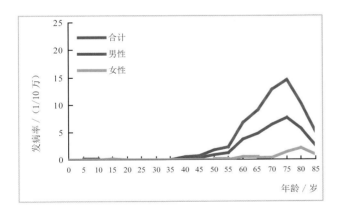

图 5-9e　农村肿瘤登记地区喉癌年龄别发病率

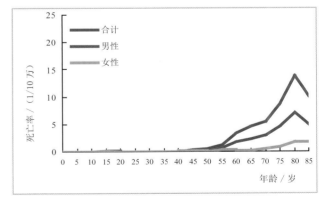

图 5-9f　农村肿瘤登记地区喉癌年龄别死亡率

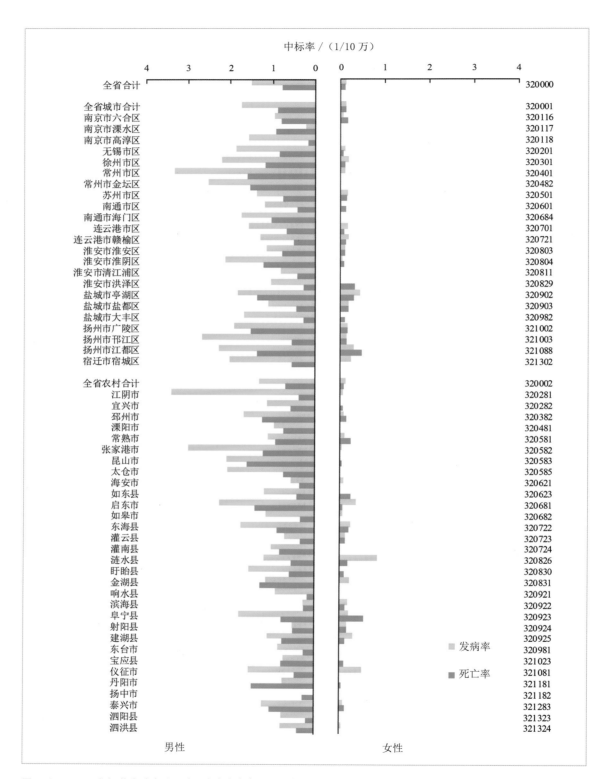

图 5-9g　2019 年江苏省肿瘤登记地区喉癌发病率和死亡率

十、气管、支气管、肺（C33—C34）

2019年江苏省肿瘤登记地区新发气管、支气管、肺恶性肿瘤（以下简称"肺癌"）病例42 718例，占全部癌症新发病例数的20.78%，位居癌症发病谱第1位；其中男性27 254例，女性15 464例，城市地区20 717例，农村地区22 001例。全省登记地区肺癌发病率为75.83/10万，中标发病率为36.48/10万，世标发病率为36.04/10万，0—74岁累积发病率为4.48%。全省男性肺癌中标发病率为女性的1.71倍，城市肺癌中标发病率为农村的1.10倍（表5-10）。

同期全省肿瘤登记地区报告肺癌死亡病例31 141例，占全部癌症死亡病例数的24.83%，位居癌症死亡谱第1位；其中男性22 030例，女性9 111例，城市地区14 651例，农村地区16 490例。全省登记地区肺癌死亡率为55.28/10万，中标死亡率为24.26/10万，世标死亡率为23.96/10万，0—74岁累积死亡率为2.79%。全省男性肺癌中标死亡率为女性的2.67倍，城市和农村肺癌中标死亡率相当（表5-10）。

表5-10　2019年江苏省肿瘤登记地区肺癌发病死亡情况

指标	地区	性别	例数	粗率/(1/10万)	构成比/%	中标率/(1/10万)	世标率/(1/10万)	0—74岁累积率/%	顺位
发病	全省	合计	42 718	75.83	20.78	36.48	36.04	4.48	1
		男性	27 254	96.10	23.83	46.52	46.25	5.82	1
		女性	15 464	55.28	16.96	27.17	26.57	3.16	1
	城市	合计	20 717	78.50	20.76	38.36	37.90	4.72	1
		男性	13 043	99.02	23.71	48.29	48.00	6.05	1
		女性	7 674	58.05	17.13	29.16	28.53	3.42	1
	农村	合计	22 001	73.48	20.80	34.84	34.44	4.27	1
		男性	14 211	93.57	23.93	44.99	44.74	5.63	1
		女性	7 790	52.80	16.79	25.44	24.88	2.93	1
死亡	全省	合计	31 141	55.28	24.83	24.26	23.96	2.79	1
		男性	22 030	77.68	27.52	35.92	35.56	4.16	1
		女性	9 111	32.57	20.07	13.45	13.24	1.44	1
	城市	合计	14 651	55.51	25.01	24.52	24.25	2.81	1
		男性	10 320	78.35	27.56	36.20	35.92	4.18	1
		女性	4 331	32.76	20.50	13.71	13.51	1.47	1
	农村	合计	16 490	55.07	24.66	24.06	23.71	2.77	1
		男性	11 710	77.10	27.49	35.69	35.25	4.14	1
		女性	4 780	32.40	19.70	13.25	13.02	1.42	1

肺癌年龄别发病率和死亡率分别在 40 岁和 45 岁之前处于较低水平，之后随年龄增长快速上升，发病率和死亡率均在 80—84 岁年龄组达到高峰。40 岁及以上各年龄组中，除 40—54 岁年龄组男性肺癌发病率低于女性外，其他各年龄组男性肺癌发病率均高于女性；而男性肺癌死亡率始终高于女性。城市和农村地区肺癌年龄别发病率和死亡率虽然有一定的差异，但总体趋势类同（图 5-10a 至图 5-10f）。

在 23 个城市肿瘤登记地区中，男性肺癌中标发病率最高的是宿迁市宿城区（74.69/10 万），其后依次为徐州市区和常州市区；女性肺癌中标发病率最高的是无锡市区（46.26/10 万），其后依次为宿迁市宿城区和苏州市区。男性肺癌中标死亡率最高的是宿迁市宿城区（59.04/10 万），其后依次为扬州市江都区和常州市区；女性肺癌中标死亡率最高的是宿迁市宿城区（22.63/10 万），其后依次为盐城市大丰区和连云港市赣榆区（图 5-10g）。

在 31 个农村肿瘤登记地区中，男性肺癌中标发病率最高的是启东市（73.60/10 万），其后依次为张家港市和泗阳县；女性肺癌中标发病率最高的是昆山市（58.02/10 万），其后依次为张家港市和启东市。男性肺癌中标死亡率最高的是启东市（55.18/10 万），其后依次为响水县和泗阳县；女性肺癌中标死亡率最高的是启东市（21.15/10 万），其后依次为射阳县和东海县（图 5-10g）。

2019 年江苏省全部肺癌新发病例中，有明确亚部位信息的占 27.24%。其中 54.40% 的病例发生在肺上叶；其次是肺下叶，占 32.52%；之后依次为肺中叶、主支气管、交搭跨越和气管，分别占 8.83%、2.44%、1.13% 和 0.68%（图 5-10h）。

2019 年江苏省全部肺癌新发病例中，有明确组织学类型的占 53.93%。其中腺癌是最常见的组织学类型，占 68.18%；其次是鳞状细胞癌和小细胞癌，分别占 20.04% 和 8.28%（图 5-10i）。

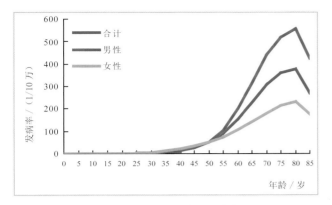

图 5-10a　全省肿瘤登记地区肺癌年龄别发病率

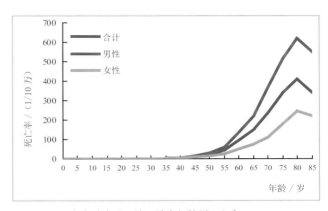

图 5-10b　全省肿瘤登记地区肺癌年龄别死亡率

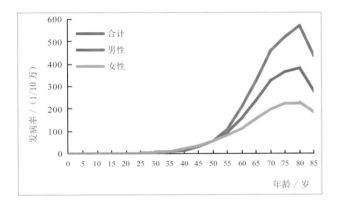

图 5-10c　城市肿瘤登记地区肺癌年龄别发病率

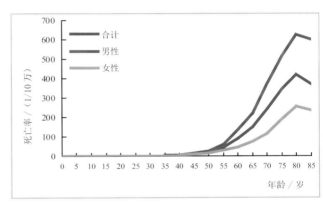

图 5-10d　城市肿瘤登记地区肺癌年龄别死亡率

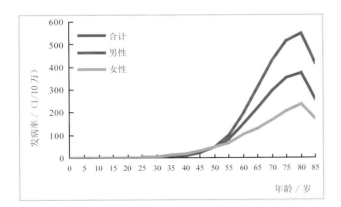

图 5-10e　农村肿瘤登记地区肺癌年龄别发病率

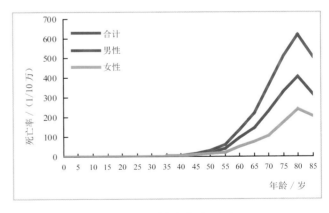

图 5-10f　农村肿瘤登记地区肺癌年龄别死亡率

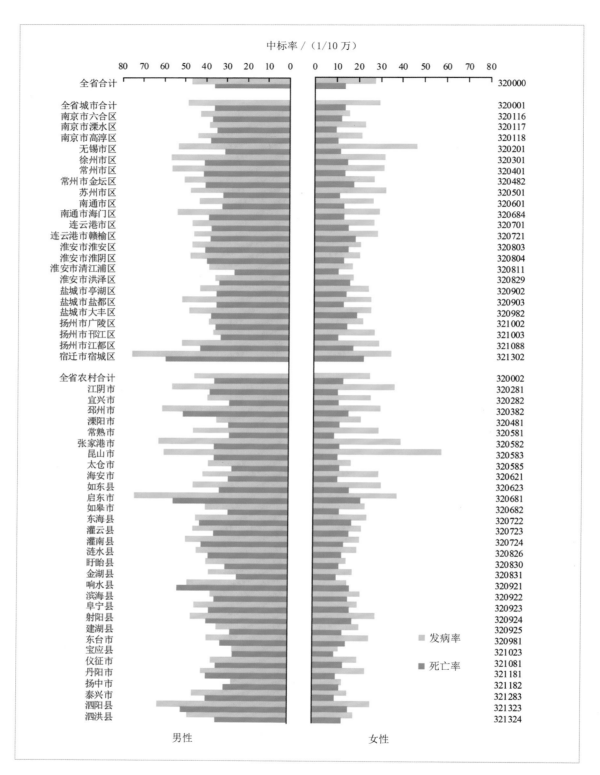

中标率／（1/10 万）

图 5-10g　2019 年江苏省肿瘤登记地区肺癌发病率和死亡率

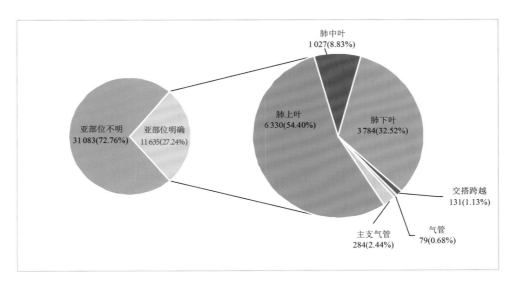

图 5-10h 2019 年江苏省肿瘤登记地区肺癌亚部位分布情况

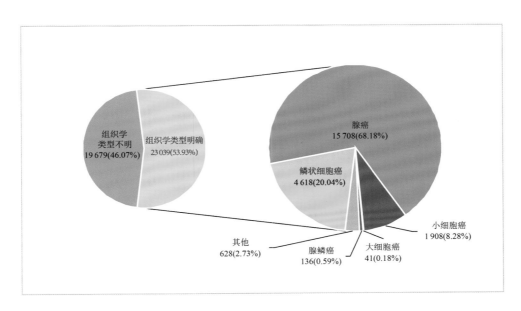

图 5-10i 2019 年江苏省肿瘤登记地区肺癌组织学分型情况

十一、骨和关节软骨（C40—C41）

2019 年江苏省肿瘤登记地区新发骨和关节软骨恶性肿瘤（以下简称"骨癌"）病例 1 004 例，占全部癌症新发病例数的 0.49%，位居癌症发病谱第 21 位；其中男性 552 例，女性 452 例，城市地区 425 例，农村地区 579 例。全省肿瘤登记地区骨癌发病率为 1.78/10 万，中标发病率为 1.05/10 万，世标发病率为 1.03/10 万，0—74 岁累积发病率为 0.10%。全省男性骨癌中标发病率为女性的 1.27 倍，农村骨癌中标发病率为城市的 1.15 倍（表 5-11）。

同期全省肿瘤登记地区报告骨癌死亡病例 928 例，占全部癌症死亡病例数的 0.74%，位居癌症死亡谱第 19 位；其中男性 539 例，女性 389 例，城市地区 429 例，农村地区 499 例。全省肿瘤登记地区骨癌死亡率为 1.65/10 万，中标死亡率为 0.85/10 万，世标死亡率为 0.83/10 万，0—74 岁累积死亡率为 0.09%。全省男性骨癌中标死亡率为女性的 1.63 倍，城市地区骨癌中标死亡率为农村的 1.04 倍（表 5-11）。

表 5-11　2019 年江苏省肿瘤登记地区骨癌发病死亡情况

指标	地区	性别	例数	粗率 /（1/10 万）	构成比 /%	中标率 /（1/10 万）	世标率 /（1/10 万）	0—74 岁累积率 /%	顺位
发病	全省	合计	1 004	1.78	0.49	1.05	1.03	0.10	21
		男性	552	1.95	0.48	1.18	1.16	0.12	18
		女性	452	1.62	0.50	0.93	0.90	0.09	20
	城市	合计	425	1.61	0.43	0.97	0.96	0.09	22
		男性	240	1.82	0.44	1.14	1.12	0.11	18
		女性	185	1.40	0.41	0.81	0.79	0.08	20
	农村	合计	579	1.93	0.55	1.12	1.09	0.11	21
		男性	312	2.05	0.53	1.22	1.18	0.13	18
		女性	267	1.81	0.58	1.04	0.99	0.10	19
死亡	全省	合计	928	1.65	0.74	0.85	0.83	0.09	19
		男性	539	1.90	0.67	1.06	1.03	0.11	16
		女性	389	1.39	0.86	0.65	0.63	0.07	15
	城市	合计	429	1.63	0.73	0.87	0.84	0.09	20
		男性	261	1.98	0.70	1.14	1.11	0.12	16
		女性	168	1.27	0.80	0.61	0.58	0.06	18
	农村	合计	499	1.67	0.75	0.84	0.82	0.09	19
		男性	278	1.83	0.65	0.99	0.97	0.10	16
		女性	221	1.50	0.91	0.69	0.67	0.07	15

骨癌年龄别发病率和死亡率在 55 岁之前处于较低水平，之后随年龄增长快速上升。发病率和死亡率分别在 80—84 岁和 85 岁及以上年龄组达到高峰。55 岁及以上各年龄组中，除 55—59 岁年龄组男性骨癌发病率外，其他各年龄组均高于女性，而男性骨癌死亡率始终高于女性。城市和农村地区骨癌年龄别发病率和死亡率虽然有一定的差异，但总体趋势类同（图 5-11a 至图 5-11f）。

在 23 个城市肿瘤登记地区中，男性骨癌中标发病率最高的是南京市高淳区（3.10/10 万），其后依次为南京市溧水区和盐城市盐都区；女性骨癌中标发病率最高的是扬州市邗江区（1.89/10 万），其后依次为宿迁市宿城区和南京市六合区。男性骨癌中标死亡率最高的是盐城市盐都区（2.76/10 万），其后依次为南京市高淳区和南京市六合区；女性骨癌中标死亡率最高的是宿迁市宿城区（1.65/10 万），其后依次为扬州市邗江区和南京市六合区（图 5-11g）。

在 31 个农村肿瘤登记地区中，男性和女性骨癌中标发病率最高的均是东台市，中标发病率分别为 2.50/10 万和 2.30/10 万，其后男性依次为泗阳县和金湖县，女性依次为涟水县和响水县。男性骨癌中标死亡率最高的是响水县（3.82/10 万），其后依次为扬中市和邳州市；女性骨癌中标死亡率最高的是宝应县（1.82/10 万），其后依次为灌南县和扬中市（图 5-11g）。

2019 年江苏省全部骨癌新发病例中，发生在四肢的骨和关节软骨的占 33.96%，发生在其他和未特指部位的骨和关节软骨的占 66.04%（图 5-11h）。

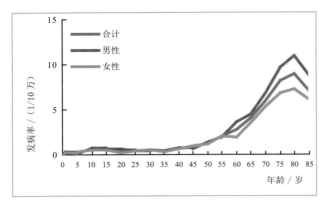

图 5-11a　全省肿瘤登记地区骨癌年龄别发病率

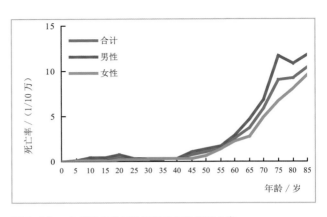

图 5-11b　全省肿瘤登记地区骨癌年龄别死亡率

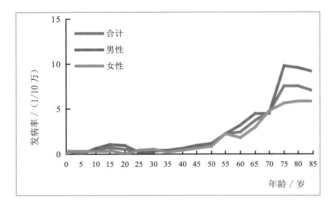

图 5-11c　城市肿瘤登记地区骨癌年龄别发病率

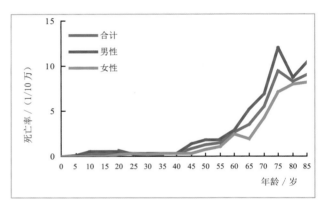

图 5-11d　城市肿瘤登记地区骨癌年龄别死亡率

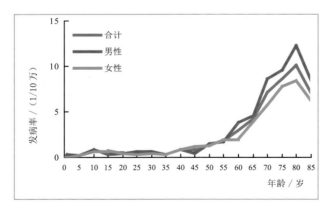

图 5-11e　农村肿瘤登记地区骨癌年龄别发病率

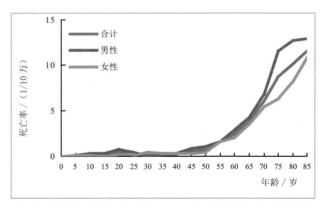

图 5-11f　农村肿瘤登记地区骨癌年龄别死亡率

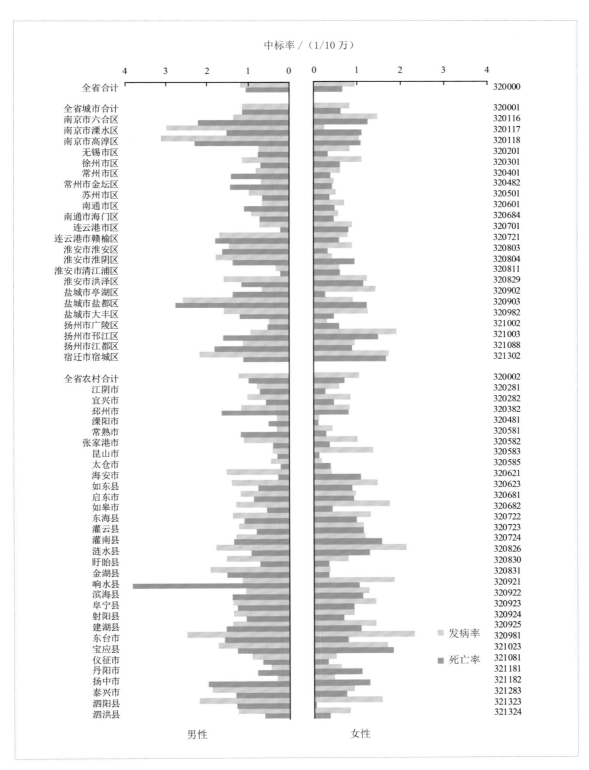

中标率 /（1/10 万）

图 5-11g　2019 年江苏省肿瘤登记地区骨癌发病率和死亡率

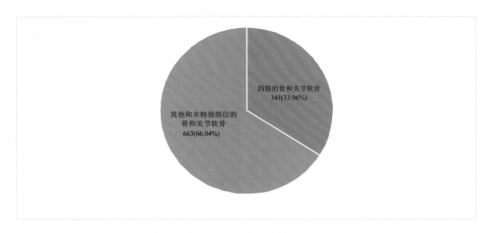

图 5-11h　2019 年江苏省肿瘤登记地区骨癌亚部位分布情况

十二、女性乳腺（C50）

2019年江苏省肿瘤登记地区新发女性乳腺癌病例13 196例，占女性全部癌症新发病例数的14.47%，位居女性癌症发病谱第2位；其中城市地区6 726例，农村地区6 470例。全省肿瘤登记地区女性乳腺癌发病率为47.18/10万，中标发病率为29.89/10万，世标发病率为28.00/10万，0—74岁累积发病率为3.03%。城市女性乳腺癌中标发病率为农村的1.16倍（表5-12）。

同期全省肿瘤登记地区报告女性乳腺癌死亡病例2 741例，占女性全部癌症死亡病例数的6.04%，位居女性癌症死亡谱第7位；其中城市地区1 371例，农村地区1 370例。全省肿瘤登记地区女性乳腺癌死亡率为9.80/10万，中标死亡率为5.07/10万，世标死亡率为4.94/10万，0—74岁累积死亡率为0.54%。城市女性乳腺癌中标死亡率为农村的1.15倍（表5-12）。

表5-12 2019年江苏省肿瘤登记地区女性乳腺癌发病死亡情况

指标	地区	例数	粗率/（1/10万）	女性癌症构成比/%	中标率/（1/10万）	世标率/（1/10万）	0—74岁累积率/%	女性癌症顺位
发病	全省	13 196	47.18	14.47	29.89	28.00	3.03	2
	城市	6 726	50.88	15.01	32.17	30.10	3.28	2
	农村	6 470	43.86	13.95	27.84	26.12	2.80	2
死亡	全省	2 741	9.80	6.04	5.07	4.94	0.54	7
	城市	1 371	10.37	6.49	5.45	5.30	0.58	6
	农村	1 370	9.29	5.65	4.73	4.62	0.52	7

女性乳腺癌年龄别发病率在25岁前较低，之后随年龄增长快速上升，于50—54岁和60—64岁年龄组出现两个高峰，65岁后发病率快速下降。年龄别死亡率在40岁前较低，之后随年龄增长快速上升，于85岁及以上年龄组达到高峰。城市和农村地区女性乳腺癌年龄别发病率和死亡率虽然有一定的差异，但总体趋势类同（图5-12a，图5-12b）。

在23个城市肿瘤登记地区中，女性乳腺癌中标发病率最高的是连云港市区（48.13/10万），其后依次为常州市区和徐州市区；女性乳腺癌中标死亡率最高的是淮安市清江浦区（10.24/10万），其后依次为扬州市江都区和连云港市区（图5-12c）。

在31个农村肿瘤登记地区中，女性乳腺癌中标发病率最高的是如东县（46.56/10万），其后依次为昆山市和海安市；女性乳腺癌中标死亡率最高的是启东市（7.79/10万），其后依次为东台市和扬中市（图5-12c）。

2019 年江苏省全部女性乳腺癌新发病例中，有明确亚部位信息的占 15.86%。其中 37.12% 的病例发生在上外象限；其次是交搭跨越，占 23.75%；上内象限占 15.15%；下外象限占 7.02%；中央部占 6.26%；下内象限占 5.78%；乳头和乳晕占 4.73%；腋尾部占 0.19%（图 5-12d）。

2019 年江苏省全部女性乳腺癌新发病例中，有明确组织学类型的占 77.89%。其中导管癌是最常见的组织学类型，占 78.64%；其次是佩吉特病，占 3.10%；小叶性癌占 2.77%；髓样癌占 0.13%，其他类型占 15.36%（图 5-12e）。

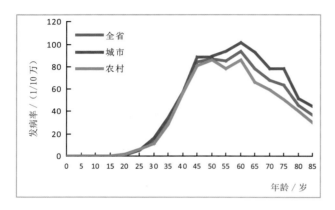

图 5-12a　全省肿瘤登记地区女性乳腺癌年龄别发病率

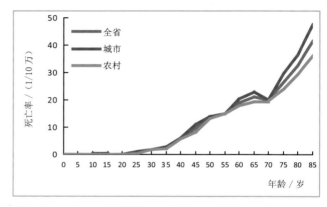

图 5-12b　全省肿瘤登记地区女性乳腺癌年龄别死亡率

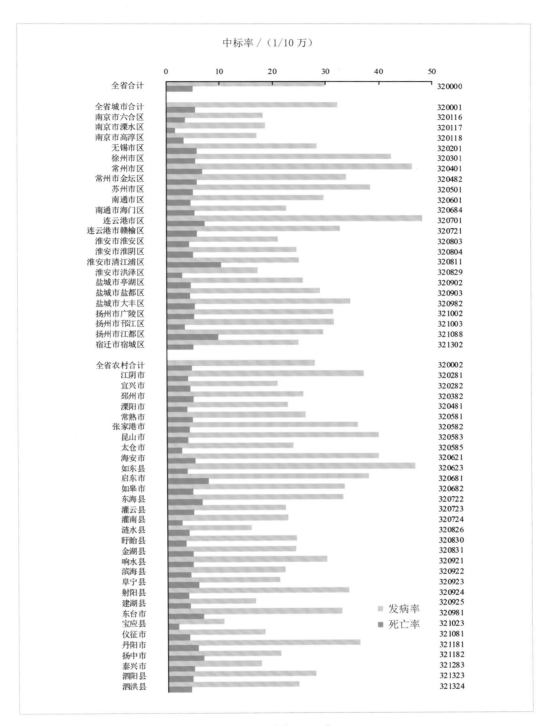

图 5-12c　2019 年江苏省肿瘤登记地区女性乳腺癌发病率和死亡率

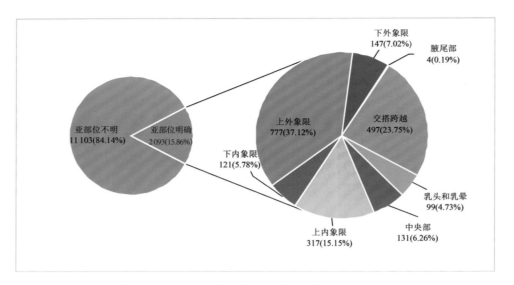

图 5-12d　2019 年江苏省肿瘤登记地区女性乳腺癌亚部位分布情况

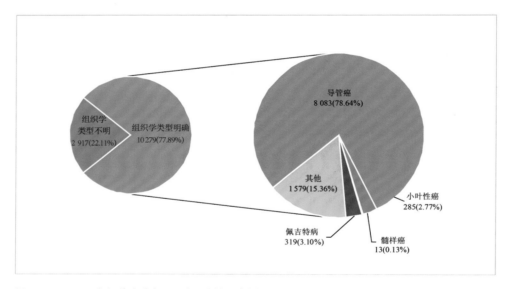

图 5-12e　2019 年江苏省肿瘤登记地区女性乳腺癌组织学分型情况

十三、子宫颈（C53）

2019 年江苏省肿瘤登记地区新发子宫颈癌病例 5 382 例，占女性全部癌症新发病例数的 5.90%，位居女性癌症发病谱第 7 位；其中城市地区 2 417 例，农村地区 2 965 例。全省肿瘤登记地区子宫颈癌发病率为 19.24/10 万，中标发病率为 12.56/10 万，世标发病率为 11.55/10 万，0—74 岁累积发病率为 1.22%，农村子宫颈癌中标发病率为城市的 1.07 倍（表 5-13）。

同期全省肿瘤登记地区报告子宫颈癌死亡病例 1 577 例，占女性全部癌症死亡病例数的 3.47%，位居女性癌症死亡谱第 8 位；其中城市地区 679 例，农村地区 898 例。全省登记地区子宫颈癌死亡率为 5.64/10 万，中标死亡率为 2.90/10 万，世标死亡率为 2.79/10 万，0—74 岁累积死亡率为 0.30%，农村子宫颈癌中标死亡率为城市的 1.08 倍（表 5-13）。

表 5-13　2019 年江苏省肿瘤登记地区子宫颈癌发病死亡情况

指标	地区	例数	粗率 / (1/10 万)	女性癌症构成比 /%	中标率 / (1/10 万)	世标率 / (1/10 万)	0—74 岁累积率 /%	女性癌症顺位
发病	全省	5 382	19.24	5.90	12.56	11.55	1.22	7
	城市	2 417	18.28	5.40	12.09	11.10	1.17	6
	农村	2 965	20.10	6.39	12.98	11.95	1.26	7
死亡	全省	1 577	5.64	3.47	2.90	2.79	0.30	8
	城市	679	5.14	3.21	2.77	2.65	0.29	8
	农村	898	6.09	3.70	3.00	2.90	0.31	8

子宫颈癌年龄别发病率在 25 岁前较低，之后随年龄增长快速上升，于 55—59 岁年龄组达到高峰，随后逐渐下降，但在 75—79 岁年龄组又出现一个小高峰。年龄别死亡率在 35 岁前较低，之后随年龄增长快速上升，于 80—84 岁年龄组达到高峰。城市和农村地区子宫颈癌年龄别发病率和死亡率虽然有一定的差异，但总体趋势类同（图 5-13a，图 5-13b）。

在 23 个城市肿瘤登记地区中，子宫颈癌中标发病率最高的是盐城市盐都区（20.72/10 万），其后依次为盐城市亭湖区和常州市金坛区；子宫颈癌中标死亡率最高的是盐城市亭湖区（5.27/10 万），其后依次为南京市高淳区和南通市海门区（图 5-13c）。

在 31 个农村肿瘤登记地区中，子宫颈癌中标发病率最高的是响水县（31.95/10 万），其后依次为东台市和射阳县；子宫颈癌中标死亡率最高的是滨海县（5.33/10 万），其后依次为仪征市和阜宁县（图 5-13c）。

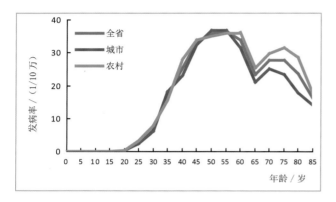

图 5-13a　全省肿瘤登记地区子宫颈癌年龄别发病率

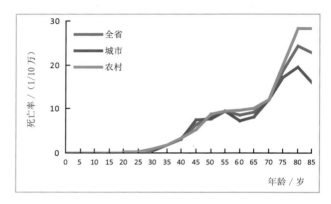

图 5-13b　全省肿瘤登记地区子宫颈癌年龄别死亡率

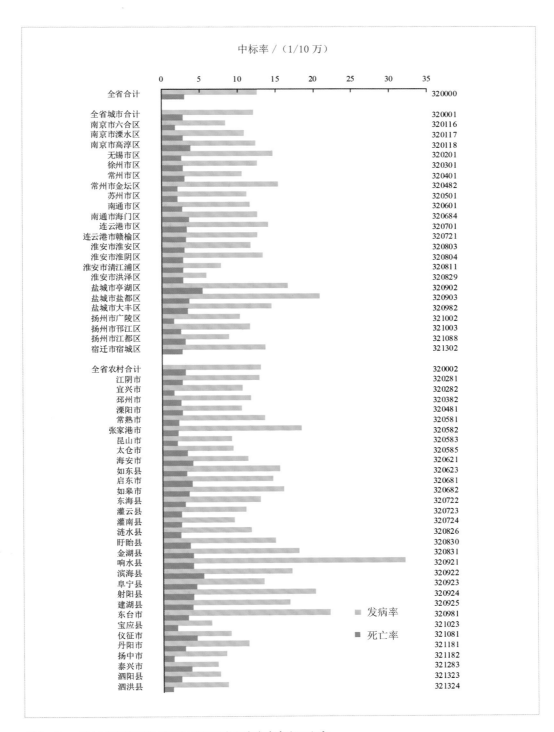

图 5-13c　2019 年江苏省肿瘤登记地区子宫颈癌发病率和死亡率

2019 年江苏省全部子宫颈癌新发病例中，有明确亚部位信息的占 7.17%。其中 53.11% 的病例发生在外宫颈；其次是宫颈内膜，占 37.31%；之后为交搭跨越，占 9.59%（图 5-13d）。

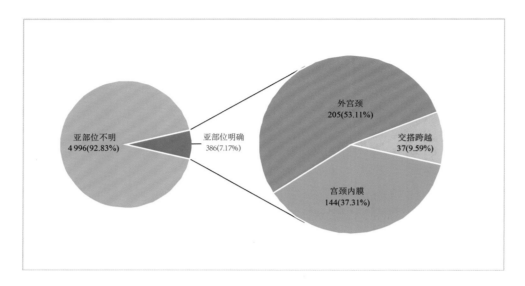

图 5-13d　2019 年江苏省肿瘤登记地区子宫颈癌亚部位分布情况

十四、子宫体及子宫部位不明（C54—C55）

2019 年江苏省肿瘤登记地区新发子宫体及子宫部位不明恶性肿瘤（简称子宫体癌）病例 2 749 例，占女性全部癌症新发病例数的 3.01%，位居女性癌症发病谱第 10 位；其中城市地区 1 379 例，农村地区 1 370 例。全省肿瘤登记地区子宫体癌发病率为 9.83/10 万，中标发病率为 5.74/10 万，世标发病率为 5.53/10 万，0—74 岁累积发病率为 0.62%。城市子宫体癌中标发病率为农村的 1.13 倍（表 5-14）。

同期全省肿瘤登记地区报告子宫体癌死亡病例 699 例，占女性全部癌症死亡病例数的 1.54%，位居女性癌症死亡谱第 14 位；其中城市地区 313 例，农村地区 386 例。全省肿瘤登记地区子宫体癌死亡率为 2.50/10 万，中标死亡率为 1.16/10 万，世标死亡率为 1.14/10 万，0—74 岁累积死亡率为 0.13%。农村子宫体癌中标死亡率为城市的 1.04 倍（表 5-14）。

表 5-14　2019 年江苏省肿瘤登记地区子宫体癌发病死亡情况

指标	地区	例数	粗率 /（1/10 万）	女性癌症构成比 /%	中标率 /（1/10 万）	世标率 /（1/10 万）	0—74 岁累积率 /%	女性癌症顺位
发病	全省	2 749	9.83	3.01	5.74	5.53	0.62	10
	城市	1 379	10.43	3.08	6.12	5.91	0.67	11
	农村	1 370	9.29	2.95	5.43	5.21	0.58	10
死亡	全省	699	2.50	1.54	1.16	1.14	0.13	14
	城市	313	2.37	1.48	1.14	1.10	0.12	14
	农村	386	2.62	1.59	1.18	1.16	0.14	14

子宫体癌年龄别发病率在 30 岁前较低，之后随年龄增长快速上升，于 55—59 岁年龄组达到高峰，随后逐渐下降。年龄别死亡率在 45 岁前较低，之后随年龄增长快速上升，于 80—84 岁年龄组达到高峰。城市和农村地区子宫体癌年龄别发病率和死亡率虽然有一定的差异，但总体趋势类同（图 5-14a，图 5-14b）。

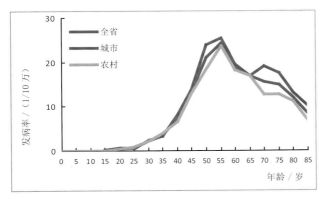

图 5-14a　全省肿瘤登记地区子宫体癌年龄别发病率

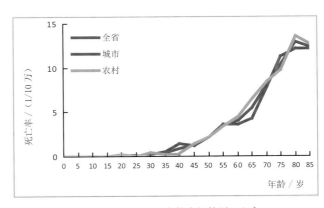

图 5-14b　全省肿瘤登记地区子宫体癌年龄别死亡率

在23个城市肿瘤登记地区中,子宫体癌中标发病率最高的是宿迁市宿城区(11.32/10万),其后依次为无锡市区和连云港市区;子宫体癌中标死亡率最高的是扬州市江都区(1.98/10万),其后依次为淮安市淮安区和常州市区(图5-14c)。

在31个农村肿瘤登记地区中,子宫体癌中标发病率最高的是启东市(8.19/10万),其后依次为如东县和丹阳市;子宫体癌中标死亡率最高的是金湖县(2.20/10万),其后依次为阜宁县和启东市(图5-14c)。

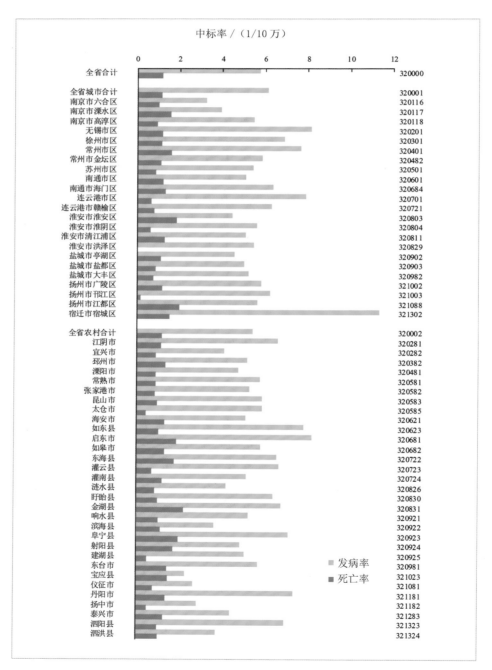

图5-14c 2019年江苏省肿瘤登记地区子宫体癌发病率和死亡率

十五、卵巢（C56）

2019 年江苏省肿瘤登记地区新发卵巢癌病例 2 160 例，占女性全部癌症新发病例数的 2.37%，位居女性癌症发病谱第 12 位；新发病例中城市地区 1 076 例，农村地区 1 084 例。全省肿瘤登记地区卵巢癌发病率为 7.72/10 万，中标发病率为 4.82/10 万，世标发病率为 4.56/10 万，0—74 岁累积发病率为 0.49%；城市卵巢癌病中标发病率为农村的 1.15 倍（表 5-15）。

同期全省肿瘤登记地区报告卵巢癌死亡病例为 1 096 例，占女性全部癌症死亡病例数的 2.41%，位居女性癌症死亡谱第 13 位；死亡病例中城市地区 541 例，农村地区 555 例。全省肿瘤登记地区卵巢癌死亡率为 3.92/10 万，中标死亡率为 2.02/10 万，世标死亡率为 1.97/10 万，0—74 岁累积死亡率为 0.24%；城市卵巢癌病中标死亡率为农村的 1.07 倍（表 5-15）。

表 5-15　2019 年江苏省肿瘤登记地区卵巢癌发病死亡情况

指标	地区	例数	粗率 /（1/10 万）	女性癌症构成比 /%	中标率 /（1/10 万）	世标率 /（1/10 万）	0—74 岁累积率 /%	女性癌症顺位
发病	全省	2 160	7.72	2.37	4.82	4.56	0.49	12
	城市	1 076	8.14	2.40	5.19	4.91	0.53	13
	农村	1 084	7.35	2.34	4.50	4.26	0.46	12
死亡	全省	1 096	3.92	2.41	2.02	1.97	0.24	13
	城市	541	4.09	2.56	2.10	2.04	0.25	12
	农村	555	3.76	2.29	1.97	1.92	0.22	13

卵巢癌年龄别发病率在 35 岁前较低，之后随年龄增长快速上升，于 55—59 岁和 75—79 岁年龄组出现两个高峰，80 岁后下降。年龄别死亡率在 40 岁之前较低，之后随年龄增长快速上升，于 75—79 岁年龄组达到高峰，随后下降。城市和农村地区卵巢癌年龄别发病率和死亡率虽然有一定的差异，但总体趋势类同（图 5-15a，图 5-15b）。

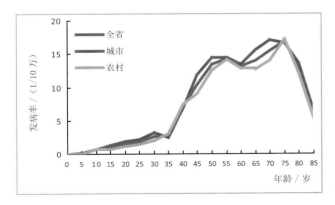

图 5-15a　全省肿瘤登记地区卵巢癌年龄别发病率

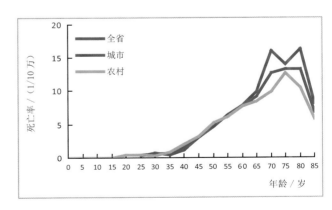

图 5-15b　全省肿瘤登记地区卵巢癌年龄别死亡率

在 23 个城市肿瘤登记地区中，卵巢癌中标发病率最高的是宿迁市宿城区（8.25/10 万），其后依次为常州市金坛区和扬州市邗江区；卵巢癌中标死亡率最高的是常州市金坛区（2.99/10 万），其后依次为连云港市区和无锡市区（图 5-15c）。

在 31 个农村肿瘤登记地区中，卵巢癌中标发病率最高的是如东县（9.88/10 万），其后依次为启东市和如皋市；卵巢癌中标死亡率最高的是江阴市（3.39/10 万），其后依次为灌云县和启东市（图 5-15c）。

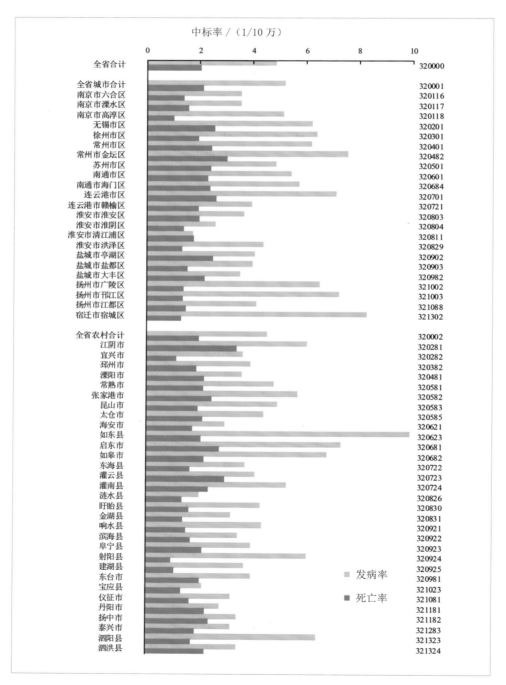

图 5-15c　2019 年江苏省肿瘤登记地区卵巢癌发病率和死亡率

十六、前列腺（C61）

2019 年江苏省肿瘤登记地区新发前列腺癌病例 5 734 例，占男性全部癌症新发病例数的 5.01%，位居男性癌症发病谱第 6 位。新发病例中城市地区 3 041 例，农村地区 2 693 例。全省肿瘤登记地区前列腺癌发病率为 20.22/10 万，中标发病率为 9.02/10 万，世标发病率为 8.77/10 万，0—74 岁累积发病率为 0.98%。城市前列腺癌中标发病率为农村的 1.32 倍（表 5-16）。

同期全省肿瘤登记地区报告前列腺癌死亡病例 2 123 例，占男性全部癌症死亡病例数的 2.65%，位居男性癌症死亡谱第 7 位。死亡病例中城市地区 1 111 例，农村地区 1 012 例。全省肿瘤登记地区前列腺癌死亡率为 7.49/10 万，中标死亡率为 2.97/10 万，世标死亡率为 2.99/10 万，0—74 岁累积死亡率为 0.19%。城市前列腺癌中标死亡率为农村的 1.26 倍（表 5-16）。

表 5-16　2019 年江苏省肿瘤登记地区前列腺癌发病死亡情况

指标	地区	例数	粗率 / （1/10 万）	男性癌症构成比 /%	中标率 / （1/10 万）	世标率 / （1/10 万）	0—74 岁累积率 /%	顺位
发病	全省	5 734	20.22	5.01	9.02	8.77	0.98	6
	城市	3 041	23.09	5.53	10.35	10.08	1.14	6
	农村	2 693	17.73	4.54	7.87	7.65	0.85	6
死亡	全省	2 123	7.49	2.65	2.97	2.99	0.19	7
	城市	1 111	8.43	2.97	3.35	3.39	0.21	7
	农村	1 012	6.66	2.38	2.65	2.65	0.17	7

前列腺癌年龄别发病率在 55 岁前较低，之后随年龄增长快速上升，于 80—84 岁年龄组达到高峰。年龄别死亡率在 60 岁前较低，之后随年龄增长快速上升，于 85 岁及以上年龄组达到高峰。城市和农村地区前列腺癌年龄别发病率和死亡率虽然有一定的差异，但总体趋势类同（图 5-16a，图 5-16b）。

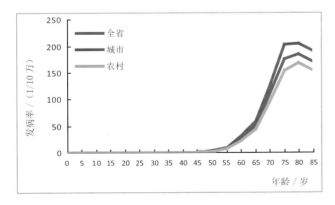

图 5-16a　全省肿瘤登记地区前列腺癌年龄别发病率

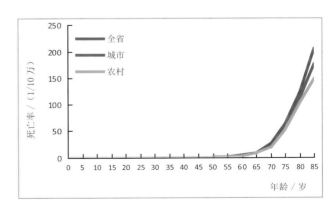

图 5-16b　全省肿瘤登记地区前列腺癌年龄别死亡率

在 23 个城市肿瘤登记地区中，前列腺癌中标发病率最高的是常州市区（17.18/10 万），其后依次为无锡市区和常州市金坛区；前列腺癌中标死亡率最高的是常州市区（5.54/10 万），其后依次为无锡市区和南通市区（图 5-16c）。

在 31 个农村肿瘤登记地区中，前列腺癌中标发病率最高的是启东市（22.79/10 万），其后依次为昆山市和太仓市；前列腺癌中标死亡率最高的是启东市（7.06/10 万），其后依次为常熟市和昆山市（图 5-16c）。

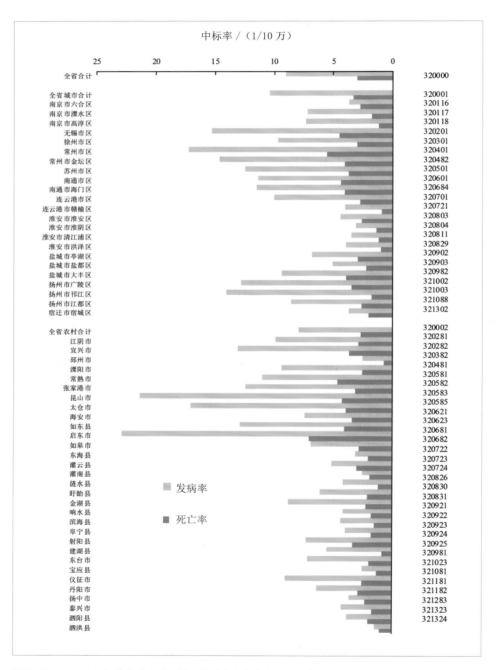

图 5-16c　2019 年江苏省肿瘤登记地区前列腺癌发病率和死亡率

十七、肾及泌尿系统不明（C64—C66，C68）

2019 年江苏省肿瘤登记地区新发肾及泌尿系统不明恶性肿瘤（以下简称"肾癌"）病例 3 126 例，占全部癌症新发病例数的 1.52%，位居癌症发病谱第 18 位；其中男性 1 994 例，女性 1 132 例，城市地区 1 745 例，农村地区 1 381 例。全省肿瘤登记地区肾癌发病率为 5.55/10 万，中标发病率为 2.98/10 万，世标发病率为 2.95/10 万，0—74 岁累积发病率为 0.35%。全省男性肾癌中标发病率为女性的 1.82 倍，城市肾癌中标发病率为农村的 1.51 倍（表 5-17）。

同期全省肿瘤登记地区报告肾癌死亡病例 1 087 例，占全部癌症死亡病例数的 0.87%，位居癌症死亡谱第 17 位；其中男性 723 例，女性 364 例，城市地区 558 例，农村地区 529 例。全省肿瘤登记地区肾癌死亡率为 1.93/10 万，中标死亡率为 0.88/10 万，世标死亡率为 0.87/10 万，0—74 岁累积死亡率为 0.09%。全省男性肾癌中标死亡率为女性的 2.16 倍，城市肾癌中标死亡率为农村的 1.20 倍（表 5-17）。

表 5-17　2019 年江苏省肿瘤登记地区肾癌发病和死亡情况

指标	地区	性别	例数	粗率 /（1/10 万）	构成比 /%	中标率 /（1/10 万）	世标率 /（1/10 万）	0—74 岁累积率 /%	顺位
发病	全省	合计	3 126	5.55	1.52	2.98	2.95	0.35	18
		男性	1 994	7.03	1.74	3.87	3.84	0.46	13
		女性	1 132	4.05	1.24	2.13	2.09	0.25	16
	城市	合计	1 745	6.61	1.75	3.63	3.57	0.43	17
		男性	1 124	8.53	2.04	4.77	4.69	0.56	12
		女性	621	4.70	1.39	2.54	2.50	0.29	16
	农村	合计	1 381	4.61	1.31	2.41	2.41	0.29	18
		男性	870	5.73	1.47	3.07	3.09	0.36	13
		女性	511	3.46	1.10	1.77	1.74	0.21	16
死亡	全省	合计	1 087	1.93	0.87	0.88	0.87	0.09	17
		男性	723	2.55	0.90	1.23	1.22	0.13	13
		女性	364	1.30	0.80	0.57	0.56	0.06	17
	城市	合计	558	2.11	0.95	0.97	0.95	0.10	17
		男性	387	2.94	1.03	1.41	1.38	0.14	13
		女性	171	1.29	0.81	0.56	0.55	0.05	15
	农村	合计	529	1.77	0.79	0.81	0.81	0.09	18
		男性	336	2.21	0.79	1.08	1.08	0.12	15
		女性	193	1.31	0.80	0.57	0.56	0.06	17

肾癌年龄别发病率在 40 岁前较低，之后随年龄增长快速上升，于 70—74 岁年龄组达到高峰，随后开始下降。年龄别死亡率在 55 岁前较低，之后随年龄增长快速上升，于 85 岁及以上年龄组达到高峰。40 岁及以上各年龄组中，男性肾癌发病率和死亡率均高于女性。城市和农村地区肾癌年龄别发病率和死亡率虽然有一定的差异，但总体趋势类同（图 5-17a 至图 5-17f）。

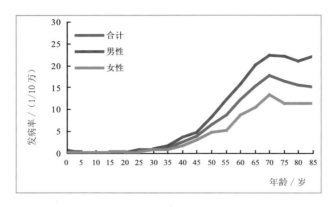

图 5-17a　全省肿瘤登记地区肾癌年龄别发病率

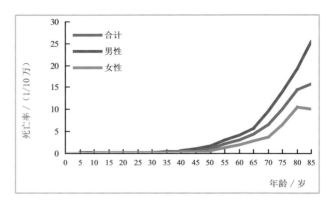

图 5-17b　全省肿瘤登记地区肾癌年龄别死亡率

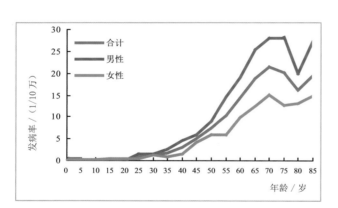

图 5-17c　城市肿瘤登记地区肾癌年龄别发病率

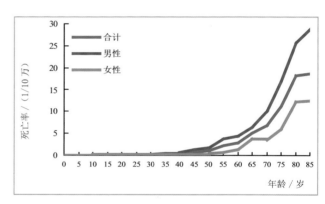

图 5-17d　城市肿瘤登记地区肾癌年龄别死亡率

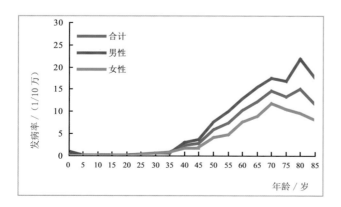

图 5-17e　农村肿瘤登记地区肾癌年龄别发病率

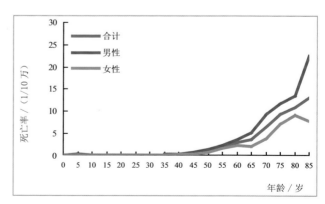

图 5-17f　农村肿瘤登记地区肾癌年龄别死亡率

在 23 个城市肿瘤登记地区中，男性肾癌中标发病率最高的是徐州市区（7.96/10 万），其后依次为无锡市区和常州市区；女性肾癌中标发病率最高的是无锡市区（4.34/10 万），其后依次为连云港市区和常州市区。男性肾癌中标死亡率最高的是常州市区（2.00/10 万），其后依次为连云港市区和南京市溧水区；女性肾癌中标死亡率最高的是扬州市广陵区（1.64/10 万），其后依次为南京市溧水区和连云港市区（图 5-17g）。

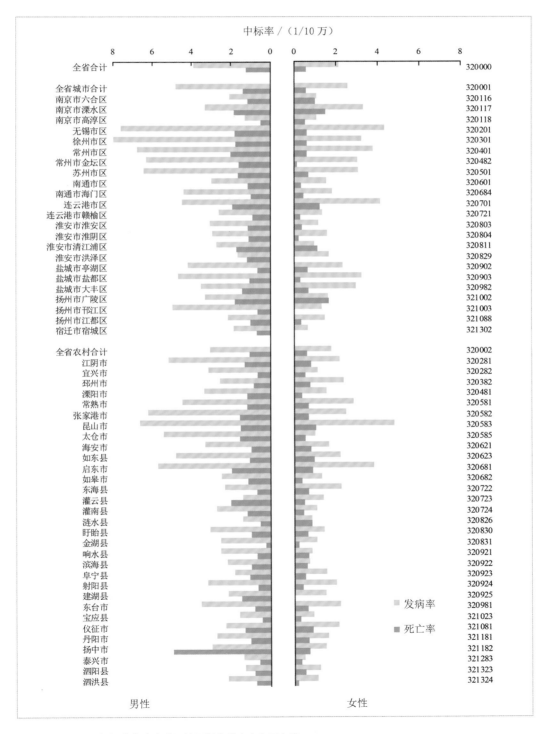

图 5-17g　2019 年江苏省肿瘤登记地区肾癌发病率和死亡率

在 31 个农村肿瘤登记地区中，男性和女性肾癌中标发病率最高的均是昆山市，中标发病率分别为 6.61/10 万和 4.78/10 万，其后男性依次为张家港市和启东市，女性依次为启东市和常熟市。男性肾癌中标死亡率最高的是扬中市（4.95/10 万），其后依次为灌云县和启东市。女性肾癌中标死亡率最高的是昆山市（1.02/10 万），其后依次为如东县和启东市（图 5-17g）。

2019 年江苏省全部肾癌新发病例中，肾（除外肾盂）是最常发病的亚部位，占全部病例的 79.05%；其次为肾盂，占 9.79%；于输尿管发病的病例占 8.48%；于其他泌尿器官发病的病例占 2.69%（图 5-17h）。

2019 年江苏省全部肾癌新发病例中，有明确组织学类型的占 67.27%。其中透明细胞腺癌是最常见的组织学类型，占 57.44%；其次是乳头状腺癌，占 8.75%；嫌色细胞癌占 3.52%；集合管癌占 0.52%；其他类型癌占 29.77%（图 5-17i）。

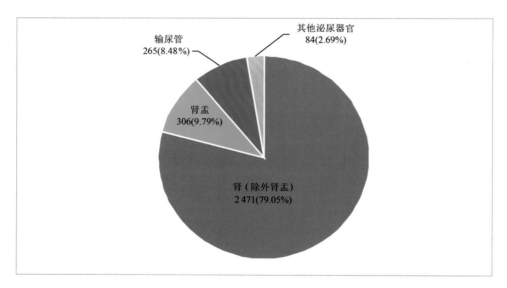

图 5-17h　2019 年江苏省肿瘤登记地区肾癌亚部位分布情况

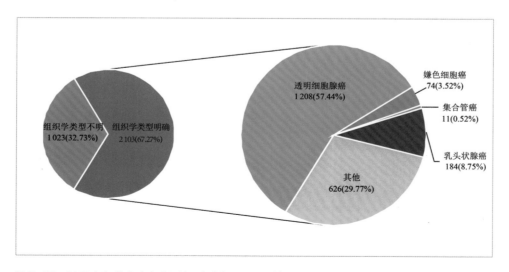

图 5-17i　2019 年江苏省肿瘤登记地区肾癌组织学分型情况

十八、膀胱（C67）

2019年江苏省肿瘤登记地区新发膀胱癌病例4 194例，占全部癌症新发病例数的2.04%，位居癌症发病谱第16位；其中男性3 369例，女性825例，城市地区2 081例，农村地区2 113例。全省肿瘤登记地区膀胱癌发病率为7.45/10万，中标发病率为3.43/10万，世标发病率为3.39/10万，0—74岁累积发病率为0.39%。男性膀胱癌中标发病率为女性的4.28倍，城市膀胱癌中标发病率为农村的1.15倍（表5-18）。

同期全省肿瘤登记地区报告膀胱癌死亡病例1 626例，占全部癌症死亡病例数的1.30%，位居癌症死亡谱第15位；其中男性1 287例，女性339例，城市地区802例，农村地区824例。全省肿瘤登记地区膀胱癌死亡率为2.89/10万，中标死亡率为1.08/10万，世标死亡率为1.09/10万，0—74岁累积死亡率为0.09%。男性膀胱癌中标死亡率为女性的4.43倍，城市膀胱癌中标死亡率为农村的1.11倍（表5-18）。

表 5-18　2019 年江苏省肿瘤登记地区膀胱癌发病死亡情况

指标	地区	性别	例数	粗率 / (1/10 万)	构成比 / %	中标率 / (1/10 万)	世标率 / (1/10 万)	0—74 岁累积率 /%	顺位
发病	全省	合计	4 194	7.45	2.04	3.43	3.39	0.39	16
		男性	3 369	11.88	2.95	5.69	5.66	0.64	8
		女性	825	2.95	0.90	1.33	1.29	0.15	17
	城市	合计	2 081	7.89	2.09	3.69	3.63	0.42	16
		男性	1 674	12.71	3.04	6.13	6.08	0.69	8
		女性	407	3.08	0.91	1.41	1.37	0.16	17
	农村	合计	2 113	7.06	2.00	3.21	3.19	0.37	16
		男性	1 695	11.16	2.85	5.32	5.31	0.60	8
		女性	418	2.83	0.90	1.25	1.23	0.14	17
死亡	全省	合计	1 626	2.89	1.30	1.08	1.09	0.09	15
		男性	1 287	4.54	1.61	1.86	1.90	0.15	11
		女性	339	1.21	0.75	0.42	0.42	0.04	18
	城市	合计	802	3.04	1.37	1.14	1.15	0.10	15
		男性	632	4.80	1.69	1.96	2.01	0.15	11
		女性	170	1.29	0.80	0.45	0.46	0.04	16
	农村	合计	824	2.75	1.23	1.03	1.03	0.09	15
		男性	655	4.31	1.54	1.78	1.82	0.14	11
		女性	169	1.15	0.70	0.39	0.39	0.03	18

膀胱癌年龄别发病率在45岁前较低，之后随年龄增长快速上升，于80—84岁年龄组达到高峰。年龄别死亡率在60岁前较低，之后随年龄增长快速上升，于85岁及以上年龄组达到高峰。45岁及以上各年龄组中，男性膀胱癌发病率和死亡率均高于女性。城市和农村地区膀胱癌年龄别发病率和死亡率虽然有一定的差异，但总体趋势类同（图5-18a至图5-18f）。

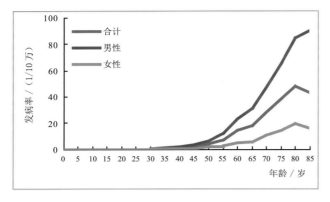

图 5-18a 全省肿瘤登记地区膀胱癌年龄别发病率

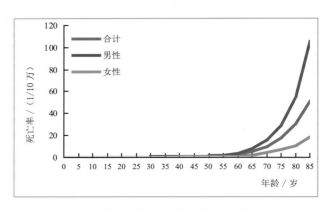

图 5-18b 全省肿瘤登记地区膀胱癌年龄别死亡率

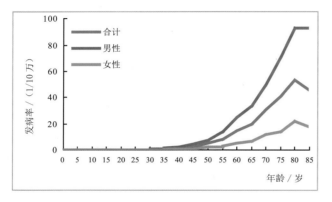

图 5-18c 城市肿瘤登记地区膀胱癌年龄别发病率

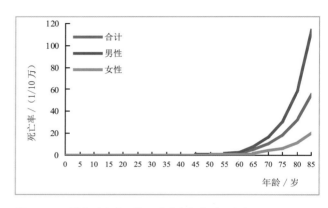

图 5-18d 城市肿瘤登记地区膀胱癌年龄别死亡率

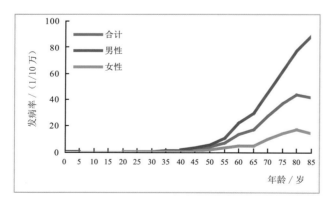

图 5-18e 农村肿瘤登记地区膀胱癌年龄别发病率

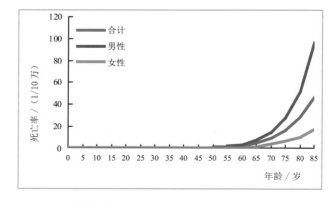

图 5-18f 农村肿瘤登记地区膀胱癌年龄别死亡率

在 23 个城市肿瘤登记地区中，男性膀胱癌中标发病率最高的是连云港市区（10.24/10 万），其后依次为徐州市区和常州市区；女性膀胱癌中标发病率最高的是宿迁市宿城区（2.94/10 万），其后依次为盐城市盐都区和南通市海门区。男性膀胱癌中标死亡率最高是南通市海门区（2.93/10 万），其后依次为连云港市区和徐州市区；女性膀胱癌中标死亡率最高的是宿迁市宿城区（1.11/10 万），其后依次为南通市海门区和淮安市清江浦区（图 5-18g）。

在 31 个农村肿瘤登记地区中，男性和女性膀胱癌中标发病率最高的均是如东县，中标发病率分别为 8.70/10 万和 2.61/10 万，其后男性依次为张家港市和启东市，女性依次为金湖县和张家港市。男性膀胱癌中标死亡率最高是启东市（5.03/10 万），其后依次为常熟市和丹阳市；女性膀胱癌中标死亡率最高是射阳县（0.92/10 万），其后依次为仪征市和邳州市（图5-18g）。

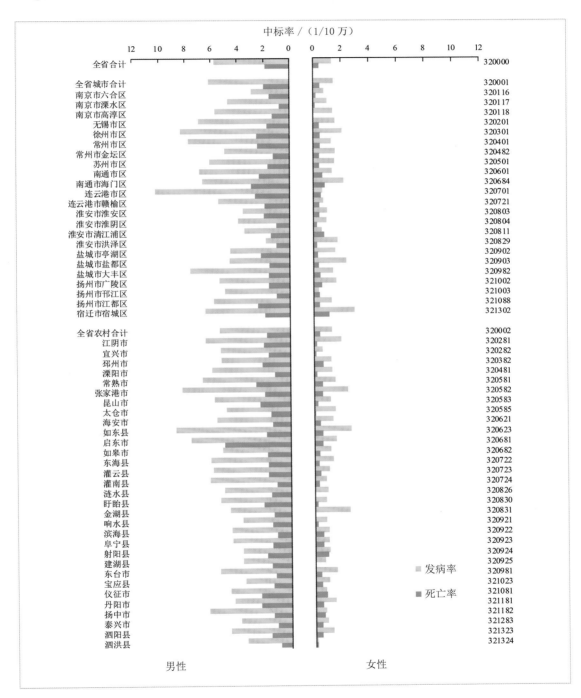

图 5-18g　2019 年江苏省肿瘤登记地区膀胱癌发病率和死亡率

2019 年江苏省全部膀胱癌新发病例中，有明确亚部位信息的占 10.61%。其中 40.00% 的病例发生在膀胱侧壁；其次是膀胱三角区，占 22.47%；之后依次为膀胱后壁、膀胱颈、膀胱前壁、膀胱顶、输尿管口、交搭跨越和脐尿管，分别占 9.66%、6.29%、6.29%、5.84%、4.49%、3.15% 和 1.80%（图 5-18h）。

2019 年江苏省全部膀胱癌新发病例中，有明确组织学类型的占 70.00%。其中移行细胞癌是最常见的组织学类型，占 84.37%；其后依次是腺癌占 6.06%，鳞状细胞癌占 5.52%，其他占 4.05%（图 5-18i）。

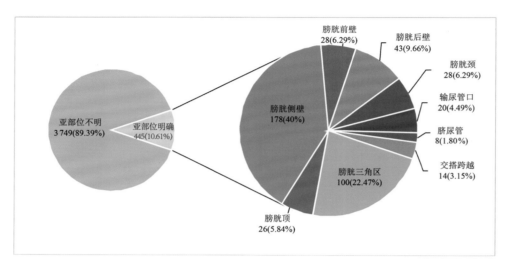

图 5-18h　2019 年江苏省肿瘤登记地区膀胱癌亚部位分布情况

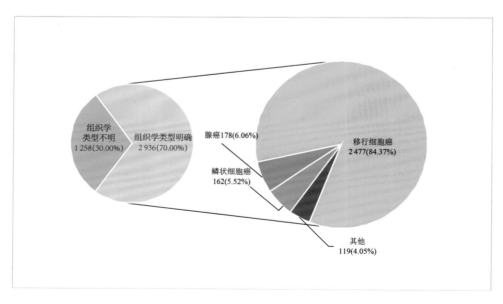

图 5-18i　2019 年江苏省肿瘤登记地区膀胱癌组织学分型情况

十九、脑、神经系统（C70—C72，D32—D33，D42—D43）

2019 年江苏省肿瘤登记地区新发脑、神经系统肿瘤（以下简称"脑瘤"）病例 4 709 例，占全部癌症新发病例数的 2.29%，位居癌症发病谱第 13 位；其中男性 2 130 例，女性 2 579 例，城市地区 2 426 例，农村地区 2 283 例。全省肿瘤登记地区脑瘤发病率为 8.36/10 万，中标发病率为 5.06/10 万，世标发病率为 4.98/10 万，0—74 岁累积发病率为 0.53%。女性脑瘤中标发病率为男性的 1.14 倍，城市脑瘤中标发病率为农村的 1.24 倍（表 5-19）。

同期全省肿瘤登记地区报告脑瘤死亡病例 2 851 例，占全部癌症死亡病例数的 2.27%，位居癌症死亡谱第 12 位；其中男性 1 534 例，女性 1 317 例，城市地区 1 362 例，农村地区 1 489 例。全省肿瘤登记地区脑瘤死亡率为 5.06/10 万，中标死亡率为 2.87/10 万，世标死亡率为 2.83/10 万，0—74 岁累积死亡率为 0.30%。男性脑瘤中标死亡率为女性的 1.28 倍，城市脑瘤中标死亡率为农村的 1.07 倍（表 5-19）。

表 5-19　2019 年江苏省肿瘤登记地区脑瘤发病和死亡情况

指标	地区	性别	例数	粗率 /（1/10 万）	构成比 /%	中标率 /（1/10 万）	世标率 /（1/10 万）	0—74 岁累积率 /%	顺位
发病	全省	合计	4 709	8.36	2.29	5.06	4.98	0.53	13
		男性	2 130	7.51	1.86	4.74	4.65	0.49	12
		女性	2 579	9.22	2.83	5.38	5.32	0.57	11
	城市	合计	2 426	9.19	2.43	5.64	5.57	0.58	13
		男性	1 045	7.93	1.90	5.03	4.92	0.50	13
		女性	1 381	10.45	3.08	6.24	6.21	0.67	10
	农村	合计	2 283	7.62	2.16	4.56	4.48	0.48	13
		男性	1 085	7.14	1.83	4.49	4.43	0.48	11
		女性	1 198	8.12	2.58	4.61	4.52	0.49	11
死亡	全省	合计	2 851	5.06	2.27	2.87	2.83	0.30	12
		男性	1 534	5.41	1.92	3.22	3.16	0.34	10
		女性	1 317	4.71	2.90	2.52	2.49	0.26	10
	城市	合计	1 362	5.16	2.33	2.98	2.95	0.31	11
		男性	695	5.28	1.86	3.19	3.12	0.33	10
		女性	667	5.05	3.16	2.77	2.80	0.28	9
	农村	合计	1 489	4.97	2.23	2.78	2.72	0.29	12
		男性	839	5.52	1.97	3.26	3.21	0.34	10
		女性	650	4.41	2.68	2.29	2.22	0.23	11

脑瘤年龄别发病率在 35 岁前较低，之后随年龄增长快速上升，于 75—79 岁年龄组达到高峰。年龄别死亡率在 40 岁前较低，之后随年龄增长快速上升，于 75—79 岁年龄组达到高峰。35 岁及以上各年龄组中，除 85 岁及以上年龄组外，女性脑瘤发病率均高于男性。40 岁及以上各年龄组中，男性脑瘤死亡率均高于女性。城市和农村地区脑瘤年龄别发病率和死亡率虽然有一定的差异，但总体趋势类同（图 5-19a 至图 5-19f）。

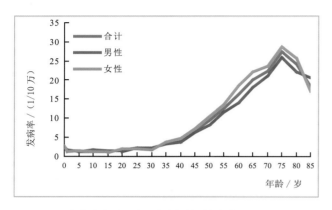

图 5-19a　全省肿瘤登记地区脑瘤年龄别发病率

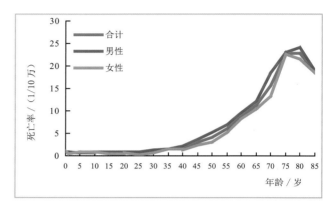

图 5-19b　全省肿瘤登记地区脑瘤年龄别死亡率

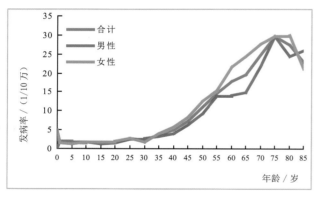

图 5-19c　城市肿瘤登记地区脑瘤年龄别发病率

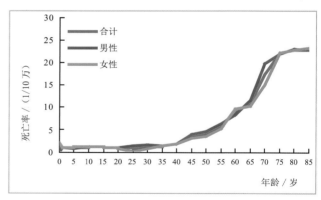

图 5-19d　城市肿瘤登记地区脑瘤年龄别死亡率

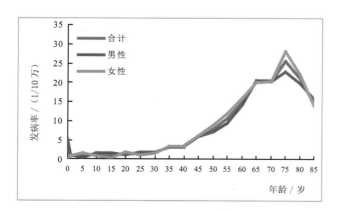

图 5-19e　农村肿瘤登记地区脑瘤年龄别发病率

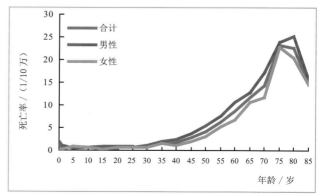

图 5-19f　农村肿瘤登记地区脑瘤年龄别死亡率

在 23 个城市肿瘤登记地区中，男性脑瘤中标发病率最高的是连云港市赣榆区（7.41/10 万），其后依次为徐州市区和盐城市大丰区；女性脑瘤中标发病率最高的是徐州市区（8.32/10 万），其后依次为盐城市大丰区和苏州市区。男性脑瘤中标死亡率最高的是盐城市亭湖区（4.56/10 万），其后依次为南通市海门区和盐城市大丰区；女性脑瘤中标死亡率最高的是淮安市洪泽区（4.73/10 万），其后依次为盐城市亭湖区和南通市海门区（图 5-19g）。

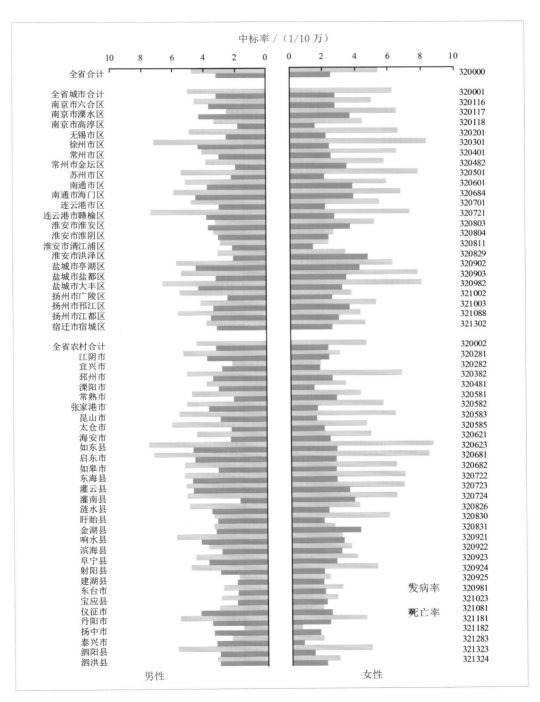

图 5-19g　2019 年江苏省肿瘤登记地区脑瘤发病率和死亡率

在 31 个农村肿瘤登记地区中，男性脑瘤中标发病率最高的是如东县（7.54/10 万），其后依次为启东市和太仓市；女性脑瘤中标发病率最高的是如东县（8.64/10 万），其后依次为启东市和东海县。男性脑瘤中标死亡率最高的是东海县（4.77/10 万），其后依次为如东县和灌云县；女性脑瘤中标死亡率最高的是金湖县（4.22/10 万），其后依次为灌南县和灌云县（图 5-19g）。

脑瘤按照 ICD-10 编码可分为脑（脊）膜肿瘤（C70）、脑肿瘤（C71，不包括球后组织和颅神经和脊髓）、颅神经和其他部位的中枢神经系统肿瘤（C72）三类。2019 年江苏省全部脑肿瘤（C71）新发病例中，有明确亚部位信息的占 25.76%。其中 30.75% 的病例发生在大脑（除外脑叶和脑室）；其后依次为额叶、小脑、颞叶、脑干和脑室，这些亚部位发病的病例数分别占 18.01%、14.40%、12.33%、9.14% 和 4.85%（图 5-19h）。

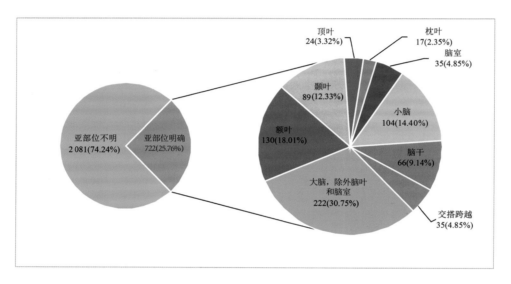

图 5-19h　2019 年江苏省肿瘤登记地区脑肿瘤（C71）亚部位分布情况

二十、甲状腺（C73）

2019年江苏省肿瘤登记地区新发甲状腺癌病例9 965例，占全部癌症新发病例数的4.85%，位居癌症发病谱第9位；其中男性2 341例，女性7 624例，城市地区5 342例，农村地区4 623例。全省肿瘤登记地区甲状腺癌发病率为17.69/10万，中标发病率为14.93/10万，世标发病率为12.81/10万，0—74岁累积发病率为1.20%。女性甲状腺癌中标发病率为男性的3.09倍，城市甲状腺癌中标发病率为农村的1.34倍（表5-20）。

同期全省肿瘤登记地区报告甲状腺癌死亡病例343例，占全部癌症死亡病例数的0.27%，位居癌症死亡谱第22位；其中男性137例，女性206例，城市地区185例，农村地区158例。全省肿瘤登记地区甲状腺癌死亡率为0.61/10万，中标死亡率为0.31/10万，世标死亡率为0.29/10万，0—74岁累积死亡率为0.03%。女性甲状腺癌中标死亡率为男性的1.48倍，城市甲状腺癌中标死亡率为农村的1.52倍（表5-20）。

表5-20　2019年江苏省肿瘤登记地区甲状腺癌发病和死亡情况

指标	地区	性别	例数	粗率/（1/10万）	构成比/%	中标率/（1/10万）	世标率/（1/10万）	0—74岁累积率/%	顺位
发病	全省	合计	9 965	17.69	4.85	14.93	12.81	1.20	9
		男性	2 341	8.25	2.05	7.31	6.18	0.57	11
		女性	7 624	27.26	8.36	22.59	19.49	1.84	4
	城市	合计	5 342	20.24	5.35	17.23	14.67	1.37	8
		男性	1 301	9.88	2.37	8.86	7.41	0.68	10
		女性	4 041	30.57	9.02	25.44	21.82	2.06	4
	农村	合计	4 623	15.44	4.37	12.82	11.13	1.05	9
		男性	1 040	6.85	1.75	5.93	5.09	0.47	12
		女性	3 583	24.29	7.72	19.91	17.33	1.63	5
死亡	全省	合计	343	0.61	0.27	0.31	0.29	0.03	22
		男性	137	0.48	0.17	0.25	0.24	0.03	20
		女性	206	0.74	0.45	0.37	0.34	0.03	20
	城市	合计	185	0.70	0.32	0.38	0.35	0.04	22
		男性	71	0.54	0.19	0.29	0.28	0.03	19
		女性	114	0.86	0.54	0.46	0.42	0.04	19
	农村	合计	158	0.53	0.24	0.25	0.24	0.03	22
		男性	66	0.43	0.15	0.21	0.21	0.02	20
		女性	92	0.62	0.38	0.28	0.27	0.03	20

甲状腺癌年龄别发病率呈明显的性别差异。女性从 15—19 岁年龄组开始快速上升，至 45—49 岁组达到高峰；而男性从 20—24 岁年龄组开始呈缓慢上升趋势。15 岁及以上各年龄组中，男性甲状腺癌发病率均低于女性。无论男女，甲状腺癌的年龄别死亡率从 60—64 岁年龄组开始上升。城市和农村地区甲状腺癌年龄别发病率和死亡率虽然有一定的差异，但总体趋势类同（图 5-20a 至图 5-20f）。

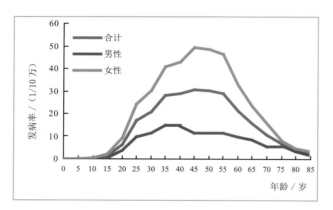

图 5-20a　全省肿瘤登记地区甲状腺癌年龄别发病率

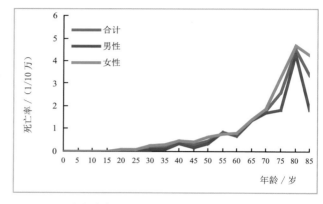

图 5-20b　全省肿瘤登记地区甲状腺癌年龄别死亡率

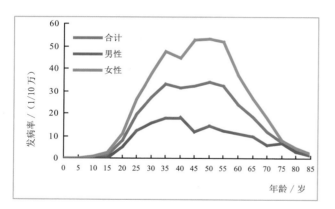

图 5-20c　城市肿瘤登记地区甲状腺癌年龄别发病率

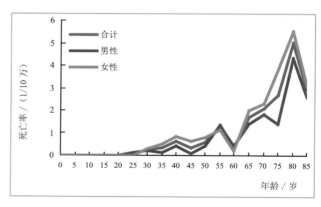

图 5-20d　城市肿瘤登记地区甲状腺癌年龄别死亡率

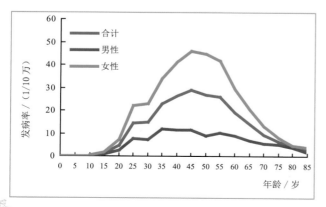

图 5-20e　农村肿瘤登记地区甲状腺癌年龄别发病率

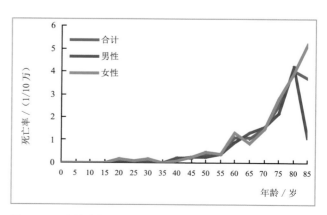

图 5-20f　农村肿瘤登记地区甲状腺癌年龄别死亡率

在 23 个城市肿瘤登记地区中，男性甲状腺癌中标发病率最高的是徐州市区（15.17/10 万），其后依次为常州市区和南京市溧水区；女性甲状腺癌中标发病率最高的是常州市金坛区（46.04/10 万），其后依次为常州市区和徐州市区。男性和女性甲状腺癌中标死亡率最高的均是淮安市清江浦区，中标死亡率分别为 2.32/10 万和 3.86/10 万，其后男性依次为扬州市江都区和连云港市区，女性依次为扬州市江都区和宿迁市宿城区（图 5-20g）。

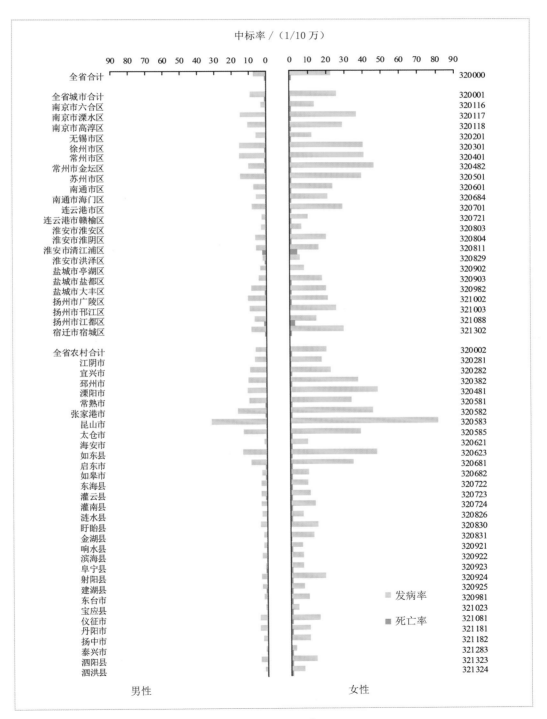

图 5-20g　2019 年江苏省肿瘤登记地区甲状腺癌发病率和死亡率

在 31 个农村肿瘤登记地区中，男性和女性甲状腺癌中标发病率最高的均是昆山市，中标发病率分别为 31.98/10 万和 80.63/10 万，其后男性依次为张家港市和如东县，女性依次为溧阳市和如东县。男性甲状腺癌中标死亡率最高的是邳州市（0.65/10 万），其后依次为昆山市和如东县；女性甲状腺癌中标死亡率最高的是邳州市（0.80/10 万），其后依次为张家港市和灌南县（图 5-20g）。

2019 年江苏省全部甲状腺癌病例中，有明确组织学类型的占 87.48%。其中乳头状腺癌是最常见的病理类型，占 91.46%；其后依次是滤泡性腺癌占 0.95%，髓样癌占 0.20%（图 5-20h）。

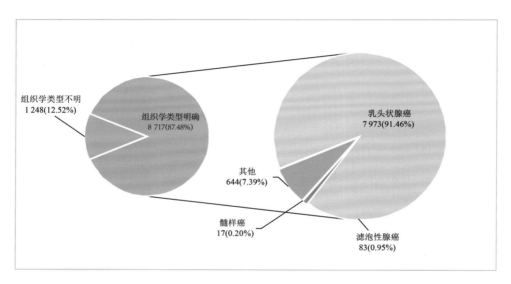

图 5-20h　2019 年江苏省肿瘤登记地区甲状腺癌组织学分型情况

二十一、淋巴瘤（C81—C86，C88，C90，C96）

2019 年江苏省肿瘤登记地区新发淋巴瘤病例 4 912 例，占全部癌症新发病例数的 2.39%，位居癌症发病谱第 12 位；其中男性 2 808 例，女性 2 104 例，城市地区 2 515 例，农村地区 2 397 例。全省肿瘤登记地区淋巴瘤发病率为 8.72/10 万，中标发病率为 4.73/10 万，世标发病率为 4.62/10 万，0—74 岁累积发病率为 0.53%。全省男性淋巴瘤中标发病率为女性的 1.39 倍，城市淋巴瘤中标发病率为农村的 1.24 倍（表 5-21）。

同期全省肿瘤登记地区报告淋巴瘤死亡病例 3 060 例，占全部癌症死亡病例数的 2.44%，位居癌症死亡谱第 10 位；其中男性 1 864 例，女性 1 196 例，城市地区 1 404 例，农村地区 1 656 例。全省肿瘤登记地区淋巴瘤死亡率为 5.43/10 万，中标死亡率为 2.64/10 万，世标死亡率为 2.58/10 万，0—74 岁累积死亡率为 0.29%。全省男性淋巴瘤中标死亡率为女性的 1.69 倍，农村淋巴瘤中标死亡率为城市的 1.05 倍（表 5-21）。

表 5-21　2019 年江苏省肿瘤登记地区淋巴瘤发病死亡情况

指标	地区	性别	例数	粗率 / （1/10 万）	构成比 / %	中标率 / （1/10 万）	世标率 / （1/10 万）	0—74 岁 累积率 /%	顺位
发病	全省	合计	4 912	8.72	2.39	4.73	4.62	0.53	12
		男性	2 808	9.90	2.45	5.50	5.40	0.62	9
		女性	2 104	7.52	2.31	3.97	3.86	0.45	13
	城市	合计	2 515	9.53	2.52	5.27	5.13	0.58	12
		男性	1 427	10.83	2.59	6.06	5.96	0.67	9
		女性	1 088	8.23	2.43	4.51	4.33	0.50	12
	农村	合计	2 397	8.01	2.27	4.25	4.17	0.49	12
		男性	1 381	9.09	2.33	5.02	4.91	0.57	9
		女性	1 016	6.89	2.19	3.50	3.45	0.41	13
死亡	全省	合计	3 060	5.43	2.44	2.64	2.58	0.29	10
		男性	1 864	6.57	2.33	3.35	3.26	0.37	8
		女性	1 196	4.28	2.63	1.98	1.94	0.22	12
	城市	合计	1 404	5.32	2.40	2.58	2.51	0.28	10
		男性	875	6.64	2.34	3.33	3.25	0.36	8
		女性	529	4.00	2.50	1.89	1.82	0.20	13
	农村	合计	1 656	5.53	2.48	2.70	2.64	0.31	10
		男性	989	6.51	2.32	3.36	3.28	0.37	8
		女性	667	4.52	2.75	2.06	2.04	0.24	10

淋巴瘤年龄别发病率和死亡率在 40 岁之前处于较低水平，之后随年龄增长快速上升。发病率在 75—79 岁年龄组达到高峰，而死亡率在 80—84 岁年龄组达到高峰。40 岁及以上各年龄组中，男性淋巴瘤发病率和死亡率均高于女性。城市和农村地区淋巴瘤年龄别发病率和死亡率虽然有一定的差异，但总体趋势类同（图 5-21a 至图 5-21f）。

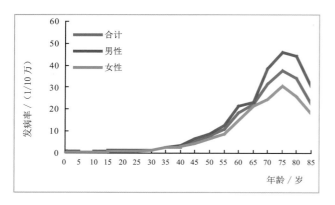

图 5-21a　全省肿瘤登记地区淋巴瘤年龄别发病率

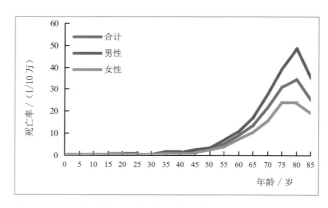

图 5-21b　全省肿瘤登记地区淋巴瘤年龄别死亡率

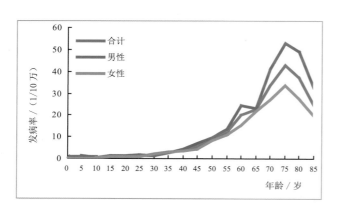

图 5-21c　城市肿瘤登记地区淋巴瘤年龄别发病率

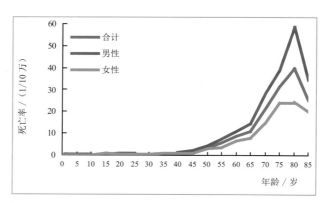

图 5-21d　城市肿瘤登记地区淋巴瘤年龄别死亡率

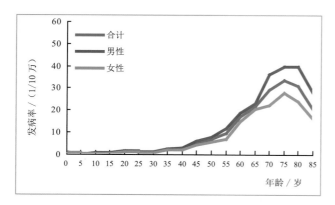

图 5-21e　农村肿瘤登记地区淋巴瘤年龄别发病率

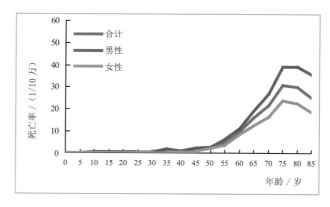

图 5-21f　农村肿瘤登记地区淋巴瘤年龄别死亡率

在 23 个城市肿瘤登记地区中，男性和女性淋巴瘤中标发病率最高的均是常州市金坛区，中标发病率分别为 9.74/10 万和 8.72/10 万，其后男性依次为常州市区和苏州市区，女性依次为常州市区和盐城市大丰区。男性淋巴瘤中标死亡率最高的是连云港市区（4.40/10 万），其后依次为盐城市亭湖区和南通市海门区；女性淋巴瘤中标死亡率最高的是南通市海门区（2.89/10 万），其后依次为扬州市广陵区和盐城市亭湖区（图 5-21g）。

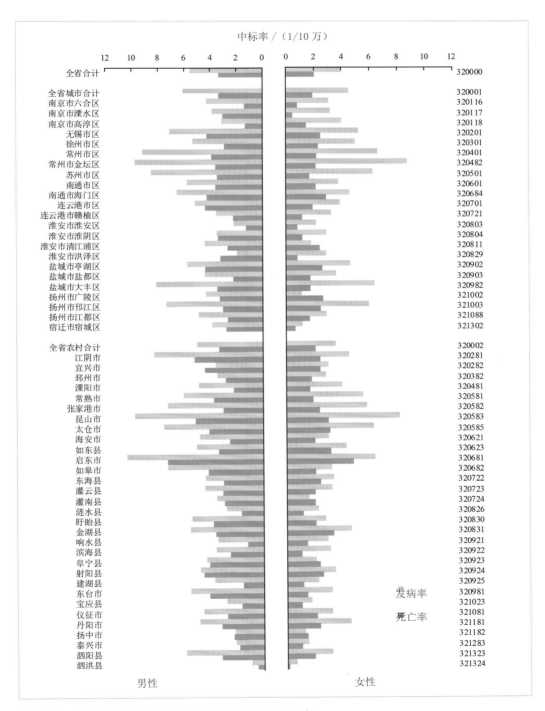

图 5-21g　2019 年江苏省肿瘤登记地区淋巴瘤发病率和死亡率

在 31 个农村肿瘤登记地区中，男性淋巴瘤中标发病率最高的是启东市（10.39/10 万），其后依次为昆山市和江阴市；女性淋巴瘤中标发病率最高的是昆山市（8.17/10 万），其后依次为启东市和太仓市。男性和女性淋巴瘤中标死亡率最高的均是启东市，中标死亡率分别为 7.34/10 万和 4.76/10 万，其后男性依次为江阴市和昆山市，女性依次为金湖县和如东县（图 5-21g）。

2019 年江苏省全部淋巴瘤新发病例中，非霍奇金淋巴瘤的其他和未特指类型是最常见的病理类型，占 41.90%；其后依次是多发性骨髓瘤和恶性浆细胞肿瘤，非滤泡性淋巴瘤／弥漫性非霍奇金淋巴瘤，成熟 T/NK 细胞淋巴瘤、周围和皮肤的 T 细胞淋巴瘤，滤泡性非霍奇金淋巴瘤，霍奇金淋巴瘤，恶性免疫增生性疾病和 T/NK 细胞淋巴瘤的其他类型，分别占 24.29%、18.46%、4.76%、3.28%、3.11%、1.51% 和 0.63%（图 5-21h）。

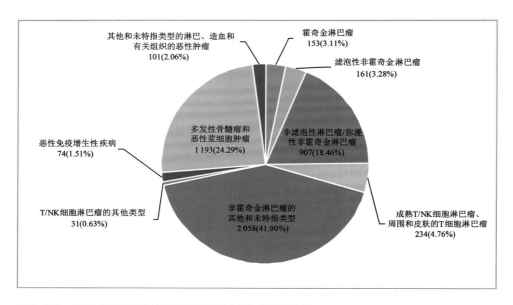

图 5-21h　2019 年江苏省肿瘤登记地区淋巴瘤组织学分型情况

二十二、白血病（C91—C95，D45—D47）

2019 年江苏省肿瘤登记地区新发白血病病例 4 469 例，占全部癌症新发病例数的 2.17%；位居癌症发病谱第 14 位；其中男性 2 536 例，女性 1 933 例，城市地区 2 288 例，农村地区 2 181 例。全省肿瘤登记地区白血病发病率为 7.93/10 万，中标发病率为 5.22/10 万，世标发病率为 5.28/10 万，0—74 岁累积发病率为 0.50%。男性白血病中标发病率为女性的 1.34 倍，城市白血病中标发病率为农村的 1.18 倍（表 5-22）。

同期全省肿瘤登记地区报告白血病死亡病例 2 930 例，占全部癌症死亡病例数的 2.34%，位居癌症死亡谱第 11 位；其中男性 1 728 例，女性 1 202 例，城市地区 1 429 例，农村地区 1 501 例。全省肿瘤登记地区白血病死亡率为 5.20/10 万，中标死亡率为 3.01/10 万，世标死亡率为 2.97/10 万，0—74 岁累积死亡率为 0.30%。男性白血病中标死亡率为女性的 1.47 倍，城市白血病中标死亡率为农村的 1.06 倍（表 5-22）。

表 5-22　2019 年江苏省肿瘤登记地区白血病发病死亡情况

指标	地区	性别	例数	粗率 /（1/10 万）	构成比 /%	中标率 /（1/10 万）	世标率 /（1/10 万）	0—74 岁累积率 /%	顺位
发病	全省	合计	4 469	7.93	2.17	5.22	5.28	0.50	14
		男性	2 536	8.94	2.22	6.00	5.95	0.57	10
		女性	1 933	6.91	2.12	4.47	4.63	0.43	14
	城市	合计	2 288	8.67	2.29	5.68	5.78	0.54	14
		男性	1 294	9.82	2.35	6.65	6.62	0.62	11
		女性	994	7.52	2.22	4.74	4.96	0.46	14
	农村	合计	2 181	7.28	2.06	4.83	4.85	0.46	15
		男性	1 242	8.18	2.09	5.44	5.37	0.52	10
		女性	939	6.36	2.02	4.25	4.35	0.41	14
死亡	全省	合计	2 930	5.20	2.34	3.01	2.97	0.30	11
		男性	1 728	6.09	2.16	3.59	3.54	0.35	9
		女性	1 202	4.30	2.65	2.45	2.43	0.24	11
	城市	合计	1 429	5.41	2.44	3.10	3.09	0.31	9
		男性	839	6.37	2.24	3.71	3.70	0.37	9
		女性	590	4.46	2.79	2.51	2.52	0.24	11
	农村	合计	1 501	5.01	2.25	2.93	2.86	0.29	11
		男性	889	5.85	2.09	3.48	3.40	0.33	9
		女性	612	4.15	2.52	2.40	2.34	0.25	12

白血病年龄别发病率在 0—4 岁年龄组出现一个小高峰，5 岁后趋于平缓，50 岁开始随年龄增长快速升高，于 80—84 岁年龄组达到高峰。年龄别死亡率在 45 岁前处于较低水平，45 岁后快速上升，于 80—84 岁年龄组达到高峰。45 岁及以上各年龄组中，男性白血病发病率和死亡率均高于女性。城市和农村地区白血病年龄别发病率和死亡率虽有一定差异，但总体趋势类同（图 5-22a 至图 5-22f）。

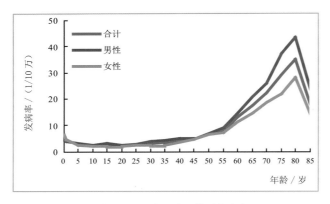

图 5-22a　全省肿瘤登记地区白血病年龄别发病率

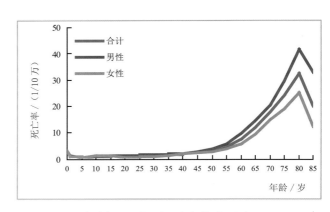

图 5-22b　全省肿瘤登记地区白血病年龄别死亡率

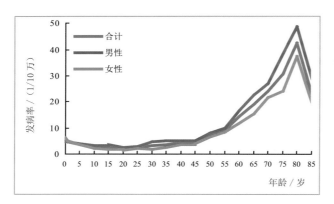

图 5-22c　城市肿瘤登记地区白血病年龄别发病率

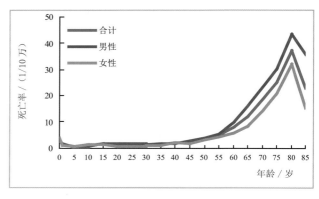

图 5-22d　城市肿瘤登记地区白血病年龄别死亡率

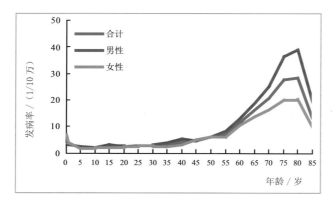

图 5-22e　农村肿瘤登记地区白血病年龄别发病率

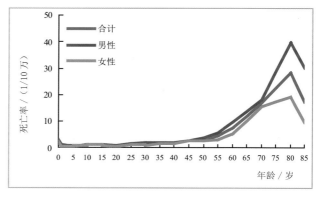

图 5-22f　农村肿瘤登记地区白血病年龄别死亡率

在 23 个城市肿瘤登记地区中，男性和女性白血病中标发病率最高均是苏州市区，中标发病率分别为 9.31/10 万和 6.54/10 万，其后男性依次为徐州市区和盐城市大丰区，女性依次为常州市金坛区和常州市区。男性白血病中标死亡率最高的是宿迁市宿城区（5.49/10 万），其后依次为常州市金坛区和淮安市淮阴区；女性白血病中标死亡率最高的是扬州市广陵区（3.89/10 万），其后依次为扬州市江都区和常州市金坛区（图 5-22g）。

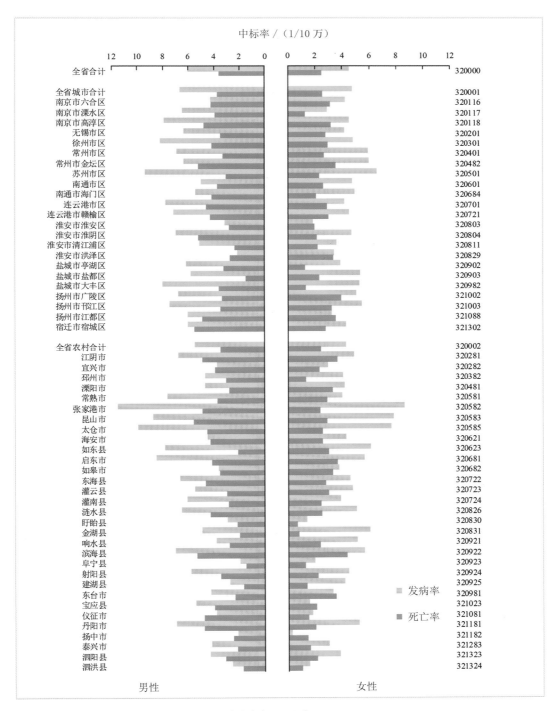

图 5-22g　2019 年江苏省肿瘤登记地区白血病发病率和死亡率

在 31 个农村肿瘤登记地区中，男性和女性白血病中标发病率最高均是张家港市，中标发病率分别为 11.47/10 万和 8.61/10 万，其后男性依次为太仓市和昆山市；女性依次为昆山市和太仓市。男性白血病中标死亡率最高的是昆山市（5.55/10 万），其后依次为滨海县和张家港市；女性白血病中标死亡率最高的是滨海县（4.30/10 万），其后依次为启东市和江阴市（图5-22g）。

2019 年江苏省全部白血病新发病例中，髓样白血病是最常见的组织学类型，占 30.99%；其后依次是未特指细胞类型的其他白血病占 24.08%，淋巴样白血病占 22.00%，特指细胞类型的其他白血病占 20.88%，单核细胞白血病占 2.06%（图 5-22h）。

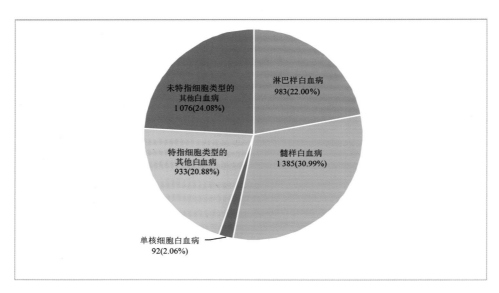

图 5-22h　2019 年江苏省肿瘤登记地区白血病组织学分型情况

附录

附录一　江苏省肿瘤登记地区 2019 年恶性肿瘤发病情况

附表 1-1　江苏省肿瘤登记地区 2019 年男女合计恶性肿瘤发病主要指标

部位	病例数	构成比/%	年龄组发病率/（1/10 万）											
			0 岁	1—4 岁	5—9 岁	10—14 岁	15—19 岁	20—24 岁	25—29 岁	30—34 岁	35—39 岁	40—44 岁	45—49 岁	50—54 岁
唇	154	0.07	0.00	0.05	0.07	0.00	0.00	0.04	0.03	0.00	0.00	0.03	0.06	0.18
舌	378	0.18	0.00	0.00	0.00	0.00	0.00	0.00	0.03	0.09	0.30	0.29	0.46	0.77
口	621	0.30	0.00	0.00	0.00	0.04	0.04	0.04	0.10	0.07	0.19	0.21	0.44	0.88
唾液腺	362	0.18	0.00	0.00	0.07	0.07	0.27	0.16	0.18	0.27	0.19	0.45	0.57	0.68
扁桃体	116	0.06	0.00	0.00	0.00	0.00	0.04	0.00	0.00	0.00	0.05	0.16	0.19	0.22
其他口咽	128	0.06	0.00	0.00	0.00	0.00	0.00	0.00	0.00	0.07	0.03	0.18	0.11	0.22
鼻咽	1 647	0.80	0.00	0.00	0.00	0.11	0.40	0.16	0.50	0.77	1.55	2.63	3.24	4.17
下咽	203	0.10	0.00	0.00	0.00	0.00	0.00	0.00	0.00	0.00	0.03	0.08	0.13	0.29
咽，部位不明	106	0.05	0.00	0.00	0.00	0.00	0.00	0.00	0.03	0.00	0.03	0.05	0.06	0.11
食管	18 246	8.88	0.00	0.00	0.00	0.00	0.08	0.05	0.07	0.46	1.13	2.97	10.76
胃	24 873	12.10	0.00	0.00	0.00	0.00	0.09	0.43	1.46	2.39	4.53	6.79	13.34	26.11
小肠	800	0.39	0.00	0.00	0.00	0.00	0.00	0.04	0.05	0.09	0.25	0.53	0.67	1.06
结肠	11 069	5.38	0.00	0.00	0.00	0.07	0.04	0.04	0.47	1.10	1.87	3.25	5.94	9.15	15.04
直肠	9 116	4.43	0.00	0.00	0.00	0.00	0.18	0.47	0.78	1.05	1.99	3.89	9.03	13.94
肛门	244	0.12	0.00	0.00	0.00	0.00	0.00	0.00	0.08	0.02	0.11	0.13	0.25	0.44
肝脏	15 004	7.30	0.52	0.23	0.10	0.04	0.13	0.24	0.83	1.80	4.91	11.55	21.10	31.19
胆囊及其他	3 181	1.55	0.00	0.00	0.00	0.00	0.04	0.00	0.05	0.05	0.33	0.60	1.56	3.51
胰腺	6 676	3.25	0.00	0.00	0.00	0.03	0.04	0.00	0.08	0.18	0.27	0.85	2.00	3.68	6.93
鼻、鼻窦及其他	260	0.13	0.00	0.05	0.07	0.04	0.00	0.04	0.08	0.05	0.02	0.19	0.32	0.36	0.49
喉	940	0.46	0.00	0.00	0.03	0.00	0.04	0.00	0.00	0.04	0.09	0.32	0.53	1.12
气管、支气管、肺	42 718	20.78	0.00	0.00	0.07	0.00	0.27	0.99	2.11	4.53	9.93	16.68	29.22	50.77
其他胸腔器官	538	0.26	0.26	0.18	0.00	0.11	0.18	0.00	0.26	0.30	0.27	0.42	0.72	1.15
骨	1 004	0.49	0.00	0.27	0.20	0.65	0.63	0.47	0.42	0.50	0.33	0.68	0.82	1.24
皮肤黑色素瘤	478	0.23	0.26	0.00	0.00	0.00	0.04	0.00	0.08	0.14	0.33	0.34	0.63	0.73
皮肤其他	1 828	0.89	0.00	0.18	0.20	0.07	0.27	0.20	0.18	0.34	0.57	0.55	1.14	1.57
间皮瘤	96	0.05	0.00	0.00	0.00	0.00	0.00	0.00	0.03	0.05	0.00	0.08	0.21	0.24
卡波西肉瘤	31	0.02	0.00	0.05	0.00	0.00	0.00	0.00	0.03	0.00	0.00	0.05	0.04	0.09
周围神经、其他结缔组织、软组织	391	0.19	0.00	0.26	0.18	0.20	0.04	0.22	0.16	0.16	0.30	0.25	0.39	0.75
乳房	13 360	6.50	0.00	0.00	0.00	0.04	0.09	0.63	2.58	6.88	15.87	28.80	42.54	44.09
外阴	142	0.07	0.00	0.00	0.00	0.00	0.00	0.00	0.00	0.05	0.08	0.11	0.11	0.20
阴道	101	0.05	0.00	0.00	0.00	0.00	0.04	0.00	0.00	0.03	0.18	0.13	0.24
子宫颈	5 382	2.62	0.00	0.00	0.00	0.00	0.16	1.30	3.55	8.51	12.81	16.70	17.96
子宫体	2 422	1.18	0.00	0.00	0.00	0.00	0.20	0.29	0.98	1.47	3.02	5.83	9.40
子宫，部位不明	327	0.16	0.00	0.00	0.00	0.00	0.04	0.00	0.05	0.14	0.33	0.63	0.88	1.10
卵巢	2 160	1.05	0.00	0.00	0.03	0.33	0.45	0.71	0.89	1.30	1.39	3.60	5.20	6.73
其他女性生殖器	247	0.12	0.00	0.00	0.00	0.00	0.04	0.04	0.03	0.05	0.11	0.34	0.50	0.70
胎盘	14	0.01	0.00	0.00	0.00	0.00	0.04	0.08	0.02	0.03	0.03	0.11	0.02
阴茎	289	0.14	0.00	0.00	0.00	0.00	0.00	0.00	0.00	0.05	0.16	0.08	0.49
前列腺	5 734	2.79	0.00	0.00	0.00	0.04	0.00	0.05	0.02	0.08	0.08	0.40	1.08
睾丸	132	0.06	0.00	0.05	0.00	0.07	0.22	0.12	0.23	0.21	0.38	0.24	0.27	0.20
其他男性生殖器	54	0.03	0.00	0.00	0.00	0.00	0.00	0.00	0.00	0.00	0.00	0.00	0.02	0.09
肾	2 471	1.20	0.00	0.32	0.14	0.07	0.22	0.12	0.57	0.89	1.12	2.47	3.51	5.87
肾盂	306	0.15	0.00	0.00	0.03	0.00	0.00	0.00	0.00	0.00	0.00	0.21	0.21	0.48
输尿管	265	0.13	0.00	0.00	0.00	0.00	0.00	0.00	0.00	0.00	0.03	0.00	0.06	0.18
膀胱	4 194	2.04	0.00	0.05	0.03	0.04	0.00	0.08	0.13	0.32	0.93	1.50	2.29	4.37
其他泌尿器官	84	0.04	0.00	0.00	0.00	0.00	0.00	0.00	0.03	0.02	0.03	0.00	0.04	0.02
眼	59	0.03	0.26	0.27	0.07	0.04	0.00	0.00	0.00	0.00	0.05	0.03	0.08	0.05
脑、神经系统	4 709	2.29	2.58	1.37	1.25	1.45	1.16	1.54	2.06	1.94	3.52	4.21	6.67	9.40
甲状腺	9 965	4.85	0.00	0.00	0.03	0.25	1.30	6.36	16.88	20.82	28.09	28.91	30.57	30.11
肾上腺	191	0.09	0.26	0.18	0.07	0.04	0.09	0.04	0.03	0.09	0.14	0.18	0.32	0.53
其他内分泌腺	204	0.10	0.26	0.18	0.03	0.00	0.00	0.08	0.10	0.14	0.33	0.24	0.38	0.46
霍奇金淋巴瘤	153	0.07	0.00	0.00	0.03	0.11	0.09	0.28	0.13	0.14	0.22	0.13	0.23	0.31
非霍奇金淋巴瘤	3 492	1.70	0.00	0.00	0.59	0.31	0.36	0.63	0.71	0.86	1.09	2.05	2.39	4.06	5.63
免疫增生性疾病	74	0.04	0.00	0.00	0.00	0.00	0.00	0.00	0.00	0.00	0.00	0.11	0.02	0.07
多发性骨髓瘤	1 193	0.58	0.00	0.00	0.00	0.00	0.00	0.00	0.08	0.00	0.07	0.19	0.58	1.07	1.63
淋巴样白血病	983	0.48	1.29	2.60	1.76	1.05	1.03	0.71	0.63	0.48	0.60	1.08	0.86	1.21
髓样白血病	2 410	1.17	2.32	1.05	0.61	0.76	1.03	1.03	1.43	1.87	2.18	2.08	2.73	4.15
白血病，未特指	1 076	0.52	1.80	0.55	0.47	0.51	0.58	0.47	0.63	0.71	0.71	1.10	1.05	1.26
其他或未指明部位	2 163	1.05	0.52	0.59	0.27	0.07	0.31	0.36	0.31	0.59	0.71	1.05	2.65	3.27
所有部位合计	205 564	100.00	10.56	9.00	6.27	6.44	10.30	17.94	38.14	57.53	100.16	152.74	230.70	325.98
所有部位除外 C44	203 736	99.11	10.56	8.81	6.07	6.36	10.03	17.74	37.95	57.19	99.59	152.19	229.57	324.41

年龄组发病率 /（1/10 万）							粗率 /（1/10 万）	中标率 /（1/10 万）	世标率 /（1/10 万）	累积率 /%		35—64 岁 截缩率 /（1/10 万）	ICD-10
55—59 岁	60—64 岁	65—69 岁	70—74 岁	75—79 岁	80—84 岁	≥85 岁				0—64 岁	0—74 岁		
0.15	0.45	0.67	0.83	1.90	2.16	1.56	0.27	0.13	0.13	0.01	0.01	0.12	C00
0.81	1.89	2.13	2.03	1.41	1.71	2.01	0.67	0.36	0.35	0.02	0.04	0.68	C01—C02
1.37	2.31	2.95	4.40	4.54	4.51	5.81	1.10	0.54	0.54	0.03	0.07	0.78	C03—C06
0.71	1.39	1.58	1.41	2.03	2.43	1.23	0.64	0.40	0.39	0.03	0.04	0.61	C07—C08
0.44	0.60	0.47	0.62	0.43	0.27	0.45	0.21	0.11	0.11	0.01	0.01	0.25	C09
0.34	0.39	0.55	0.62	1.47	0.72	0.56	0.23	0.12	0.11	0.01	0.01	0.19	C10
4.93	6.42	6.21	7.13	6.69	5.50	4.24	2.92	1.78	1.70	0.12	0.19	3.57	C11
0.81	0.89	1.31	1.45	0.98	0.90	0.45	0.36	0.18	0.18	0.01	0.02	0.31	C12—C13
0.22	0.26	0.44	0.91	0.92	1.17	1.01	0.19	0.09	0.09	0.00	0.01	0.11	C14
24.44	65.06	100.01	149.19	190.01	216.26	161.87	32.39	14.20	14.18	0.53	1.77	14.17	C15
44.89	84.06	128.98	192.60	236.16	245.10	172.37	44.15	20.74	20.42	0.92	2.53	25.62	C16
2.16	3.04	3.91	5.18	6.38	4.96	5.81	1.42	0.70	0.70	0.04	0.08	1.12	C17
25.77	40.01	54.22	74.88	88.68	89.69	72.05	19.65	9.72	9.56	0.51	1.16	14.46	C18
21.99	34.04	44.48	58.63	70.33	71.66	59.99	16.18	7.96	7.88	0.44	0.95	12.36	C19—C20
0.52	0.79	1.02	1.33	1.47	2.43	2.90	0.43	0.21	0.21	0.01	0.02	0.33	C21
41.11	56.62	64.87	74.64	96.29	112.32	97.30	26.63	13.60	13.43	0.85	1.55	24.91	C22
5.06	11.90	14.88	21.85	28.91	36.51	33.74	5.65	2.54	2.54	0.12	0.30	3.24	C23—C24
11.85	22.19	32.40	45.03	62.11	78.34	65.24	11.85	5.40	5.36	0.24	0.63	6.77	C25
0.52	0.73	1.20	1.29	2.09	1.62	1.34	0.46	0.26	0.25	0.01	0.03	0.41	C30—C31
1.99	4.35	5.22	7.17	8.41	6.49	3.46	1.67	0.80	0.80	0.04	0.10	1.16	C32
88.13	156.22	227.91	308.87	358.78	375.99	269.22	75.83	36.48	36.04	1.79	4.48	50.52	C33—C34
1.87	2.04	2.45	2.86	2.15	2.34	1.34	0.96	0.56	0.56	0.04	0.06	0.96	C37—C38
2.01	2.75	4.03	6.01	8.16	8.92	7.04	1.78	1.05	1.03	0.05	0.10	1.17	C40—C41
0.83	1.47	2.19	2.70	3.68	4.33	3.80	0.85	0.44	0.43	0.02	0.05	0.67	C43
2.31	3.83	7.15	11.32	15.47	24.16	36.08	3.25	1.48	1.48	0.06	0.15	1.48	C44
0.29	0.45	0.32	0.37	0.61	0.36	0.45	0.17	0.09	0.09	0.01	0.01	0.19	C46
0.12	0.13	0.12	0.17	0.00	0.00	0.22	0.06	0.03	0.03	0.00	0.00	0.07	C47，C49
0.71	1.15	1.55	2.03	2.21	2.52	2.90	0.69	0.43	0.42	0.02	0.04	0.57	C50
42.95	46.56	40.13	35.53	34.49	26.59	23.91	23.72	15.17	14.21	1.16	1.53	35.54	C51
0.25	0.58	0.50	0.95	1.23	1.17	1.34	0.25	0.13	0.12	0.01	0.01	0.20	C52
0.27	0.31	0.41	0.54	0.92	0.63	0.11	0.18	0.10	0.09	0.01	0.01	0.18	C53
18.16	16.77	11.78	14.10	14.55	13.16	10.05	9.55	6.31	5.80	0.48	0.61	14.76	C54
11.07	8.59	7.70	7.05	6.32	5.14	3.35	4.30	2.54	2.45	0.20	0.28	6.05	C55
1.10	0.68	0.79	0.91	1.53	1.62	1.90	0.58	0.35	0.33	0.02	0.03	0.76	C56
7.17	6.47	7.09	7.88	8.90	7.12	3.57	3.83	2.42	2.28	0.17	0.25	4.82	C57
0.61	1.07	1.20	1.12	0.68	1.08	0.67	0.44	0.25	0.25	0.02	0.03	0.51	C58
0.00	0.00	0.00	0.04	0.00	0.00	0.22	0.02	0.03	0.02	0.00	0.00	0.03	C60
0.54	1.23	1.14	1.95	1.78	4.06	2.35	0.51	0.24	0.24	0.01	0.03	0.37	C61
3.71	13.49	24.88	53.36	83.83	81.94	63.12	10.18	4.30	4.16	0.09	0.49	2.50	C62
0.15	0.21	0.29	0.58	0.43	0.45	0.67	0.23	0.20	0.18	0.01	0.02	0.25	C63
0.02	0.21	0.38	0.25	0.86	0.45	0.11	0.10	0.04	0.04	0.00	0.00	0.05	C64
7.22	9.98	11.67	13.39	10.99	9.28	9.61	4.39	2.44	2.41	0.16	0.29	4.54	C64
0.83	1.00	1.66	1.87	2.03	2.88	2.12	0.54	0.26	0.26	0.01	0.03	0.40	C65
0.47	1.00	1.40	2.03	2.64	2.88	2.46	0.47	0.21	0.21	0.01	0.03	0.24	C66
7.51	14.23	18.40	28.73	38.85	48.41	43.34	7.45	3.43	3.39	0.16	0.39	4.42	C67
0.17	0.31	0.53	0.50	0.86	0.54	1.01	0.15	0.07	0.07	0.00	0.01	0.08	C68
0.07	0.13	0.23	0.41	0.37	0.36	0.34	0.10	0.07	0.09	0.00	0.01	0.07	C69
12.52	16.38	20.04	22.43	27.49	24.07	18.43	8.36	5.06	4.98	0.32	0.53	8.03	C70—C72，D32—D33，D42—D43
28.93	21.30	15.90	10.70	7.00	4.15	2.57	17.69	14.93	12.81	1.07	1.20	28.29	C73
0.37	0.66	0.85	0.79	0.74	0.81	1.12	0.34	0.21	0.22	0.01	0.02	0.34	C74
0.69	0.47	0.99	0.46	0.74	1.26	0.56	0.36	0.23	0.23	0.02	0.02	0.41	C75
0.32	0.31	0.55	0.66	1.04	0.45	0.67	0.27	0.20	0.18	0.01	0.02	0.24	C81
7.58	12.39	14.79	21.73	26.45	24.88	17.87	6.20	3.40	3.32	0.19	0.38	5.13	C82—C86，C96
0.17	0.31	0.58	0.46	0.61	0.36	0.11	0.13	0.07	0.07	0.00	0.01	0.15	C88
2.63	5.27	6.30	8.50	9.76	8.29	3.69	2.12	1.06	1.05	0.06	0.13	1.64	C90
1.45	2.36	3.85	4.64	5.71	6.85	2.46	1.74	1.32	1.46	0.08	0.12	1.18	C91
5.01	7.70	9.63	11.98	14.91	17.76	8.94	4.28	2.71	2.63	0.16	0.27	3.66	C92—C94，D45—D47
1.62	2.86	4.05	5.64	8.59	10.37	6.37	1.91	1.20	1.19	0.06	0.11	1.34	C95
4.39	6.50	9.04	13.06	16.39	19.65	19.66	3.84	1.99	1.98	0.11	0.22	2.79	O&U
454.28	704.76	929.92	1 257.78	1 532.94	1 630.08	1 266.89	364.91	191.34	185.73	10.57	21.51	295.73	ALL
451.98	700.94	922.78	1 246.46	1 517.47	1 605.92	1 230.81	361.67	189.86	184.26	10.52	21.36	294.25	ALL exc. C44

部位	病例数	构成比/%	年龄组发病率/（1/10万）											
			0岁	1—4岁	5—9岁	10—14岁	15—19岁	20—24岁	25—29岁	30—34岁	35—39岁	40—44岁	45—49岁	50—54岁
唇	86	0.08	0.00	0.00	0.06	0.00	0.00	0.00	0.00	0.00	0.00	0.00	0.08	0.22
舌	206	0.18	0.00	0.00	0.00	0.00	0.00	0.00	0.05	0.05	0.16	0.32	0.55	1.03
口	356	0.31	0.00	0.00	0.00	0.00	0.00	0.00	0.10	0.09	0.11	0.26	0.55	1.21
唾液腺	210	0.18	0.00	0.00	0.06	0.00	0.17	0.15	0.25	0.14	0.11	0.48	0.47	0.84
扁桃体	82	0.07	0.00	0.00	0.00	0.00	0.00	0.00	0.00	0.11	0.26	0.25	0.26
其他口咽	99	0.09	0.00	0.00	0.00	0.00	0.00	0.00	0.00	0.14	0.05	0.32	0.17	0.40
鼻咽	1 184	1.04	0.00	0.00	0.00	0.13	0.59	0.15	0.61	1.01	2.14	3.70	4.57	5.28
下咽	185	0.16	0.00	0.00	0.00	0.00	0.00	0.00	0.00	0.05	0.05	0.21	0.55
咽，部位不明	78	0.07	0.00	0.00	0.00	0.00	0.00	0.05	0.00	0.05	0.05	0.13	0.15
食管	12 618	11.03	0.00	0.00	0.00	0.00	0.07	0.05	0.09	0.60	1.74	5.20	18.38
胃	17 301	15.13	0.00	0.00	0.00	0.00	0.08	0.52	0.96	1.92	4.49	6.29	14.63	34.44
小肠	442	0.39	0.00	0.00	0.00	0.00	0.07	0.05	0.05	0.33	0.69	0.76	1.32
结肠	6 433	5.62	0.00	0.00	0.00	0.00	0.08	0.52	1.01	2.01	3.12	7.19	9.56	16.76
直肠	5 566	4.87	0.00	0.00	0.00	0.00	0.25	0.60	1.01	0.82	2.25	4.70	11.67	16.47
肛门	130	0.11	0.00	0.00	0.00	0.00	0.00	0.10	0.00	0.11	0.05	0.34	0.29
肝脏	10 720	9.37	0.99	0.44	0.13	0.07	0.17	0.45	1.22	2.70	8.43	19.55	35.19	49.70
胆囊及其他	1 440	1.26	0.00	0.00	0.00	0.00	0.08	0.00	0.05	0.05	0.33	0.42	1.44	2.90
胰腺	3 774	3.30	0.00	0.00	0.06	0.07	0.00	0.07	0.05	0.09	0.22	0.26	0.42	0.84
鼻、鼻窦及其他	174	0.15	0.00	0.00	0.06	0.07	0.00	0.07	0.05	0.09	0.22	0.26	0.42	0.84
喉	868	0.76	0.00	0.00	0.06	0.00	0.00	0.00	0.00	0.05	0.00	0.58	1.02	2.16
气管、支气管、肺	27 254	23.83	0.00	0.00	0.06	0.00	0.17	0.37	1.06	3.25	8.65	12.31	25.34	49.81
其他胸腔器官	310	0.27	0.00	0.17	0.00	0.13	0.25	0.00	0.25	0.41	0.33	0.48	0.55	1.47
骨	552	0.48	0.00	0.35	0.13	0.74	0.67	0.67	0.46	0.50	0.38	0.74	0.68	1.36
皮肤黑色素瘤	233	0.20	0.50	0.00	0.00	0.00	0.00	0.00	0.10	0.14	0.16	0.32	0.59	0.66
皮肤其他	893	0.78	0.00	0.09	0.25	0.07	0.25	0.07	0.25	0.23	0.71	0.48	1.06	1.80
间皮瘤	53	0.05	0.00	0.00	0.00	0.00	0.00	0.00	0.00	0.00	0.00	0.11	0.17	0.26
卡波西肉瘤	18	0.02	0.00	0.00	0.00	0.00	0.00	0.00	0.00	0.00	0.00	0.05	0.04	0.07
周围神经、其他结缔组织、软组织	215	0.19	0.00	0.00	0.25	0.07	0.25	0.22	0.10	0.37	0.16	0.58	0.47	0.66
乳房	164	0.14	0.00	0.00	0.00	0.00	0.00	0.00	0.05	0.05	0.11	0.26	0.47	0.84
外阴	—		—	—	—	—	—	—	—	—	—	—	—	—
阴道	—		—	—	—	—	—	—	—	—	—	—	—	—
子宫颈	—		—	—	—	—	—	—	—	—	—	—	—	—
子宫体	—		—	—	—	—	—	—	—	—	—	—	—	—
子宫，部位不明	—		—	—	—	—	—	—	—	—	—	—	—	—
卵巢	—		—	—	—	—	—	—	—	—	—	—	—	—
其他女性生殖器	—		—	—	—	—	—	—	—	—	—	—	—	—
胎盘	—		—	—	—	—	—	—	—	—	—	—	—	—
阴茎	289	0.25	0.00	0.00	0.00	0.00	0.00	0.00	0.00	0.00	0.11	0.32	0.17	0.99
前列腺	5 734	5.01	0.00	0.00	0.00	0.00	0.08	0.00	0.10	0.05	0.16	0.16	0.80	2.16
睾丸	132	0.12	0.00	0.09	0.00	0.13	0.42	0.22	0.46	0.41	0.77	0.48	0.55	0.40
其他男性生殖器	54	0.05	0.00	0.00	0.00	0.00	0.00	0.00	0.00	0.00	0.00	0.00	0.04	0.18
肾	1 595	1.39	0.00	0.52	0.06	0.07	0.17	0.07	0.76	0.96	1.53	3.38	4.36	7.45
肾盂	194	0.17	0.00	0.00	0.06	0.00	0.00	0.00	0.00	0.00	0.05	0.37	0.30	0.62
输尿管	159	0.14	0.00	0.00	0.00	0.00	0.00	0.00	0.00	0.00	0.00	0.00	0.04	0.15
膀胱	3 369	2.95	0.00	0.09	0.00	0.07	0.00	0.00	0.15	0.41	1.26	2.32	3.76	6.57
其他泌尿器官	46	0.04	0.00	0.00	0.00	0.00	0.00	0.00	0.05	0.05	0.05	0.00	0.04	0.00
眼	29	0.03	0.00	0.00	0.17	0.06	0.00	0.00	0.00	0.00	0.05	0.00	0.04	0.04
脑、神经系统	2 130	1.86	2.48	1.57	1.08	1.68	1.34	1.20	2.13	2.29	3.29	3.70	6.18	8.22
甲状腺	2 341	2.05	0.00	0.00	0.06	0.07	0.42	3.82	9.98	11.29	15.01	14.64	11.63	11.44
肾上腺	101	0.09	0.00	0.17	0.13	0.07	0.00	0.05	0.00	0.00	0.11	0.21	0.38	0.55
其他内分泌腺	93	0.08	0.50	0.26	0.00	0.00	0.00	0.00	0.10	0.14	0.11	0.16	0.34	0.48
霍奇金淋巴瘤	80	0.07	0.00	0.00	0.06	0.07	0.08	0.22	0.10	0.09	0.27	0.21	0.30	0.29
非霍奇金淋巴瘤	2 011	1.76	0.00	0.79	0.45	0.47	0.84	0.90	1.17	1.10	1.97	2.64	4.86	6.64
免疫增生性疾病	54	0.05	0.00	0.00	0.00	0.00	0.00	0.00	0.00	0.00	0.00	0.11	0.00	0.11
多发性骨髓瘤	663	0.58	0.00	0.00	0.00	0.07	0.08	0.15	0.05	0.00	0.22	0.63	1.31	1.61
淋巴样白血病	590	0.52	0.00	2.44	1.91	1.21	1.42	0.82	0.86	0.64	0.88	1.22	0.93	1.28
髓样白血病	1 358	1.19	1.49	0.87	0.57	0.74	1.09	1.12	1.42	2.42	2.79	2.48	2.71	4.29
白血病，未特指	588	0.51	2.98	0.52	0.57	0.54	0.75	0.45	0.61	0.78	0.82	1.43	1.14	1.28
其他或未指明部位	1 130	0.99	0.99	0.70	0.25	0.07	0.42	0.22	0.20	0.32	0.66	0.85	2.16	3.04
所有部位合计	114 384	100.00	9.94	9.25	6.50	6.60	10.14	13.18	26.24	35.29	64.46	100.12	163.02	276.93
所有部位除外 C44	113 491	99.22	9.94	9.17	6.24	6.54	9.89	13.11	25.99	35.07	63.75	99.65	161.96	275.13

年龄组发病率 /（1/10万）							粗率/ (1/10万)	中标率/ (1/10万)	世标率/ (1/10万)	累积率 /%		35—64岁 截缩率/ (1/10万)	ICD-10
55—59岁	60—64岁	65—69岁	70—74岁	75—79岁	80—84岁	≥85岁				0—64岁	0—74岁		
0.24	0.67	0.82	0.93	2.32	2.04	1.81	0.30	0.14	0.14	0.01	0.02	0.17	C00
1.13	1.96	2.06	2.45	1.80	2.04	1.51	0.73	0.39	0.39	0.03	0.05	0.76	C01—C02
1.57	3.00	3.70	5.07	4.77	5.10	7.25	1.26	0.63	0.63	0.03	0.08	0.96	C03—C06
0.93	1.65	1.76	1.61	3.22	4.49	1.51	0.74	0.43	0.42	0.03	0.04	0.67	C07—C08
0.69	0.98	0.59	0.76	0.77	0.41	0.60	0.29	0.16	0.16	0.01	0.02	0.38	C09
0.54	0.62	0.82	0.93	2.19	1.22	0.91	0.35	0.19	0.18	0.01	0.02	0.32	C10
7.54	9.87	9.51	10.74	10.31	8.97	6.04	4.17	2.56	2.45	0.18	0.28	5.11	C11
1.57	1.71	2.41	2.96	1.68	1.43	0.60	0.65	0.33	0.34	0.02	0.05	0.57	C12—C13
0.39	0.52	0.65	1.44	1.16	1.63	1.51	0.28	0.14	0.14	0.01	0.02	0.19	C14
41.07	103.43	150.39	211.85	244.55	288.01	220.38	44.49	20.75	20.90	0.85	2.66	23.07	C15
65.30	124.72	195.08	284.73	349.36	354.71	259.62	61.00	29.44	29.20	1.27	3.67	34.99	C16
2.30	3.67	3.93	5.75	7.22	6.12	8.15	1.56	0.80	0.80	0.05	0.09	1.33	C17
31.23	50.60	65.54	92.99	109.45	103.42	89.06	22.68	11.58	11.44	0.61	1.40	17.11	C18
27.41	44.04	57.49	74.65	89.60	89.75	76.38	19.63	10.01	9.94	0.55	1.21	15.48	C19—C20
0.39	1.24	1.06	1.86	1.68	2.65	3.32	0.46	0.23	0.23	0.01	0.03	0.35	C21
65.70	84.15	94.61	101.95	124.66	149.31	127.40	37.80	20.45	20.17	1.34	2.32	39.58	C22
5.34	11.73	15.33	20.97	28.36	30.39	28.98	5.08	2.43	2.43	0.11	0.29	3.09	C23—C24
15.67	27.70	37.76	54.02	69.10	90.77	68.23	13.31	6.45	6.41	0.31	0.76	8.62	C25
0.73	1.19	1.76	1.78	2.84	2.04	1.51	0.61	0.35	0.34	0.02	0.04	0.56	C30—C31
3.87	8.12	10.04	13.86	15.99	11.01	6.94	3.06	1.51	1.52	0.08	0.20	2.20	C32
102.56	203.24	315.23	442.81	517.85	559.71	426.27	96.10	46.52	46.25	2.03	5.82	56.45	C33—C34
2.10	2.27	3.23	3.13	2.84	3.06	1.51	1.09	0.65	0.64	0.04	0.07	1.06	C37—C38
1.96	3.57	4.52	6.76	9.67	11.01	8.75	1.95	1.18	1.16	0.06	0.12	1.28	C40—C41
0.93	1.60	1.94	2.62	4.00	4.69	5.43	0.82	0.43	0.43	0.02	0.05	0.64	C43
1.96	3.57	8.81	12.51	17.15	25.70	33.51	3.15	1.55	1.53	0.05	0.16	1.44	C44
0.39	0.41	0.47	0.51	0.64	0.61	0.60	0.19	0.10	0.10	0.01	0.01	0.20	C45
0.15	0.16	0.18	0.34	0.00	0.00	0.00	0.06	0.04	0.04	0.00	0.01	0.07	C46
0.83	1.40	1.94	2.45	2.32	3.26	3.32	0.76	0.47	0.46	0.03	0.05	0.63	C47, C49
0.83	1.14	1.41	1.78	2.45	2.45	1.81	0.58	0.31	0.30	0.02	0.03	0.55	C50
—	—	—	—	—	—	—	—	—	—	—	—	—	C51
—	—	—	—	—	—	—	—	—	—	—	—	—	C52
—	—	—	—	—	—	—	—	—	—	—	—	—	C53
—	—	—	—	—	—	—	—	—	—	—	—	—	C54
—	—	—	—	—	—	—	—	—	—	—	—	—	C55
—	—	—	—	—	—	—	—	—	—	—	—	—	C56
—	—	—	—	—	—	—	—	—	—	—	—	—	C57
—	—	—	—	—	—	—	—	—	—	—	—	—	C58
1.08	2.43	2.29	3.97	3.74	9.18	6.34	1.02	0.49	0.49	0.03	0.06	0.73	C60
7.39	26.62	50.09	108.80	176.10	185.41	170.57	20.22	9.02	8.77	0.19	0.98	4.96	C61
0.29	0.41	0.59	1.18	0.90	1.02	1.81	0.47	0.40	0.36	0.02	0.03	0.50	C62
0.05	0.41	0.76	0.51	1.80	0.12	0.30	0.19	0.09	0.09	0.00	0.01	0.10	C63
10.13	13.03	15.56	16.74	14.95	12.65	15.09	5.62	3.18	3.15	0.21	0.37	5.98	C64
1.03	1.34	2.23	2.28	2.58	4.28	2.42	0.68	0.35	0.35	0.02	0.04	0.55	C65
0.78	1.14	1.64	2.79	3.48	3.67	3.02	0.56	0.26	0.26	0.01	0.03	0.28	C66
12.14	23.47	31.30	47.09	66.00	84.85	90.57	11.88	5.69	5.66	0.25	0.64	7.08	C67
0.20	0.26	0.65	0.59	1.03	0.41	1.51	0.16	0.08	0.08	0.00	0.01	0.08	C68
0.05	0.16	0.23	0.59	0.52	0.61	0.30	0.10	0.06	0.07	0.00	0.01	0.05	C69
11.50	14.11	17.97	21.05	26.04	22.03	20.53	7.51	4.74	4.65	0.29	0.49	7.18	C70—C72, D32—D33, D42—D43
11.41	9.92	8.34	5.66	5.80	3.47	1.51	8.25	7.31	6.18	0.50	0.57	12.59	C73
0.44	0.67	0.88	0.93	0.77	1.02	1.81	0.36	0.21	0.22	0.01	0.02	0.37	C74
0.69	0.47	1.17	0.42	0.77	0.20	0.91	0.33	0.21	0.22	0.01	0.02	0.34	C75
0.34	0.31	0.65	0.76	1.16	0.20	0.91	0.28	0.20	0.19	0.01	0.02	0.28	C81
9.25	15.09	14.80	27.05	31.33	32.64	24.45	7.09	4.01	3.93	0.23	0.44	6.05	C82—C86, C96
0.24	0.52	0.88	0.76	0.77	0.82	0.00	0.19	0.09	0.10	0.00	0.01	0.14	C88
2.79	5.58	6.93	9.98	12.63	10.61	4.83	2.34	1.20	1.19	0.06	0.15	1.76	C90
1.76	2.74	5.05	6.00	7.86	7.55	4.53	2.08	1.57	1.67	0.09	0.14	1.37	C91
5.29	8.68	11.51	13.86	18.82	23.05	12.68	4.79	3.07	2.93	0.17	0.30	4.04	C92—C94, D45—D47
1.86	3.26	4.11	6.09	10.70	13.05	6.34	2.07	1.36	1.35	0.07	0.14	1.52	C95
4.55	6.93	11.28	15.64	22.23	22.94	3.98	2.08	2.02	2.11	0.10	0.24	2.68	O&U
468.58	836.47	1 181.95	1 656.96	2 034.40	2 206.00	1 786.27	403.33	205.89	203.16	10.08	24.28	276.47	ALL
466.62	832.91	1 173.14	1 644.45	2 017.26	2 180.30	1 752.76	400.18	204.34	201.63	10.03	24.12	275.03	ALL exc. C44

附表 1-3　江苏省肿瘤登记地区 2019 年女性恶性肿瘤发病主要指标

部位	病例数	构成比 /%	年龄组发病率 /（1/10 万）											
			0 岁	1—4 岁	5—9 岁	10—14 岁	15—19 岁	20—24 岁	25—29 岁	30—34 岁	35—39 岁	40—44 岁	45—49 岁	50—54 岁
唇	68	0.07	0.00	0.10	0.07	0.00	0.00	0.08	0.05	0.00	0.00	0.05	0.04	0.15
舌	172	0.19	0.00	0.00	0.00	0.00	0.00	0.00	0.00	0.14	0.43	0.26	0.38	0.51
口	265	0.29	0.00	0.00	0.00	0.08	0.10	0.08	0.11	0.05	0.27	0.16	0.33	0.55
唾液腺	152	0.17	0.00	0.00	0.07	0.16	0.39	0.17	0.11	0.41	0.27	0.42	0.67	0.51
扁桃体	34	0.04	0.00	0.00	0.00	0.00	0.00	0.00	0.00	0.00	0.00	0.05	0.13	0.18
其他口咽	29	0.03	0.00	0.00	0.00	0.00	0.00	0.00	0.00	0.00	0.00	0.05	0.04	0.04
鼻咽	463	0.51	0.00	0.00	0.00	0.08	0.19	0.17	0.38	0.54	0.98	1.57	1.93	3.07
下咽	18	0.02	0.00	0.00	0.00	0.00	0.00	0.00	0.00	0.00	0.00	0.10	0.04	0.04
咽，部位不明	28	0.03	0.00	0.00	0.00	0.00	0.00	0.00	0.00	0.00	0.00	0.05	0.00	0.07
食管	5 628	6.17	0.00	0.00	0.00	0.00	0.00	0.08	0.05	0.05	0.33	0.52	0.75	3.18
胃	7 572	8.30	0.00	0.00	0.00	0.00	0.10	0.33	1.99	2.86	4.56	7.28	12.05	17.81
小肠	358	0.39	0.00	0.00	0.00	0.00	0.00	0.00	0.05	0.14	0.16	0.37	0.59	0.80
结肠	4 636	5.08	0.00	0.00	0.00	0.07	0.08	0.00	0.42	1.18	1.73	3.37	4.71	8.75	13.32
直肠	3 550	3.89	0.00	0.00	0.00	0.00	0.00	0.33	0.54	1.27	1.74	3.09	6.40	11.42
肛门	114	0.13	0.00	0.00	0.00	0.00	0.00	0.05	0.05	0.11	0.21	0.17	0.58
肝脏	4 284	4.70	0.00	0.00	0.07	0.00	0.10	0.00	0.43	0.91	1.41	3.61	7.16	12.77
胆囊及其他	1 741	1.91	0.00	0.00	0.00	0.00	0.00	0.00	0.05	0.05	0.33	0.79	1.67	4.12
胰腺	2 902	3.18	0.00	0.00	0.00	0.00	0.00	0.17	0.22	0.32	0.54	1.41	2.97	4.89
鼻、鼻窦及其他	86	0.09	0.00	0.10	0.07	0.00	0.08	0.05	0.09	0.16	0.37	0.29	0.15
喉	72	0.08	0.00	0.00	0.00	0.00	0.10	0.00	0.00	0.00	0.00	0.05	0.04	0.07
气管、支气管、肺	15 464	16.96	0.00	0.00	0.07	0.00	0.39	1.67	3.23	5.81	11.19	21.00	33.07	51.72
其他胸腔器官	228	0.25	0.53	0.19	0.00	0.08	0.10	0.00	0.27	0.18	0.22	0.37	0.88	0.84
骨	452	0.50	0.00	0.19	0.29	0.55	0.58	0.25	0.38	0.50	0.27	0.63	0.96	1.13
皮肤黑色素瘤	245	0.27	0.00	0.00	0.00	0.00	0.10	0.00	0.05	0.14	0.49	0.37	0.67	0.80
皮肤其他	935	1.03	0.00	0.29	0.15	0.08	0.29	0.33	0.11	0.45	0.43	0.63	1.21	1.35
间皮瘤	43	0.05	0.00	0.00	0.00	0.00	0.00	0.00	0.05	0.09	0.00	0.00	0.25	0.22
卡波西肉瘤	13	0.01	0.00	0.10	0.00	0.00	0.00	0.00	0.00	0.00	0.00	0.05	0.04	0.11
周围神经、其他结缔组织、软组织	176	0.19	0.53	0.38	0.15	0.00	0.19	0.08	0.22	0.23	0.33	0.21	0.42	0.84
乳房	13 196	14.47	0.00	0.00	0.00	0.08	0.19	1.34	5.27	13.67	31.50	57.09	84.18	87.12
外阴	142	0.16	0.00	0.00	0.00	0.00	0.00	0.00	0.00	0.09	0.16	0.21	0.21	0.40
阴道	101	0.11	0.00	0.00	0.00	0.00	0.08	0.00	0.00	0.05	0.37	0.25	0.47
子宫颈	5 382	5.90	0.00	0.00	0.00	0.00	0.33	2.69	7.08	16.95	25.51	33.23	35.84
子宫体	2 422	2.66	0.00	0.00	0.00	0.00	0.00	0.42	0.59	1.95	2.93	6.02	11.59	18.76
子宫，部位不明	327	0.36	0.00	0.00	0.00	0.00	0.10	0.00	0.11	0.27	0.65	1.26	1.76	2.19
卵巢	2 160	2.37	0.00	0.00	0.07	0.70	0.96	1.50	1.83	2.59	2.77	7.18	10.34	13.43
其他女性生殖器	247	0.27	0.00	0.00	0.00	0.00	0.10	0.08	0.05	0.09	0.22	0.68	1.00	1.39
胎盘	14	0.02	0.00	0.00	0.00	0.00	0.08	0.16	0.05	0.05	0.05	0.21	0.04
阴茎	—		—	—	—	—	—	—	—	—	—	—	—	—
前列腺	—		—	—	—	—	—	—	—	—	—	—	—	—
睾丸	—		—	—	—	—	—	—	—	—	—	—	—	—
其他男性生殖器	—		—	—	—	—	—	—	—	—	—	—	—	—
肾	876	0.96	0.00	0.10	0.22	0.08	0.29	0.17	0.38	0.82	0.71	1.57	2.68	4.31
肾盂	112	0.12	0.00	0.00	0.00	0.00	0.00	0.00	0.00	0.05	0.05	0.05	0.13	0.33
输尿管	106	0.12	0.00	0.00	0.00	0.00	0.00	0.00	0.00	0.00	0.05	0.00	0.08	0.22
膀胱	825	0.90	0.00	0.00	0.07	0.00	0.00	0.17	0.11	0.23	0.60	0.68	0.84	2.19
其他泌尿器官	38	0.04	0.00	0.00	0.00	0.00	0.00	0.00	0.00	0.00	0.00	0.00	0.04	0.04
眼	30	0.03	0.53	0.38	0.07	0.08	0.00	0.00	0.00	0.00	0.05	0.05	0.13	0.07
脑、神经系统	2 579	2.83	2.67	1.15	1.45	1.17	0.96	1.92	1.99	1.59	3.75	4.71	7.16	10.58
甲状腺	7 624	8.36	0.00	0.00	0.00	0.47	2.31	9.19	24.20	30.29	41.06	43.05	49.31	48.69
肾上腺	90	0.10	0.53	0.19	0.00	0.00	0.19	0.08	0.00	0.18	0.16	0.16	0.25	0.51
其他内分泌腺	111	0.12	0.00	0.10	0.07	0.00	0.00	0.17	0.11	0.14	0.54	0.31	0.42	0.44
霍奇金淋巴瘤	73	0.08	0.00	0.00	0.00	0.16	0.10	0.33	0.16	0.18	0.16	0.05	0.17	0.33
非霍奇金淋巴瘤	1481	1.62	0.00	0.38	0.15	0.23	0.39	0.50	0.54	1.09	2.12	2.15	3.26	4.64
免疫增生性疾病	20	0.02	0.00	0.00	0.00	0.00	0.00	0.00	0.00	0.00	0.00	0.10	0.04	0.04
多发性骨髓瘤	530	0.58	0.00	0.00	0.00	0.00	0.00	0.00	0.11	0.14	0.16	0.52	0.84	1.64
淋巴样白血病	393	0.43	2.67	2.78	1.60	0.86	0.58	0.59	0.38	0.32	0.33	0.94	0.80	1.13
髓样白血病	1 052	1.15	3.21	1.25	0.65	0.78	0.96	0.92	1.45	1.32	1.58	1.68	2.76	4.01
白血病，未特指	488	0.54	0.53	0.57	0.36	0.47	0.39	0.50	0.50	0.64	0.60	0.79	0.98	1.24
其他或未指明部位	1 033	1.13	0.00	0.48	0.29	0.08	0.19	0.39	0.50	0.43	0.86	0.76	1.26	3.14	3.50
所有部位合计	91 180	100.00	11.23	8.72	6.02	6.24	10.49	23.24	50.76	79.61	135.57	204.90	297.69	374.80
所有部位除外 C44	90 245	98.97	11.23	8.43	5.88	6.16	10.20	22.90	50.66	79.16	135.13	204.27	296.48	373.45

年龄组发病率 /（1/10 万）							粗率 /（1/10 万）	中标率 /（1/10 万）	世标率 /（1/10 万）	累积率 /%		35—64 岁截缩率 /（1/10 万）	ICD-10
55—59 岁	60—64 岁	65—69 岁	70—74 岁	75—79 岁	80—84 岁	≥85 岁				0—64 岁	0—74 岁		
0.05	0.21	0.52	0.73	1.52	2.26	1.42	0.24	0.11	0.11	0.00	0.01	0.08	C00
0.49	1.81	2.20	1.63	1.05	1.45	2.31	0.61	0.33	0.32	0.02	0.04	0.59	C01—C02
1.18	1.59	2.20	3.74	4.33	4.04	4.97	0.95	0.46	0.45	0.02	0.05	0.59	C03—C06
0.49	1.12	1.39	1.22	0.94	0.81	1.06	0.54	0.38	0.36	0.02	0.04	0.55	C07—C08
0.20	0.21	0.35	0.49	0.12	0.16	0.35	0.12	0.07	0.07	0.00	0.01	0.12	C09
0.15	0.16	0.29	0.33	0.82	0.32	0.35	0.10	0.05	0.05	0.00	0.01	0.06	C10
2.31	2.87	2.96	3.66	3.40	2.75	3.19	1.66	1.02	0.96	0.07	0.10	2.03	C11
0.05	0.05	0.23	0.00	0.35	0.48	0.35	0.06	0.03	0.03	0.00	0.00	0.05	C12—C13
0.05	0.00	0.23	0.41	0.70	0.81	0.71	0.10	0.04	0.04	0.00	0.00	0.03	C14
7.73	25.61	50.30	88.86	140.45	159.43	127.50	20.12	7.91	7.73	0.19	0.89	5.12	C15
24.36	42.25	63.74	103.92	133.30	158.30	121.11	27.07	12.49	12.08	0.57	1.41	16.09	C16
2.02	2.39	3.88	4.64	5.62	4.04	4.43	1.28	0.61	0.60	0.03	0.08	0.91	C17
20.28	29.12	43.05	57.45	69.81	78.83	62.06	16.57	7.94	7.74	0.42	0.92	11.78	C18
16.54	23.75	31.64	43.21	52.83	57.34	50.36	12.69	5.99	5.89	0.33	0.70	9.22	C19—C20
0.64	0.32	0.99	0.81	1.29	2.26	2.66	0.41	0.19	0.19	0.01	0.02	0.31	C21
16.39	28.32	35.52	48.34	70.52	83.03	79.62	15.32	6.90	6.81	0.36	0.78	10.19	C22
4.77	12.06	14.43	22.70	29.40	41.35	36.53	6.22	2.63	2.62	0.12	0.30	3.38	C23—C24
8.02	16.53	27.12	36.38	55.76	68.49	63.48	10.37	4.38	4.33	0.18	0.49	4.91	C25
0.30	0.27	0.64	0.81	1.41	1.29	1.24	0.31	0.18	0.17	0.01	0.02	0.26	C30—C31
0.10	0.48	0.46	0.73	1.52	2.91	1.42	0.26	0.11	0.11	0.00	0.01	0.10	C32
73.62	107.88	141.74	179.93	214.24	230.50	176.97	55.28	27.17	26.57	1.55	3.16	44.39	C33—C34
1.62	1.81	1.68	2.60	1.52	1.78	1.24	0.82	0.48	0.48	0.03	0.05	0.86	C37—C38
2.07	1.91	3.53	5.29	6.79	7.27	6.03	1.62	0.93	0.90	0.05	0.09	1.06	C40—C41
0.74	1.33	2.43	2.77	3.40	4.04	2.84	0.88	0.46	0.43	0.02	0.05	0.69	C43
2.66	4.09	5.51	10.17	13.94	22.94	37.59	3.34	1.42	1.42	0.06	0.14	1.53	C44
0.20	0.48	0.17	0.24	0.59	0.16	0.35	0.15	0.09	0.08	0.01	0.01	0.18	C45
0.10	0.11	0.06	0.00	0.00	0.00	0.35	0.05	0.03	0.03	0.00	0.00	0.06	C46
0.59	0.90	1.16	1.63	2.11	1.94	2.66	0.63	0.38	0.39	0.02	0.04	0.51	C47, C49
85.29	93.26	78.34	68.03	63.60	45.71	36.88	47.18	29.89	28.00	2.29	3.03	70.53	C50
0.49	1.17	0.99	1.87	2.34	2.10	2.13	0.51	0.25	0.24	0.01	0.03	0.39	C51
0.54	0.64	0.81	1.06	1.76	1.13	0.18	0.36	0.19	0.19	0.01	0.02	0.36	C52
36.42	34.01	23.41	27.67	27.76	23.58	15.96	19.24	12.56	11.55	0.96	1.22	29.52	C53
22.19	17.43	15.30	13.83	12.06	9.21	5.32	8.66	5.05	4.88	0.41	0.56	12.12	C54
2.21	1.38	1.56	1.79	2.93	2.91	3.01	1.17	0.69	0.65	0.05	0.07	1.53	C55
14.37	13.13	14.08	15.46	16.98	12.76	5.67	7.72	4.82	4.56	0.34	0.49	9.64	C56
1.23	2.18	2.38	2.20	1.29	1.94	1.06	0.88	0.50	0.49	0.04	0.06	1.03	C57
0.00	0.00	0.00	0.08	0.00	0.00	0.00	0.05	0.05	0.04	0.00	0.00	0.07	C58
—	—	—	—	—	—	—	—	—	—	—	—	—	C60
—	—	—	—	—	—	—	—	—	—	—	—	—	C61
—	—	—	—	—	—	—	—	—	—	—	—	—	C62
—	—	—	—	—	—	—	—	—	—	—	—	—	C63
4.28	6.86	7.82	10.17	7.38	6.62	6.38	3.13	1.73	1.69	0.11	0.20	3.09	C64
0.64	0.64	1.10	1.46	1.52	1.78	1.95	0.40	0.18	0.18	0.01	0.02	0.26	C65
0.15	0.85	1.16	1.30	1.87	2.26	2.13	0.38	0.16	0.16	0.01	0.02	0.19	C66
2.85	4.73	5.68	11.07	14.17	19.55	15.60	2.95	1.33	1.29	0.06	0.15	1.74	C67
0.15	0.37	0.41	0.41	0.70	0.65	0.71	0.14	0.06	0.06	0.00	0.01	0.08	C68
0.10	0.11	0.23	0.24	0.23	0.16	0.35	0.11	0.08	0.11	0.01	0.01	0.08	C69
13.53	18.71	22.08	23.76	28.82	25.68	17.20	9.22	5.38	5.32	0.34	0.57	8.89	C70—C72, D32—D33, D42—D43
46.56	33.00	23.35	15.54	8.08	4.68	3.19	27.26	22.59	19.49	1.64	1.84	43.94	C73
0.30	0.64	0.81	0.65	0.70	0.65	0.71	0.32	0.21	0.21	0.01	0.02	0.31	C75
0.69	0.48	0.81	0.49	0.70	2.10	0.35	0.40	0.26	0.25	0.01	0.02	0.47	C75
0.30	0.32	0.46	0.46	0.57	0.94	0.65	0.53	0.26	0.19	0.18	0.01	0.02	0.21	C81
5.91	9.62	14.78	16.60	22.02	18.74	14.01	5.29	2.82	2.72	0.15	0.31	4.21	C82—C86, C96
0.10	0.11	0.29	0.16	0.47	0.00	0.18	0.07	0.04	0.04	0.00	0.00	0.06	C88
2.46	4.94	5.68	7.08	7.15	6.46	3.01	1.89	0.93	0.93	0.05	0.12	1.52	C90
1.13	1.97	2.67	3.34	3.75	6.30	1.24	1.40	1.06	1.24	0.07	0.10	0.98	C91
4.72	6.70	7.76	10.17	11.36	13.57	6.74	3.76	2.36	2.36	0.15	0.24	3.29	C92—C94, D45—D47
1.38	2.44	4.00	5.21	6.68	8.24	6.38	1.74	1.05	1.03	0.05	0.10	1.15	C95
4.23	6.06	6.84	10.58	14.29	17.61	17.73	3.69	1.90	1.86	0.11	0.22	2.89	O&U
439.91	569.35	681.23	873.51	1 077.29	1 174.00	961.81	325.96	179.09	170.67	11.04	18.81	314.19	ALL
437.25	565.26	675.73	863.34	1 063.35	1 151.07	924.22	322.62	177.67	169.25	10.98	18.67	312.66	ALL exc. C44

附表 2-1 江苏省城市肿瘤登记地区 2019 年男女合计恶性肿瘤发病主要指标

部位	病例数	构成比/%	年龄组发病率/（1/10 万）											
			0 岁	1—4 岁	5—9 岁	10—14 岁	15—19 岁	20—24 岁	25—29 岁	30—34 岁	35—39 岁	40—44 岁	45—49 岁	50—54 岁
唇	64	0.06	0.00	0.09	0.00	0.00	0.00	0.08	0.06	0.00	0.00	0.00	0.09	0.16
舌	188	0.19	0.00	0.00	0.00	0.00	0.00	0.00	0.10	0.33	0.38	0.54	0.82
口	299	0.30	0.00	0.00	0.00	0.00	0.10	0.00	0.11	0.05	0.22	0.22	0.49	0.90
唾液腺	188	0.19	0.00	0.00	0.00	0.00	0.09	0.39	0.33	0.22	0.38	0.16	0.59	0.58	0.94
扁桃体	55	0.06	0.00	0.00	0.00	0.00	0.00	0.00	0.00	0.00	0.00	0.27	0.18	0.20
其他口咽	62	0.06	0.00	0.00	0.00	0.00	0.00	0.00	0.00	0.14	0.05	0.16	0.18	0.20
鼻咽	778	0.78	0.00	0.00	0.00	0.00	0.39	0.08	0.55	0.77	1.25	2.32	3.43	4.37
下咽	113	0.11	0.00	0.00	0.00	0.00	0.00	0.00	0.00	0.00	0.05	0.11	0.18	0.45
咽，部位不明	47	0.05	0.00	0.00	0.00	0.00	0.00	0.00	0.00	0.00	0.05	0.04	0.12
食管	7 345	7.36	0.00	0.00	0.00	0.00	0.00	0.00	0.08	0.00	0.43	0.92	2.72	10.42
胃	11 949	11.97	0.00	0.00	0.00	0.00	0.00	0.50	1.49	2.97	4.67	7.24	13.87	29.70
小肠	415	0.42	0.00	0.00	0.00	0.00	0.00	0.11	0.14	0.27	0.59	0.80	1.35
结肠	5 995	6.01	0.00	0.00	0.00	0.15	0.09	0.33	0.99	1.87	2.72	6.49	9.81	16.71
直肠	4 450	4.46	0.00	0.00	0.00	0.00	0.20	0.50	0.72	1.24	2.28	3.57	9.36	15.69
肛门	99	0.10	0.00	0.00	0.00	0.00	0.00	0.11	0.05	0.16	0.16	0.22	0.33
肝脏	6 632	6.65	0.98	0.18	0.15	0.09	0.10	0.17	0.77	1.39	3.75	9.51	18.10	28.60
胆囊及其他	1 525	1.53	0.00	0.00	0.00	0.00	0.00	0.00	0.06	0.05	0.22	0.43	1.61	3.59
胰腺	3 229	3.24	0.00	0.00	0.00	0.07	0.00	0.00	0.28	0.24	0.76	2.11	3.79	7.03
鼻、鼻窦及其他	119	0.12	0.00	0.09	0.00	0.00	0.00	0.00	0.11	0.10	0.27	0.27	0.45	0.61
喉	502	0.50	0.00	0.00	0.00	0.00	0.00	0.00	0.00	0.00	0.00	0.27	0.67	1.31
气管、支气管、肺	20 717	20.76	0.00	0.00	0.07	0.00	0.20	0.99	2.32	5.55	9.94	18.48	32.11	56.33
其他胸腔器官	292	0.29	0.49	0.37	0.00	0.09	0.39	0.00	0.28	0.24	0.33	0.49	0.80	1.43
骨	425	0.43	0.00	0.37	0.15	0.51	0.79	0.50	0.33	0.43	0.33	0.54	0.85	1.06
皮肤黑色素瘤	230	0.23	0.00	0.00	0.00	0.00	0.00	0.00	0.14	0.43	0.05	0.80	0.57
皮肤其他	894	0.90	0.00	0.00	0.29	0.09	0.39	0.17	0.06	0.29	0.76	0.54	1.16	1.51
间皮瘤	52	0.05	0.00	0.00	0.00	0.00	0.00	0.00	0.00	0.05	0.00	0.00	0.18	0.37
卡波西肉瘤	15	0.02	0.00	0.00	0.00	0.00	0.00	0.00	0.06	0.00	0.00	0.00	0.04	0.16
周围神经、其他结缔组织、软组织	204	0.20	0.49	0.09	0.22	0.00	0.29	0.17	0.17	0.29	0.27	0.49	0.58	0.82
乳房	6 785	6.80	0.00	0.00	0.00	0.00	0.10	0.41	2.49	8.32	17.87	29.18	44.86	44.90
外阴	86	0.09	0.00	0.00	0.00	0.00	0.00	0.00	0.00	0.05	0.11	0.16	0.09	0.25
阴道	51	0.05	0.00	0.00	0.00	0.00	0.00	0.08	0.00	0.00	0.00	0.22	0.13	0.20
子宫颈	2 417	2.42	0.00	0.00	0.00	0.00	0.00	0.17	1.11	3.20	9.34	11.73	16.41	18.47
子宫体	1 244	1.25	0.00	0.00	0.00	0.00	0.00	0.25	0.22	1.10	1.47	3.57	6.06	11.07
子宫，部位不明	135	0.14	0.00	0.00	0.00	0.00	0.00	0.00	0.00	0.10	0.16	0.54	0.94	0.98
卵巢	1 076	1.08	0.00	0.00	0.00	0.07	0.34	0.59	0.91	1.11	1.63	1.25	3.51	5.98	7.31
其他女性生殖器	123	0.12	0.00	0.00	0.00	0.00	0.00	0.00	0.06	0.00	0.16	0.27	0.40	0.82
胎盘	7	0.01	0.00	0.00	0.00	0.00	0.00	0.00	0.11	0.05	0.05	0.05	0.00	0.04
阴茎	134	0.13	0.00	0.00	0.00	0.00	0.00	0.00	0.00	0.00	0.00	0.11	0.13	0.65
前列腺	3 041	3.05	0.00	0.00	0.00	0.00	0.00	0.10	0.00	0.06	0.00	0.11	0.11	0.27	1.47
睾丸	64	0.06	0.00	0.00	0.00	0.17	0.29	0.17	0.39	0.24	0.38	0.11	0.22	0.25
其他男性生殖器	35	0.04	0.00	0.00	0.00	0.00	0.00	0.00	0.00	0.00	0.00	0.00	0.00	0.04
肾	1 395	1.40	0.00	0.28	0.22	0.09	0.29	0.17	0.88	1.34	1.68	2.76	4.64	6.74
肾盂	160	0.16	0.00	0.00	0.00	0.00	0.00	0.00	0.00	0.00	0.05	0.22	0.27	0.49
输尿管	153	0.15	0.00	0.00	0.00	0.00	0.00	0.00	0.00	0.00	0.00	0.00	0.04	0.16
膀胱	2 081	2.09	0.00	0.00	0.00	0.07	0.00	0.09	0.00	0.17	0.48	1.03	1.57	2.41	4.86
其他泌尿器官	37	0.04	0.00	0.00	0.00	0.00	0.00	0.00	0.06	0.00	0.00	0.00	0.04	0.04
眼	18	0.02	0.49	0.28	0.07	0.00	0.00	0.00	0.00	0.00	0.00	0.05	0.00	0.00
脑、神经系统	2 426	2.43	2.45	1.75	1.54	1.71	1.37	1.65	2.60	2.15	3.69	4.92	7.27	11.03
甲状腺	5 342	5.35	0.00	0.00	0.00	0.34	1.28	8.09	19.45	27.12	33.18	31.72	32.55	34.03
肾上腺	80	0.08	0.00	0.28	0.07	0.09	0.10	0.08	0.00	0.14	0.05	0.16	0.22	0.41
其他内分泌腺	78	0.08	0.49	0.28	0.00	0.00	0.00	0.00	0.17	0.05	0.22	0.22	0.27	0.41
霍奇金淋巴瘤	97	0.10	0.00	0.00	0.07	0.17	0.20	0.41	0.22	0.24	0.33	0.16	0.36	0.41
非霍奇金淋巴瘤	1 750	1.75	0.00	0.55	0.59	0.43	0.88	0.33	1.05	1.29	2.28	3.08	4.10	6.50
免疫增生性疾病	38	0.04	0.00	0.00	0.00	0.00	0.00	0.00	0.00	0.00	0.00	0.11	0.04	0.08
多发性骨髓瘤	630	0.63	0.00	0.00	0.00	0.00	0.10	0.17	0.06	0.14	0.11	0.59	1.20	1.88
淋巴样白血病	470	0.47	1.47	3.14	2.20	1.28	1.18	0.50	0.61	0.53	0.60	0.92	0.80	1.06
髓样白血病	1 319	1.32	2.45	1.11	0.95	1.02	0.98	1.16	1.66	2.06	2.61	2.76	2.59	5.02
白血病，未特指	499	0.50	1.47	0.65	0.59	0.51	0.49	0.33	0.39	0.67	0.60	0.76	1.11	1.27
其他或未指明部位	1 148	1.15	0.98	0.65	0.07	0.00	0.10	0.25	0.39	0.57	0.71	1.41	3.08	3.76
所有部位合计	99 802	100.00	11.78	10.24	7.64	7.17	11.38	19.08	42.00	68.02	107.69	157.21	240.13	350.35
所有部位除外 C44	98 908	99.10	11.78	10.24	7.35	7.08	10.99	18.91	41.95	67.73	106.93	156.67	238.97	348.83

年龄组发病率 /（1/10万）							粗率 /（1/10万）	中标率 /（1/10万）	世标率 /（1/10万）	累积率 /%		35—64岁 截缩率 /（1/10万）	ICD-10
55—59岁	60—64岁	65—69岁	70—74岁	75—79岁	80—84岁	≥85岁				0—64岁	0—74岁		
0.11	0.33	0.63	0.81	2.14	1.16	1.46	0.24	0.12	0.12	0.00	0.01	0.10	C00
0.85	1.89	2.15	2.07	1.47	1.74	3.42	0.71	0.38	0.38	0.02	0.05	0.72	C01—C02
1.27	2.44	3.23	4.49	4.54	4.64	6.59	1.13	0.56	0.56	0.03	0.07	0.80	C03—C06
0.74	1.39	1.64	1.53	2.14	2.70	1.22	0.71	0.47	0.44	0.03	0.04	0.69	C07—C08
0.48	0.72	0.51	0.45	0.27	0.19	0.73	0.21	0.11	0.12	0.01	0.01	0.27	C09
0.48	0.50	0.51	0.54	1.20	0.77	0.24	0.23	0.13	0.12	0.01	0.01	0.24	C10
5.40	6.55	6.07	7.36	7.21	5.60	3.91	2.95	1.77	1.70	0.13	0.19	3.60	C11
1.06	1.17	1.27	1.62	1.20	1.16	0.24	0.43	0.22	0.22	0.01	0.03	0.43	C12—C13
0.11	0.17	0.57	0.90	0.67	0.58	1.46	0.18	0.08	0.08	0.00	0.01	0.07	C14
23.68	58.76	88.12	127.27	161.82	182.71	128.87	27.83	12.44	12.44	0.49	1.56	13.11	C15
48.69	85.36	135.63	198.49	238.46	238.92	186.23	45.28	21.59	21.28	0.97	2.64	27.08	C16
2.49	3.05	4.43	4.94	8.01	5.41	6.83	1.57	0.79	0.78	0.04	0.09	1.26	C17
29.67	46.09	66.23	87.39	104.94	104.68	96.16	22.72	11.15	11.04	0.57	1.34	16.15	C18
23.00	34.71	48.65	60.27	71.96	74.17	68.10	16.86	8.37	8.29	0.46	1.00	12.92	C19—C20
0.48	0.78	0.89	1.53	1.47	1.55	0.98	0.38	0.20	0.20	0.01	0.02	0.32	C21
39.47	53.81	64.15	72.21	95.33	109.13	101.78	25.13	12.74	12.65	0.78	1.46	22.72	C22
4.93	11.22	15.44	23.53	29.64	37.86	41.00	5.78	2.58	2.59	0.11	0.31	3.10	C23—C24
12.19	22.21	32.71	49.67	67.69	81.31	68.34	12.24	5.63	5.57	0.24	0.66	6.86	C25
0.42	1.00	1.20	0.81	1.34	1.35	1.95	0.45	0.26	0.25	0.02	0.03	0.47	C30—C31
2.86	5.00	5.76	7.99	9.21	7.34	4.64	1.90	0.91	0.92	0.05	0.12	1.41	C32
95.27	161.05	237.35	324.59	365.56	380.11	280.68	78.50	38.36	37.90	1.91	4.72	53.87	C33—C34
2.07	2.50	3.10	2.69	2.40	2.70	2.20	1.11	0.66	0.67	0.04	0.07	1.13	C37—C38
2.23	2.50	3.73	4.67	7.61	7.53	7.08	1.61	0.97	0.96	0.05	0.09	1.11	C40—C41
0.74	1.33	1.90	3.23	4.27	5.21	5.61	0.87	0.44	0.42	0.02	0.05	0.61	C43
2.54	4.61	7.84	11.50	16.82	25.11	36.61	3.39	1.57	1.56	0.06	0.16	1.64	C44
0.26	0.72	0.57	0.36	0.53	0.39	0.00	0.06	0.10	0.10	0.01	0.01	0.22	C45
0.16	0.11	0.13	0.18	0.00	0.00	0.00	0.06	0.03	0.03	0.00	0.00	0.07	C46
0.58	1.28	2.02	2.16	2.67	2.70	3.42	0.77	0.47	0.47	0.03	0.05	0.63	C47, C49
46.95	50.65	47.25	40.60	42.06	30.13	28.80	25.71	16.42	15.35	1.23	1.67	37.62	C50
0.37	0.61	0.70	1.26	1.87	1.35	1.95	0.33	0.16	0.16	0.01	0.02	0.24	C51
0.48	0.39	0.32	0.45	1.07	0.77	0.00	0.19	0.11	0.11	0.01	0.01	0.21	C52
18.39	15.72	10.69	12.75	12.15	9.85	8.79	9.16	6.13	5.62	0.47	0.59	14.63	C53
11.66	9.16	7.65	8.89	7.61	6.37	4.64	4.71	2.79	2.69	0.22	0.31	6.62	C54
1.01	0.50	0.82	0.81	1.60	0.97	1.71	0.51	0.31	0.29	0.02	0.03	0.67	C55
7.26	6.66	7.91	8.68	8.68	7.53	3.91	4.08	2.62	2.47	0.18	0.27	5.05	C56
0.74	1.17	1.39	1.17	0.80	0.97	0.98	0.47	0.26	0.25	0.02	0.03	0.54	C57
0.00	0.00	0.00	0.09	0.00	0.00	0.00	0.03	0.03	0.02	0.00	0.00	0.03	C58
0.74	1.22	0.95	2.43	1.07	2.90	2.93	0.51	0.24	0.24	0.01	0.03	0.41	C60
4.29	15.88	28.91	61.25	96.80	90.97	71.03	11.52	4.94	4.79	0.11	0.56	2.93	C61
0.21	0.17	0.25	0.63	0.13	0.77	0.24	0.24	0.23	0.21	0.01	0.02	0.23	C62
0.00	0.22	0.76	0.45	1.20	0.58	0.24	0.13	0.06	0.06	0.00	0.01	0.04	C63
8.80	11.83	14.49	16.35	13.22	9.27	12.45	5.29	3.02	2.96	0.20	0.35	5.51	C64
0.69	1.22	2.28	2.16	2.40	2.90	2.20	0.61	0.29	0.29	0.01	0.04	0.43	C65
0.58	1.17	1.71	2.43	3.74	3.28	3.42	0.58	0.26	0.26	0.01	0.03	0.74	C66
8.21	14.72	19.93	30.45	41.12	53.50	45.40	7.89	3.69	3.63	0.17	0.42	4.71	C67
0.16	0.28	0.38	0.36	0.80	0.77	1.46	0.14	0.06	0.06	0.00	0.01	0.07	C68
0.11	0.11	0.19	0.09	0.27	0.00	0.49	0.07	0.05	0.07	0.00	0.00	0.04	C69
14.57	17.83	19.74	24.88	29.64	27.43	22.94	9.19	5.64	5.57	0.36	0.58	9.03	C70—C72, D32—D33, D42—D43
32.32	23.88	18.22	12.04	7.48	4.06	1.95	20.24	17.23	14.67	1.22	1.37	31.60	C73
0.32	0.61	0.63	0.72	0.67	1.16	1.22	0.30	0.19	0.20	0.01	0.02	0.27	C74
0.37	0.44	1.08	0.18	0.67	0.58	0.73	0.30	0.19	0.21	0.01	0.02	0.31	C75
0.37	0.39	0.82	0.90	0.93	0.58	0.98	0.37	0.29	0.27	0.02	0.03	0.33	C81
8.74	13.38	14.93	22.54	29.11	26.85	17.57	6.63	3.71	3.61	0.22	0.40	5.73	C82—C86, C96
0.21	0.44	0.44	0.63	0.53	0.19	0.24	0.14	0.07	0.07	0.00	0.01	0.18	C88
2.97	5.78	6.33	9.88	12.42	9.66	5.86	2.39	1.19	1.18	0.06	0.15	1.80	C90
1.38	2.44	3.92	4.13	6.14	8.11	2.44	1.78	1.38	1.56	0.08	0.12	1.11	C91
5.93	9.00	11.58	13.74	16.16	22.79	12.45	5.00	3.15	3.08	0.19	0.31	4.28	C92—C94, D45—D47
1.80	2.78	3.35	6.29	8.54	11.40	8.30	1.89	1.15	1.15	0.06	0.11	1.27	C95
4.87	7.33	9.81	16.62	18.29	24.14	21.72	4.35	2.23	2.21	0.12	0.25	3.19	O&U
486.73	727.22	973.88	1 307.35	1 578.27	1 646.56	1 347.04	378.16	201.21	195.16	11.18	22.58	310.90	ALL
484.19	722.61	966.04	1 295.85	1 561.45	1 621.45	1 310.43	374.78	199.64	193.60	11.11	22.42	309.25	ALL exc. C44

部位	病例数	构成比 /%	年龄组发病率 /（1/10 万）											
			0 岁	1—4 岁	5—9 岁	10—14 岁	15—19 岁	20—24 岁	25—29 岁	30—34 岁	35—39 岁	40—44 岁	45—49 岁	50—54 岁
唇	40	0.07	0.00	0.00	0.00	0.00	0.00	0.00	0.00	0.00	0.00	0.00	0.18	0.25
舌	105	0.19	0.00	0.00	0.00	0.00	0.00	0.00	0.00	0.10	0.33	0.55	0.72	1.15
口	180	0.33	0.00	0.00	0.00	0.00	0.00	0.00	0.11	0.10	0.11	0.44	0.72	1.23
唾液腺	109	0.20	0.00	0.00	0.00	0.00	0.37	0.32	0.33	0.20	0.11	0.66	0.45	1.31
扁桃体	33	0.06	0.00	0.00	0.00	0.00	0.00	0.00	0.00	0.00	0.00	0.44	0.18	0.08
其他口咽	52	0.09	0.00	0.00	0.00	0.00	0.00	0.00	0.00	0.30	0.11	0.22	0.27	0.33
鼻咽	567	1.03	0.00	0.00	0.00	0.00	0.00	0.56	0.00	0.77	0.89	1.78	3.63	4.96	6.00
下咽	101	0.18	0.00	0.00	0.00	0.00	0.00	0.00	0.00	0.00	0.00	0.11	0.00	0.27	0.82
咽，部位不明	31	0.06	0.00	0.00	0.00	0.00	0.00	0.00	0.00	0.00	0.00	0.00	0.11	0.09	0.16
食管	5 278	9.60	0.00	0.00	0.00	0.00	0.00	0.16	0.00	0.20	0.78	1.54	5.14	18.16
胃	8 214	14.93	0.00	0.00	0.00	0.00	0.00	0.47	0.88	2.27	4.57	6.50	14.98	36.82
小肠	226	0.41	0.00	0.00	0.00	0.00	0.00	0.00	0.11	0.00	0.45	0.44	0.90	1.64
结肠	3 481	6.33	0.00	0.00	0.00	0.14	0.00	0.32	0.88	1.77	2.34	7.49	10.11	19.31
直肠	2 720	4.94	0.00	0.00	0.00	0.00	0.19	0.47	1.10	1.18	2.56	3.96	11.82	18.08
肛门	61	0.11	0.00	0.00	0.00	0.00	0.00	0.00	0.11	0.00	0.11	0.00	0.27	0.16
肝脏	4 741	8.62	1.89	0.35	0.14	0.16	0.00	0.32	1.10	1.77	6.46	16.19	30.69	46.52
胆囊及其他	657	1.19	0.00	0.00	0.00	0.00	0.00	0.00	0.11	0.10	0.11	0.33	1.35	2.47
胰腺	1 826	3.32	0.00	0.00	0.14	0.00	0.00	0.00	0.33	0.10	1.11	2.64	4.24	8.96
鼻、鼻窦及其他	75	0.14	0.00	0.00	0.00	0.00	0.00	0.00	0.11	0.10	0.33	0.11	0.45	0.99
喉	465	0.85	0.00	0.00	0.00	0.00	0.00	0.00	0.00	0.00	0.00	0.55	1.26	2.63
气管、支气管、肺	13 043	23.71	0.00	0.00	0.00	0.00	0.19	0.32	1.21	3.35	9.36	14.20	28.70	54.90
其他胸腔器官	173	0.31	0.00	0.00	0.35	0.00	0.16	0.56	0.33	0.30	0.33	0.44	0.72	1.89
骨	240	0.44	0.00	0.00	0.35	0.00	0.64	1.11	0.95	0.22	0.30	0.45	0.66	0.99	1.23
皮肤黑色素瘤	115	0.21	0.00	0.00	0.00	0.00	0.00	0.00	0.00	0.00	0.10	0.22	0.00	0.81	0.58
皮肤其他	443	0.81	0.00	0.00	0.00	0.28	0.00	0.37	0.16	0.11	0.10	1.23	0.44	1.26	1.56
间皮瘤	31	0.06	0.00	0.00	0.00	0.00	0.00	0.00	0.00	0.00	0.00	0.00	0.00	0.27	0.33
卡波西肉瘤	11	0.02	0.00	0.00	0.00	0.00	0.00	0.00	0.11	0.00	0.00	0.00	0.09	0.16
周围神经、其他结缔组织、软组织	111	0.20	0.00	0.00	0.28	0.00	0.19	0.32	0.11	0.49	0.11	0.88	0.63	0.49
乳房	59	0.11	0.00	0.00	0.00	0.00	0.00	0.00	0.11	0.00	0.11	0.11	0.36	0.33
外阴	—	—	—	—	—	—	—	—	—	—	—	—	—	—
阴道	—	—	—	—	—	—	—	—	—	—	—	—	—	—
子宫颈	—	—	—	—	—	—	—	—	—	—	—	—	—	—
子宫体	—	—	—	—	—	—	—	—	—	—	—	—	—	—
子宫，部位不明	—	—	—	—	—	—	—	—	—	—	—	—	—	—
卵巢	—	—	—	—	—	—	—	—	—	—	—	—	—	—
其他女性生殖器	—	—	—	—	—	—	—	—	—	—	—	—	—	—
胎盘	—	—	—	—	—	—	—	—	—	—	—	—	—	—
阴茎	134	0.24	0.00	0.00	0.00	0.00	0.00	0.00	0.00	0.00	0.00	0.22	0.27	1.31
前列腺	3 041	5.53	0.00	0.00	0.00	0.00	0.19	0.00	0.11	0.00	0.22	0.22	0.54	2.96
睾丸	64	0.12	0.00	0.18	0.00	0.32	0.56	0.32	0.77	0.49	0.78	0.22	0.45	0.49
其他男性生殖器	35	0.06	0.00	0.00	0.00	0.00	0.00	0.00	0.00	0.49	0.00	0.00	0.00	0.08
肾	905	1.65	0.00	0.35	0.14	0.00	0.19	0.00	1.32	1.48	2.56	4.07	5.42	8.14
肾盂	106	0.19	0.00	0.00	0.00	0.00	0.00	0.00	0.00	0.00	0.00	0.11	0.44	0.36	0.82
输尿管	92	0.17	0.00	0.00	0.00	0.00	0.00	0.00	0.00	0.00	0.00	0.00	0.00	0.08
膀胱	1 674	3.04	0.00	0.00	0.00	0.00	0.16	0.00	0.00	0.22	0.69	1.11	2.53	4.15	7.48
其他泌尿器官	21	0.04	0.00	0.00	0.00	0.00	0.00	0.00	0.11	0.00	0.00	0.00	0.09	0.00
眼	9	0.02	0.00	0.18	0.00	0.00	0.00	0.00	0.00	0.00	0.00	0.00	0.00	0.00
脑、神经系统	1 045	1.90	0.00	1.94	1.80	1.76	1.11	1.42	2.41	2.66	3.34	3.96	6.32	9.37
甲状腺	1 301	2.37	0.00	0.00	0.00	0.00	5.21	12.49	15.86	17.94	18.17	11.82	14.46
肾上腺	35	0.06	0.00	0.35	0.14	0.16	0.00	0.00	0.00	0.00	0.11	0.27	0.33
其他内分泌腺	36	0.07	0.95	0.35	0.00	0.00	0.00	0.00	0.11	0.00	0.11	0.00	0.36	0.25
霍奇金淋巴瘤	54	0.10	0.00	0.00	0.14	0.00	0.19	0.47	0.11	0.20	0.33	0.33	0.45	0.41
非霍奇金淋巴瘤	997	1.81	0.00	0.88	0.97	0.64	0.93	0.32	1.53	0.99	2.01	3.30	5.05	6.99
免疫增生性疾病	29	0.05	0.00	0.00	0.00	0.00	0.00	0.00	0.00	0.00	0.00	0.11	0.00	0.16
多发性骨髓瘤	347	0.63	0.00	0.00	0.00	0.00	0.00	0.19	0.32	0.00	0.22	0.44	1.44	1.97
淋巴样白血病	282	0.51	0.00	3.18	2.21	1.76	1.30	0.63	0.99	0.89	0.89	0.99	1.08	1.23
髓样白血病	752	1.37	1.89	0.88	0.97	1.12	1.30	1.58	1.75	3.05	3.45	3.30	2.62	5.42
白血病，未特指	260	0.47	2.84	0.53	0.69	0.48	0.93	0.16	0.22	0.69	0.78	0.77	1.35	1.31
其他或未指明部位	599	1.09	1.89	0.71	0.00	0.00	0.00	0.16	0.33	0.30	0.67	1.21	2.44	3.53
所有部位合计	55 006	100.00	9.47	10.60	8.02	7.36	10.37	14.37	30.57	40.99	67.73	102.96	167.53	295.38
所有部位除外 C44	54 563	99.19	9.47	10.60	7.75	7.36	10.00	14.21	30.47	40.89	66.51	102.51	166.26	293.82

55—59 岁	60—64 岁	65—69 岁	70—74 岁	75—79 岁	80—84 岁	≥85 岁	粗率/(1/10万)	中标率/(1/10万)	世标率/(1/10万)	0—64 岁	0—74 岁	35—64 岁截缩率/(1/10万)	ICD-10
0.21	0.55	0.77	1.10	3.08	0.44	2.61	0.30	0.15	0.14	0.01	0.02	0.17	C00
1.17	1.99	2.17	2.19	1.68	2.61	2.61	0.80	0.45	0.44	0.03	0.05	0.90	C01—C02
1.80	3.42	4.47	5.30	3.92	5.66	7.17	1.37	0.70	0.70	0.04	0.09	1.12	C03—C06
1.06	1.77	1.28	2.01	3.08	5.22	1.30	0.83	0.51	0.49	0.03	0.05	0.81	C07—C08
0.64	0.99	0.89	0.37	0.28	0.00	0.65	0.25	0.14	0.15	0.01	0.02	0.34	C09
0.95	0.88	0.89	0.91	1.96	1.31	0.00	0.39	0.23	0.21	0.02	0.02	0.41	C10
7.95	10.26	9.33	10.59	10.91	10.01	6.52	4.30	2.60	2.50	0.18	0.28	5.33	C11
2.01	2.21	2.43	3.29	1.96	1.74	0.00	0.77	0.39	0.40	0.03	0.06	0.75	C12—C13
0.21	0.33	0.77	1.46	1.12	0.87	1.30	0.24	0.12	0.12	0.00	0.02	0.14	C14
42.17	95.76	139.88	185.59	210.16	251.56	175.49	40.07	18.88	19.05	0.82	2.45	22.17	C15
71.20	125.33	205.28	288.79	347.28	349.05	278.32	62.36	30.23	30.05	1.32	3.79	36.34	C16
2.75	3.97	4.09	5.48	9.23	6.09	9.78	1.72	0.88	0.88	0.05	0.10	1.50	C17
37.08	57.81	79.84	107.04	131.53	118.81	122.54	26.43	13.28	13.23	0.69	1.62	19.22	C18
28.29	45.01	62.59	75.99	94.59	94.01	97.12	20.65	10.51	10.45	0.56	1.26	15.93	C19—C20
0.42	1.43	1.02	2.37	2.24	2.18	1.96	0.46	0.24	0.24	0.01	0.03	0.34	C21
64.10	81.42	93.76	97.54	125.65	141.88	135.57	35.99	19.20	19.08	1.25	2.20	36.60	C22
5.09	10.59	15.84	22.47	27.42	31.77	28.68	4.99	2.37	2.37	0.10	0.29	2.77	C23—C24
15.68	27.58	40.88	59.55	75.00	93.14	68.44	13.86	6.73	6.68	0.30	0.81	8.58	C25
0.64	1.54	1.28	1.10	1.96	2.61	1.96	0.57	0.32	0.31	0.02	0.03	0.61	C30—C31
5.62	9.60	11.11	15.16	17.63	11.75	9.13	3.53	1.74	1.77	0.10	0.23	2.74	C32
108.60	208.95	321.91	457.39	521.35	572.75	439.31	99.02	48.29	48.00	2.15	6.05	59.94	C33—C34
2.65	2.43	4.09	3.29	3.36	4.79	1.96	1.31	0.79	0.79	0.05	0.09	1.25	C37—C38
2.22	3.20	4.47	4.57	9.79	9.57	9.13	1.82	1.14	1.12	0.06	0.11	1.31	C40—C41
0.85	1.32	2.04	3.29	4.76	6.09	7.17	0.87	0.44	0.42	0.02	0.05	0.57	C43
2.54	4.30	10.60	12.24	17.91	26.11	33.24	3.36	1.68	1.65	0.06	0.18	1.70	C44
0.32	0.66	1.02	0.37	0.56	0.87	0.65	0.24	0.12	0.12	0.01	0.01	0.23	C45
0.21	0.11	0.26	0.37	0.00	0.00	0.00	0.05	0.05	0.05	0.00	0.01	0.09	C46
0.74	1.54	2.30	2.56	2.80	3.05	5.21	0.84	0.53	0.51	0.03	0.05	0.69	C47, C49
0.53	0.88	1.02	1.64	2.24	3.05	1.96	0.45	0.24	0.23	0.01	0.03	0.35	C50
—	—	—	—	—	—	—	—	—	—	—	—	—	C51
—	—	—	—	—	—	—	—	—	—	—	—	—	C52
—	—	—	—	—	—	—	—	—	—	—	—	—	C53
—	—	—	—	—	—	—	—	—	—	—	—	—	C54
—	—	—	—	—	—	—	—	—	—	—	—	—	C55
—	—	—	—	—	—	—	—	—	—	—	—	—	C56
—	—	—	—	—	—	—	—	—	—	—	—	—	C57
—	—	—	—	—	—	—	—	—	—	—	—	—	C58
1.48	2.43	1.92	4.93	2.24	6.53	7.82	1.02	0.49	0.50	0.03	0.06	0.81	C60
8.58	31.55	58.38	124.58	202.89	204.99	189.67	23.09	10.35	10.08	0.22	1.14	5.85	C61
0.42	0.33	0.51	1.28	0.28	1.74	0.65	0.49	0.46	0.41	0.03	0.04	0.46	C62
0.00	0.44	1.53	0.91	2.52	1.31	0.65	0.27	0.12	0.12	0.00	0.01	0.07	C63
12.61	15.67	19.54	21.01	19.03	12.19	19.55	6.87	3.96	3.87	0.26	0.46	7.29	C64
0.95	1.65	3.45	2.56	3.36	3.05	1.96	0.80	0.41	0.41	0.02	0.05	0.65	C65
0.95	1.32	1.92	4.02	4.76	4.35	3.91	0.70	0.32	0.32	0.01	0.04	0.31	C66
13.77	24.49	33.47	49.50	70.80	93.14	92.55	12.71	6.13	6.08	0.27	0.69	7.65	C67
0.11	0.33	0.51	0.55	1.12	0.44	1.96	0.16	0.08	0.08	0.00	0.01	0.07	C68
0.11	0.11	0.38	0.18	0.56	0.00	0.00	0.07	0.04	0.05	0.00	0.00	0.03	C69
13.77	14.01	14.95	21.92	29.66	24.37	26.07	7.93	5.03	4.92	0.32	0.50	7.73	C70—C72，D32—D33，D42—D43
12.61	10.92	9.84	5.85	6.72	3.05	1.30	9.88	8.86	7.41	0.60	0.68	14.65	C73
0.11	0.77	0.51	0.37	0.84	1.74	1.30	0.27	0.16	0.18	0.01	0.02	0.24	C74
0.32	0.55	1.15	0.00	1.12	0.00	1.96	0.27	0.17	0.20	0.01	0.02	0.24	C75
0.42	0.44	0.89	1.28	1.40	0.44	1.30	0.41	0.30	0.29	0.02	0.03	0.39	C81
10.28	16.77	15.20	26.67	35.82	35.69	24.12	7.57	4.30	4.23	0.25	0.46	6.62	C82—C86, C96
0.21	0.88	0.89	1.28	0.28	0.44	0.00	0.22	0.11	0.12	0.01	0.02	0.19	C88
2.86	6.62	6.39	11.87	15.67	12.62	7.17	2.63	1.34	1.33	0.07	0.16	1.95	C90
1.70	2.76	5.24	4.93	7.84	9.14	3.91	2.14	1.68	1.80	0.09	0.15	1.35	C91
6.15	11.03	13.29	16.07	20.43	27.85	15.64	5.71	3.72	3.56	0.21	0.36	4.91	C92—C94, D45—D47
2.01	2.76	4.09	6.03	10.07	11.75	9.13	1.97	1.25	1.27	0.07	0.12	1.39	C95
4.98	7.28	12.77	19.18	20.99	26.55	29.33	4.55	2.33	2.35	0.11	0.27	2.99	O&U
502.10	858.96	1 233.10	1 698.95	2 091.82	2 238.34	1 890.20	417.60	214.54	211.74	10.58	25.24	288.72	ALL
499.56	854.66	1 222.50	1 686.71	2 073.91	2 212.22	1 856.96	414.24	212.87	210.08	10.52	25.07	287.02	ALL exc. C44

部位	病例数	构成比/%	年龄组发病率/（1/10万）											
			0岁	1—4岁	5—9岁	10—14岁	15—19岁	20—24岁	25—29岁	30—34岁	35—39岁	40—44岁	45—49岁	50—54岁
唇	24	0.05	0.00	0.19	0.00	0.00	0.00	0.17	0.11	0.00	0.00	0.00	0.00	0.08
舌	83	0.19	0.00	0.00	0.00	0.00	0.00	0.00	0.00	0.09	0.32	0.21	0.35	0.49
口	119	0.27	0.00	0.00	0.00	0.00	0.21	0.00	0.11	0.00	0.32	0.00	0.26	0.57
唾液腺	79	0.18	0.00	0.00	0.00	0.18	0.42	0.35	0.11	0.56	0.21	0.53	0.71	0.57
扁桃体	22	0.05	0.00	0.00	0.00	0.00	0.00	0.00	0.00	0.00	0.00	0.11	0.18	0.32
其他口咽	10	0.02	0.00	0.00	0.00	0.00	0.00	0.00	0.00	0.00	0.00	0.11	0.09	0.08
鼻咽	211	0.47	0.00	0.00	0.00	0.00	0.21	0.17	0.33	0.65	0.74	1.06	1.94	2.76
下咽	12	0.03	0.00	0.00	0.00	0.00	0.00	0.00	0.00	0.00	0.00	0.21	0.09	0.08
咽，部位不明	16	0.04	0.00	0.00	0.00	0.00	0.00	0.00	0.00	0.00	0.00	0.00	0.00	0.08
食管	2 067	4.61	0.00	0.00	0.00	0.00	0.00	0.00	0.00	0.00	0.11	0.32	0.35	2.76
胃	3 735	8.34	0.00	0.00	0.00	0.00	0.00	0.52	2.12	3.63	4.77	7.96	12.78	22.66
小肠	189	0.42	0.00	0.00	0.00	0.00	0.00	0.11	0.28	0.11	0.74	0.62	1.06
结肠	2 514	5.61	0.00	0.00	0.16	0.18	0.00	0.35	1.11	1.95	3.07	5.52	9.52	14.13
直肠	1 730	3.86	0.00	0.00	0.00	0.00	0.00	0.52	0.33	1.30	2.01	3.18	6.96	13.32
肛门	38	0.08	0.00	0.00	0.00	0.00	0.00	0.00	0.11	0.09	0.21	0.32	0.32	0.49
肝脏	1 891	4.22	0.00	0.00	0.16	0.00	0.00	0.21	0.45	1.02	1.17	3.08	5.82	10.88
胆囊及其他	868	1.94	0.00	0.00	0.00	0.00	0.00	0.00	0.00	0.00	0.32	0.53	1.85	4.71
胰腺	1 403	3.13	0.00	0.00	0.00	0.00	0.00	0.00	0.22	0.37	0.42	1.59	3.35	5.12
鼻、鼻窦及其他	44	0.10	0.00	0.19	0.00	0.00	0.00	0.11	0.09	0.21	0.42	0.44	0.24
喉	37	0.08	0.00	0.00	0.00	0.00	0.00	0.00	0.00	0.00	0.00	0.00	0.09	0.00
气管、支气管、肺	7 674	17.13	0.00	0.00	0.16	0.00	0.21	1.73	3.46	7.62	10.49	22.61	35.43	57.75
其他胸腔器官	119	0.27	1.02	0.39	0.00	0.00	0.21	0.00	0.22	0.19	0.32	0.53	0.88	0.97
骨	185	0.41	0.00	0.39	0.31	0.37	0.42	0.00	0.45	0.56	0.21	0.42	0.71	0.89
皮肤黑色素瘤	115	0.26	0.00	0.00	0.00	0.00	0.00	0.00	0.00	0.19	0.64	0.11	0.79	0.57
皮肤其他	451	1.01	0.00	0.00	0.31	0.18	0.42	0.17	0.00	0.46	0.32	0.64	1.06	1.46
间皮瘤	21	0.05	0.00	0.00	0.00	0.00	0.00	0.00	0.00	0.09	0.00	0.00	0.09	0.41
卡波西肉瘤	4	0.01	0.00	0.00	0.00	0.00	0.00	0.00	0.00	0.00	0.00	0.00	0.00	0.16
周围神经、其他结缔组织、软组织	93	0.21	1.02	0.19	0.16	0.00	0.42	0.00	0.22	0.09	0.42	0.11	0.53	1.14
乳房	6 726	15.01	0.00	0.00	0.00	0.00	0.21	0.87	4.91	16.17	34.76	57.20	88.31	88.94
外阴	86	0.19	0.00	0.00	0.00	0.00	0.00	0.00	0.00	0.09	0.21	0.32	0.18	0.49
阴道	51	0.11	0.00	0.00	0.00	0.00	0.00	0.00	0.00	0.00	0.00	0.42	0.26	0.41
子宫颈	2 417	5.40	0.00	0.00	0.00	0.00	0.00	0.35	2.23	6.23	18.23	23.03	32.43	36.71
子宫体	1 244	2.78	0.00	0.00	0.00	0.00	0.00	0.52	0.45	2.14	2.86	7.00	11.99	22.01
子宫，部位不明	135	0.30	0.00	0.00	0.00	0.00	0.21	0.00	0.00	0.19	0.32	1.06	1.85	1.95
卵巢	1 076	2.40	0.00	0.00	0.16	0.73	1.25	1.90	2.23	3.16	2.44	6.90	11.81	14.54
其他女性生殖器	123	0.27	0.00	0.00	0.00	0.00	0.00	0.00	0.11	0.00	0.32	0.53	0.79	1.62
胎盘	7	0.02	0.00	0.00	0.00	0.00	0.00	0.00	0.22	0.09	0.11	0.11	0.00	0.08
阴茎	—	—	—	—	—	—	—	—	—	—	—	—	—	—
前列腺	—	—	—	—	—	—	—	—	—	—	—	—	—	—
睾丸	—	—	—	—	—	—	—	—	—	—	—	—	—	—
其他男性生殖器	—	—	—	—	—	—	—	—	—	—	—	—	—	—
肾	490	1.09	0.00	0.19	0.31	0.18	0.42	0.35	0.45	1.21	0.85	1.49	3.88	5.36
肾盂	54	0.12	0.00	0.00	0.00	0.00	0.00	0.00	0.00	0.00	0.00	0.00	0.18	0.16
输尿管	61	0.14	0.00	0.00	0.00	0.00	0.00	0.00	0.00	0.00	0.00	0.00	0.09	0.24
膀胱	407	0.91	0.00	0.00	0.16	0.00	0.00	0.00	0.11	0.28	0.95	0.64	0.71	2.27
其他泌尿器官	16	0.04	0.00	0.00	0.00	0.00	0.00	0.00	0.00	0.00	0.00	0.00	0.00	0.08
眼	9	0.02	1.02	0.39	0.16	0.00	0.00	0.00	0.00	0.00	0.00	0.11	0.00	0.00
脑、神经系统	1 381	3.08	5.10	1.55	1.25	1.65	1.67	1.90	2.79	1.67	4.03	5.84	8.20	12.67
甲状腺	4 041	9.02	0.00	0.00	0.00	0.73	2.71	11.25	26.54	37.74	47.68	44.79	52.79	53.37
肾上腺	45	0.10	0.00	0.19	0.00	0.00	0.21	0.17	0.00	0.28	0.11	0.21	0.18	0.49
其他内分泌腺	42	0.09	0.00	0.19	0.00	0.00	0.00	0.17	0.22	0.09	0.32	0.42	0.18	0.57
霍奇金淋巴瘤	43	0.10	0.00	0.00	0.00	0.37	0.21	0.35	0.33	0.28	0.32	0.00	0.26	0.41
非霍奇金淋巴瘤	753	1.68	0.00	0.19	0.16	0.18	0.83	0.35	0.56	1.58	2.54	2.87	3.17	6.01
免疫增生性疾病	9	0.02	0.00	0.00	0.00	0.00	0.00	0.00	0.00	0.00	0.00	0.11	0.09	0.00
多发性骨髓瘤	283	0.63	0.00	0.00	0.00	0.00	0.00	0.00	0.11	0.28	0.00	0.74	0.97	1.79
淋巴样白血病	188	0.42	3.06	3.09	2.19	0.73	1.04	0.35	0.22	0.19	0.32	0.85	0.53	0.89
髓样白血病	567	1.27	3.06	1.35	0.94	0.91	0.63	0.69	1.56	1.12	1.80	2.23	2.56	4.63
白血病，未特指	239	0.53	0.00	0.77	0.47	0.55	0.42	0.52	0.56	0.65	0.42	0.74	1.15	1.22
其他或未指明部位	549	1.23	0.00	0.58	0.16	0.00	0.21	0.35	0.45	0.84	0.74	1.59	3.70	3.98
所有部位合计	44 796	100.00	14.27	9.86	7.21	6.95	12.52	24.23	53.63	93.51	145.70	209.50	311.03	404.67
所有部位除外 C44	44 345	98.99	14.27	9.86	6.89	6.77	12.10	24.06	53.63	93.05	145.38	208.86	309.97	403.21

年龄组发病率 /（1/10万）							粗率/（1/10万）	中标率/（1/10万）	世标率/（1/10万）	累积率 /%		35—64岁 截缩率/（1/10万）	ICD-10
55—59岁	60—64岁	65—69岁	70—74岁	75—79岁	80—84岁	≥85岁				0—64岁	0—74岁		
0.00	0.11	0.50	0.53	1.28	1.74	0.78	0.18	0.10	0.10	0.00	0.01	0.03	C00
0.53	1.79	2.13	1.94	1.28	1.04	3.90	0.63	0.32	0.32	0.02	0.04	0.55	C01—C02
0.74	1.45	2.01	3.71	5.11	3.82	6.24	0.90	0.42	0.41	0.02	0.05	0.49	C03—C06
0.42	1.01	2.01	1.06	1.28	0.69	1.17	0.60	0.43	0.40	0.03	0.04	0.56	C07—C08
0.32	0.45	0.13	0.53	0.26	0.35	0.78	0.17	0.08	0.09	0.01	0.01	0.21	C09
0.00	0.11	0.13	0.18	0.51	0.39	0.39	0.08	0.04	0.04	0.00	0.00	0.07	C10
2.86	2.80	2.88	4.24	3.83	2.08	2.34	1.60	0.98	0.92	0.07	0.10	1.90	C11
0.11	0.11	0.13	0.00	0.51	0.69	0.39	0.09	0.05	0.05	0.00	0.00	0.10	C12—C13
0.00	0.00	0.38	0.35	1.28	0.35	1.56	0.12	0.05	0.04	0.00	0.00	0.01	C14
5.19	21.25	37.35	70.86	117.71	127.79	100.67	15.64	6.26	6.10	0.15	0.69	4.01	C15
26.18	44.84	67.30	111.14	139.16	151.05	131.10	28.25	13.41	12.98	0.63	1.52	17.76	C16
2.23	2.12	4.76	4.42	6.89	4.86	5.07	1.43	0.71	0.69	0.04	0.08	1.02	C17
22.26	34.22	52.88	68.38	80.69	93.41	80.38	19.02	9.13	8.95	0.46	1.07	13.07	C18
17.70	24.27	34.96	45.06	51.32	58.34	50.72	13.09	6.34	6.25	0.35	0.75	9.92	C19—C20
0.53	0.11	0.75	0.71	0.77	1.04	0.39	0.29	0.17	0.16	0.01	0.02	0.30	C21
14.84	25.83	35.09	47.71	67.66	82.99	81.55	14.30	6.48	6.41	0.32	0.73	8.95	C22
4.77	11.85	15.04	24.56	31.66	42.71	48.38	6.57	2.77	2.78	0.12	0.32	3.43	C23—C24
8.69	16.77	24.69	40.11	61.03	71.88	68.28	10.61	4.56	4.49	0.18	0.51	5.15	C25
0.21	0.45	1.13	0.53	0.77	0.35	1.95	0.33	0.20	0.20	0.01	0.02	0.33	C30—C31
0.11	0.34	0.50	1.06	1.53	3.82	1.95	0.28	0.11	0.10	0.00	0.01	0.07	C32
81.93	112.50	154.39	196.13	223.42	226.41	185.73	58.05	29.16	28.53	1.67	3.42	47.67	C33—C34
1.48	2.57	2.13	2.12	1.53	1.04	2.34	0.90	0.54	0.56	0.04	0.06	1.02	C37—C38
2.23	1.79	3.01	4.77	5.62	5.90	5.85	1.40	0.81	0.79	0.04	0.08	0.92	C40—C41
0.64	1.34	1.75	3.18	3.83	4.51	4.68	0.87	0.44	0.41	0.02	0.05	0.64	C43
2.54	4.92	5.14	10.78	15.83	24.31	38.63	3.41	1.46	1.46	0.06	0.14	1.59	C44
0.21	0.78	0.13	0.35	0.51	0.00	0.00	0.16	0.09	0.09	0.01	0.01	0.21	C45
0.11	0.11	0.00	0.00	0.00	0.00	0.00	0.03	0.02	0.02	0.00	0.00	0.05	C46
0.42	1.01	1.75	1.77	2.55	2.43	2.34	0.70	0.43	0.43	0.02	0.04	0.57	C47, C49
93.38	101.09	92.61	78.28	78.39	51.74	44.87	50.88	32.17	30.10	2.43	3.28	74.33	C50
0.74	1.23	1.38	2.47	3.57	2.43	3.12	0.65	0.32	0.31	0.02	0.04	0.47	C51
0.95	0.78	0.63	0.88	2.04	1.39	0.00	0.39	0.21	0.21	0.02	0.02	0.42	C52
36.78	31.65	21.18	25.09	23.24	17.71	14.05	18.28	12.09	11.10	0.94	1.17	29.01	C53
23.32	18.45	15.16	17.49	14.55	11.46	7.41	9.41	5.51	5.33	0.44	0.61	13.17	C54
2.01	1.01	1.63	1.59	3.06	1.74	2.73	1.02	0.61	0.58	0.04	0.06	1.33	C55
14.52	13.42	15.66	17.14	16.60	13.54	6.24	8.14	5.19	4.91	0.37	0.53	10.04	C56
1.48	2.35	2.76	2.30	1.53	1.74	1.56	0.93	0.50	0.50	0.04	0.06	1.07	C57
0.00	0.00	0.00	0.18	0.00	0.00	0.00	0.05	0.05	0.04	0.00	0.00	0.05	C58
—	—	—	—	—	—	—	—	—	—	—	—	—	C60
—	—	—	—	—	—	—	—	—	—	—	—	—	C61
—	—	—	—	—	—	—	—	—	—	—	—	—	C62
—	—	—	—	—	—	—	—	—	—	—	—	—	C63
4.98	7.94	9.52	11.84	7.92	6.94	8.19	3.71	2.12	2.07	0.14	0.24	3.73	C64
0.42	0.78	1.13	1.77	1.53	2.78	2.34	0.41	0.18	0.18	0.01	0.02	0.22	C65
0.21	1.01	1.50	1.41	2.81	2.43	3.12	0.46	0.19	0.20	0.01	0.02	0.21	C66
2.65	4.81	6.64	12.02	14.04	21.88	17.17	3.08	1.41	1.37	0.06	0.16	1.77	C67
0.21	0.22	0.25	0.18	0.51	1.04	1.17	0.12	0.05	0.05	0.00	0.00	0.07	C68
0.11	0.11	0.00	0.00	0.00	0.00	0.78	0.07	0.06	0.10	0.00	0.00	0.05	C69
15.37	21.69	24.44	27.74	29.62	29.86	21.07	10.45	6.24	6.21	0.40	0.67	10.32	C70—C72, D32—D33, D42—D43
52.04	37.01	26.44	18.02	8.17	4.86	2.34	30.57	25.44	21.82	1.83	2.06	48.21	C73
0.53	0.45	0.75	1.06	0.51	0.69	1.17	0.34	0.22	0.22	0.01	0.02	0.30	C74
0.42	0.34	1.00	0.35	0.51	0.26	1.04	0.32	0.22	0.21	0.01	0.02	0.37	C75
0.32	0.34	0.75	0.53	0.51	0.69	0.78	0.33	0.28	0.25	0.02	0.02	0.26	C81
7.21	9.95	14.66	18.55	22.98	19.79	13.66	5.70	3.14	3.00	0.18	0.34	4.84	C82—C86, C96
0.21	0.00	0.13	0.00	0.77	0.00	0.39	0.07	0.04	0.03	0.00	0.00	0.06	C88
3.07	4.92	6.27	7.95	9.45	7.29	5.07	2.14	1.05	1.04	0.06	0.13	1.65	C90
1.06	2.12	2.63	3.36	4.60	7.29	1.56	1.42	1.09	1.32	0.07	0.10	0.88	C91
5.72	6.93	9.90	11.49	12.26	18.75	10.53	4.29	2.61	2.61	0.16	0.26	3.65	C92—C94, D45—D47
1.59	2.80	2.63	6.54	7.15	11.11	7.80	1.81	1.04	1.03	0.12	0.16	1.16	C95
4.77	7.38	6.89	14.14	15.83	22.22	17.17	4.15	2.15	2.10	0.12	0.23	3.38	O&U
471.36	593.69	719.58	928.54	1 109.69	1 174.40	1 021.89	338.87	189.71	180.65	11.72	19.96	331.64	ALL
468.82	588.77	714.44	917.76	1 093.86	1 150.09	983.26	335.46	188.25	179.19	11.66	19.82	330.06	ALL exc. C44

附录三 江苏省农村肿瘤登记地区 2019 年恶性肿瘤发病情况

附表 3-1 江苏省农村肿瘤登记地区 2019 年男女合计恶性肿瘤发病主要指标

部位	病例数	构成比/%	年龄组发病率/(1/10万)											
			0岁	1—4岁	5—9岁	10—14岁	15—19岁	20—24岁	25—29岁	30—34岁	35—39岁	40—44岁	45—49岁	50—54岁
唇	90	0.09	0.00	0.00	0.13	0.00	0.00	0.00	0.00	0.00	0.00	0.05	0.04	0.20
舌	190	0.18	0.00	0.00	0.00	0.00	0.00	0.00	0.05	0.09	0.27	0.20	0.40	0.73
口	322	0.30	0.00	0.00	0.00	0.06	0.00	0.08	0.10	0.09	0.16	0.20	0.40	0.86
唾液腺	174	0.16	0.00	0.00	0.13	0.06	0.16	0.00	0.15	0.17	0.22	0.31	0.56	0.46
扁桃体	61	0.06	0.00	0.00	0.00	0.00	0.00	0.08	0.00	0.00	0.11	0.05	0.20	0.23
其他口咽	66	0.06	0.00	0.00	0.00	0.00	0.00	0.00	0.00	0.00	0.00	0.20	0.04	0.23
鼻咽	869	0.82	0.00	0.00	0.00	0.19	0.41	0.23	0.44	0.78	1.86	2.92	3.07	4.01
下咽	90	0.09	0.00	0.00	0.00	0.00	0.00	0.00	0.00	0.00	0.00	0.05	0.08	0.17
咽, 部位不明	59	0.06	0.00	0.00	0.00	0.00	0.00	0.00	0.05	0.00	0.05	0.05	0.08	0.10
食管	10 901	10.31	0.00	0.00	0.00	0.00	0.00	0.08	0.10	0.04	0.49	1.33	3.19	11.03
胃	12 924	12.22	0.00	0.00	0.00	0.00	0.16	0.38	1.43	1.87	4.38	6.35	12.86	23.19
小肠	385	0.36	0.00	0.00	0.00	0.00	0.08	0.00	0.00	0.04	0.22	0.46	0.56	0.83
结肠	5 074	4.80	0.00	0.00	0.00	0.00	0.08	0.61	1.19	1.87	3.78	5.43	8.56	13.68
直肠	4 666	4.41	0.00	0.00	0.00	0.00	0.16	0.45	0.84	0.87	1.70	4.20	8.72	12.52
肛门	145	0.14	0.00	0.00	0.00	0.00	0.00	0.00	0.05	0.00	0.05	0.10	0.28	0.53
肝脏	8 372	7.92	0.00	0.27	0.06	0.00	0.16	0.30	0.89	2.18	6.08	13.48	23.78	33.30
胆囊及其他	1 656	1.57	0.00	0.00	0.00	0.00	0.08	0.00	0.05	0.04	0.44	0.77	1.51	3.45
胰腺	3 447	3.26	0.00	0.00	0.00	0.06	0.00	0.00	0.15	0.10	0.30	0.93	1.90	3.58	6.86
鼻、鼻窦及其他	141	0.13	0.00	0.00	0.13	0.06	0.00	0.15	0.00	0.09	0.11	0.36	0.28	0.40
喉	438	0.41	0.00	0.00	0.06	0.00	0.08	0.00	0.00	0.04	0.00	0.36	0.40	0.96
气管、支气管、肺	22 001	20.80	0.00	0.00	0.06	0.00	0.33	0.98	1.93	3.61	9.91	14.96	26.65	46.25
其他胸腔器官	246	0.23	0.00	0.00	0.00	0.13	0.00	0.00	0.25	0.35	0.22	0.36	0.64	0.93
骨	579	0.55	0.00	0.18	0.25	0.75	0.49	0.45	0.49	0.57	0.33	0.82	0.80	1.39
皮肤黑色素瘤	248	0.23	0.54	0.00	0.00	0.00	0.08	0.00	0.15	0.13	0.22	0.61	0.48	0.86
皮肤其他	934	0.88	0.00	0.36	0.13	0.06	0.16	0.23	0.30	0.39	0.38	0.56	1.12	1.62
间皮瘤	44	0.04	0.00	0.00	0.00	0.00	0.00	0.00	0.05	0.04	0.00	0.15	0.24	0.13
卡波西肉瘤	16	0.02	0.00	0.09	0.00	0.00	0.00	0.00	0.00	0.00	0.00	0.10	0.04	0.03
周围神经、其他结缔组织、软组织	187	0.18	0.00	0.27	0.19	0.06	0.16	0.15	0.15	0.30	0.22	0.31	0.32	0.70
乳房	6 575	6.22	0.00	0.00	0.00	0.06	0.08	0.83	2.67	5.57	13.86	28.44	40.47	43.43
外阴	56	0.05	0.00	0.00	0.00	0.00	0.00	0.00	0.00	0.04	0.05	0.05	0.12	0.17
阴道	50	0.05	0.00	0.00	0.00	0.00	0.00	0.00	0.00	0.00	0.05	0.15	0.12	0.27
子宫颈	2 965	2.80	0.00	0.00	0.00	0.00	0.00	0.15	1.48	3.87	7.67	13.84	16.97	17.56
子宫体	1 178	1.11	0.00	0.00	0.00	0.00	0.00	0.15	0.35	0.87	1.48	2.51	5.62	8.05
子宫, 部位不明	192	0.18	0.00	0.00	0.00	0.00	0.00	0.00	0.10	0.17	0.49	0.72	0.84	1.19
卵巢	1 084	1.02	0.00	0.00	0.00	0.00	0.31	0.33	0.53	0.69	1.00	1.53	3.69	4.50	6.26
其他女性生殖器	124	0.12	0.00	0.00	0.00	0.00	0.00	0.08	0.00	0.09	0.05	0.41	0.60	0.60
胎盘	7	0.01	0.00	0.00	0.00	0.00	0.00	0.08	0.05	0.00	0.00	0.00	0.20	0.00
阴茎	155	0.15	0.00	0.00	0.00	0.00	0.00	0.00	0.00	0.00	0.11	0.20	0.04	0.36
前列腺	2 693	2.55	0.00	0.00	0.00	0.00	0.00	0.00	0.05	0.04	0.05	0.05	0.52	0.76
睾丸	68	0.06	0.00	0.00	0.00	0.00	0.16	0.08	0.10	0.17	0.38	0.36	0.32	0.17
其他男性生殖器	19	0.02	0.00	0.00	0.00	0.00	0.00	0.00	0.00	0.00	0.00	0.00	0.04	0.13
肾	1 076	1.02	0.00	0.36	0.06	0.06	0.16	0.00	0.00	0.48	0.55	2.20	2.51	5.17
肾盂	146	0.14	0.00	0.00	0.00	0.00	0.00	0.00	0.00	0.00	0.05	0.20	0.16	0.46
输尿管	112	0.11	0.00	0.00	0.00	0.00	0.00	0.00	0.00	0.05	0.00	0.08	0.20
膀胱	2 113	2.00	0.00	0.09	0.00	0.00	0.00	0.15	0.10	0.17	0.82	1.43	2.19	3.98
其他泌尿器官	47	0.04	0.00	0.00	0.00	0.00	0.00	0.00	0.00	0.04	0.05	0.00	0.04	0.00
眼	41	0.04	0.00	0.27	0.06	0.06	0.00	0.00	0.00	0.00	0.11	0.00	0.16	0.10
脑、神经系统	2 283	2.16	2.71	0.99	1.01	1.25	0.99	1.44	1.58	1.74	3.34	3.54	6.13	8.08
甲状腺	4 623	4.37	0.00	0.00	0.06	0.19	1.32	4.77	14.57	15.10	22.95	26.24	28.80	26.93
肾上腺	111	0.10	0.54	0.09	0.06	0.00	0.08	0.00	0.05	0.04	0.22	0.20	0.40	0.63
其他内分泌腺	126	0.12	0.00	0.00	0.06	0.00	0.00	0.08	0.05	0.22	0.44	0.26	0.48	0.50
霍奇金淋巴瘤	56	0.05	0.00	0.00	0.00	0.06	0.00	0.00	0.15	0.05	0.04	0.11	0.10	0.12	0.23
非霍奇金淋巴瘤	1 742	1.65	0.00	0.00	0.63	0.06	0.31	0.41	1.06	0.69	0.91	1.81	1.74	4.02	4.94
免疫增生性疾病	36	0.03	0.00	0.00	0.00	0.00	0.00	0.00	0.00	0.00	0.00	0.10	0.00	0.07
多发性骨髓瘤	563	0.53	0.00	0.00	0.00	0.06	0.08	0.00	0.00	0.10	0.00	0.27	0.96	1.42
淋巴样白血病	513	0.49	1.08	2.08	1.39	0.88	0.91	0.91	0.64	0.44	0.60	1.23	0.92	1.33
髓样白血病	1 091	1.03	2.17	0.99	0.32	0.56	1.07	0.91	1.24	1.70	1.75	1.43	2.87	3.45
白血病, 未特指	577	0.55	2.17	0.45	0.38	0.50	0.66	0.61	0.84	0.74	0.82	1.43	1.00	1.26
其他或未指明部位	1 015	0.96	0.00	0.54	0.44	0.13	0.49	0.45	0.25	0.61	0.71	0.72	2.27	2.88
所有部位合计	105 762	100.00	9.21	7.78	5.10	5.90	9.39	16.89	34.68	47.99	92.57	148.50	222.28	306.22
所有部位除外 C44	104 828	99.12	9.21	7.41	4.98	5.83	9.23	16.66	34.38	47.59	92.18	147.94	221.17	304.60

年龄组发病率 / (1/10万)							粗率 / (1/10万)	中标率 / (1/10万)	世标率 / (1/10万)	累积率 /%		35—64岁 截缩率 / (1/10万)	ICD-10
55—59岁	60—64岁	65—69岁	70—74岁	75—79岁	80—84岁	≥85岁				0—64岁	0—74岁		
0.18	0.55	0.70	0.85	1.70	3.04	1.65	0.30	0.13	0.14	0.01	0.01	0.14	C00
0.78	1.89	2.11	2.00	1.36	1.69	0.82	0.63	0.34	0.33	0.02	0.04	0.63	C01—C02
1.46	2.18	2.71	4.31	4.54	4.39	5.15	1.08	0.52	0.52	0.03	0.06	0.76	C03—C06
0.69	1.39	1.52	1.31	1.93	2.20	1.24	0.58	0.35	0.33	0.02	0.04	0.55	C07—C08
0.41	0.50	0.43	0.77	0.57	0.34	0.21	0.20	0.11	0.11	0.01	0.01	0.22	C09
0.23	0.30	0.60	0.69	1.70	0.68	0.82	0.22	0.11	0.10	0.01	0.01	0.15	C10
4.53	6.30	6.33	6.93	6.25	5.41	4.53	2.90	1.79	1.70	0.12	0.19	3.56	C11
0.59	0.64	1.35	1.31	0.80	0.68	0.62	0.30	0.14	0.15	0.01	0.02	0.21	C12—C13
0.32	0.35	0.32	0.92	0.68	1.69	0.62	0.20	0.10	0.09	0.01	0.01	0.14	C14
25.10	70.69	110.19	167.99	213.98	245.61	189.71	36.41	15.71	15.68	0.56	1.95	15.11	C15
41.60	82.90	123.28	187.55	234.20	250.51	160.67	43.16	20.01	19.67	0.88	2.43	24.37	C16
1.87	3.03	3.46	5.00	5.00	4.56	4.94	1.29	0.63	0.63	0.04	0.08	1.01	C17
22.40	34.58	43.94	64.16	74.85	76.57	51.70	16.95	8.50	8.28	0.46	1.00	13.00	C18
21.12	33.44	40.91	57.23	68.94	69.47	53.14	15.58	7.61	7.53	0.42	0.91	11.89	C19—C20
0.55	0.79	1.14	1.16	1.48	3.21	4.53	0.48	0.22	0.22	0.01	0.02	0.34	C21
42.51	59.13	65.48	76.71	97.11	115.11	93.52	27.96	14.38	14.12	0.91	1.62	26.87	C22
5.17	12.50	14.40	20.41	28.28	35.33	27.60	5.53	2.50	2.49	0.12	0.29	3.36	C23—C24
11.57	22.18	32.15	41.05	57.36	75.73	62.62	11.51	5.20	5.17	0.24	0.60	6.70	C25
0.59	0.50	1.19	1.69	2.73	1.86	0.82	0.47	0.27	0.25	0.01	0.03	0.35	C30—C31
1.23	3.77	4.76	6.47	7.72	5.75	2.47	1.46	0.70	0.70	0.03	0.09	0.95	C32
81.97	151.90	219.83	295.38	353.01	372.39	259.54	73.48	34.84	34.44	1.69	4.27	47.61	C33—C34
1.69	1.64	1.89	3.00	1.93	2.03	0.62	0.82	0.48	0.45	0.03	0.06	0.81	C37—C38
1.83	2.98	4.28	7.16	8.63	10.14	7.00	1.93	1.12	1.09	0.06	0.11	1.22	C40—C41
0.91	1.59	2.44	2.23	3.18	3.55	2.27	0.83	0.45	0.44	0.03	0.05	0.72	C43
2.10	3.13	6.55	11.17	14.31	23.33	35.64	3.12	1.41	1.40	0.05	0.14	1.34	C44
0.32	0.20	0.11	0.39	0.68	0.34	0.62	0.15	0.08	0.08	0.01	0.01	0.16	C45
0.09	0.15	0.11	0.15	0.00	0.00	0.41	0.05	0.03	0.04	0.00	0.00	0.06	C46
0.82	1.04	1.14	1.93	1.82	2.37	2.47	0.62	0.38	0.38	0.02	0.04	0.52	C47, C49
39.50	42.91	34.04	31.19	28.05	23.50	19.77	21.96	14.06	13.20	1.09	1.42	33.66	C50
0.14	0.55	0.32	0.69	0.68	1.01	0.82	0.19	0.09	0.09	0.01	0.01	0.16	C51
0.09	0.25	0.49	0.62	0.80	0.51	0.21	0.17	0.09	0.08	0.00	0.01	0.15	C52
17.97	17.71	12.72	15.25	16.58	16.06	11.12	9.90	6.48	5.96	0.49	0.63	14.88	C53
10.56	8.09	7.74	5.47	5.22	4.06	2.27	3.93	2.32	2.24	0.19	0.25	5.56	C54
1.19	0.84	0.76	1.00	1.48	2.20	2.06	0.64	0.39	0.36	0.03	0.04	0.85	C55
7.09	6.30	6.39	7.16	9.09	6.76	3.30	3.62	2.24	2.12	0.16	0.23	4.62	C56
0.50	0.99	1.03	1.08	0.57	1.18	0.41	0.41	0.24	0.24	0.02	0.03	0.49	C57
0.00	0.00	0.00	0.00	0.00	0.00	0.00	0.03	0.02	0.02	0.00	0.00	0.04	C58
0.37	1.24	1.30	1.54	2.39	5.07	1.85	0.52	0.24	0.23	0.01	0.03	0.33	C60
3.20	11.36	21.43	46.60	72.80	74.04	56.44	8.99	3.74	3.62	0.08	0.42	2.12	C61
0.09	0.25	0.32	0.54	0.68	0.17	1.03	0.23	0.18	0.16	0.01	0.01	0.28	C62
0.05	0.20	0.05	0.08	0.57	0.34	0.00	0.06	0.03	0.03	0.00	0.00	0.06	C63
5.85	8.33	9.25	10.86	9.09	9.30	7.21	3.59	1.93	1.93	0.13	0.23	3.68	C64
0.96	0.79	1.14	1.62	1.70	2.87	2.06	0.49	0.24	0.24	0.01	0.03	0.38	C65
0.37	0.84	1.14	1.46	1.70	2.54	1.65	0.37	0.17	0.17	0.01	0.02	0.21	C66
6.90	13.79	17.10	27.27	36.91	43.95	41.61	7.06	3.21	3.19	0.15	0.37	4.17	C67
0.18	0.35	0.65	0.62	0.91	0.34	0.62	0.16	0.08	0.08	0.00	0.01	0.09	C68
0.05	0.15	0.27	0.69	0.45	0.68	0.21	0.14	0.09	0.10	0.01	0.01	0.14	C69
10.74	15.08	20.29	20.33	25.67	21.13	14.63	7.62	4.56	4.48	0.28	0.48	7.15	C70—C72, D32—D33, D42—D43
26.01	19.00	13.91	9.55	6.59	4.23	3.09	15.44	12.82	11.13	0.93	1.05	25.25	C73
0.41	0.69	1.03	0.85	0.80	0.51	1.03	0.37	0.22	0.23	0.01	0.02	0.40	C74
0.96	0.50	0.92	0.69	0.80	1.86	0.41	0.42	0.27	0.25	0.02	0.03	0.49	C75
0.27	0.25	0.32	0.46	1.14	0.34	0.41	0.19	0.12	0.11	0.01	0.01	0.17	C81
6.58	11.51	14.67	21.03	24.19	23.16	18.13	5.82	3.13	3.06	0.17	0.35	4.60	C82—C86, C96
0.14	0.20	0.65	0.31	0.68	0.51	0.00	0.12	0.06	0.06	0.00	0.01	0.07	C88
2.33	4.81	6.28	7.32	7.50	7.10	1.85	1.88	0.94	0.94	0.05	0.12	1.50	C90
1.51	2.28	3.79	5.08	5.34	5.75	2.47	1.71	1.26	1.37	0.07	0.12	1.23	C91
4.21	6.55	7.96	10.48	13.86	13.35	5.97	3.64	2.32	2.25	0.14	0.25	3.12	C92—C94, D45—D47
1.46	2.93	4.65	5.08	8.63	9.47	4.74	1.93	1.25	1.23	0.07	0.12	1.40	C95
3.98	5.75	8.39	10.01	14.77	15.72	17.92	3.39	1.77	1.77	0.10	0.19	2.44	O&U
426.29	684.70	892.31	1 215.26	1 494.37	1 615.66	1 199.25	353.23	182.69	177.50	10.04	20.58	282.42	ALL
424.18	681.57	885.76	1 204.10	1 480.06	1 592.33	1 163.61	350.11	181.29	176.10	9.99	20.44	281.09	ALL exc. C44

附表 3-2　江苏省农村肿瘤登记地区 2019 年男性恶性肿瘤发病主要指标

部位	病例数	构成比/%	年龄组发病率/(1/10万)											
			0岁	1—4岁	5—9岁	10—14岁	15—19岁	20—24岁	25—29岁	30—34岁	35—39岁	40—44岁	45—49岁	50—54岁
唇	46	0.08	0.00	0.00	0.12	0.00	0.00	0.00	0.00	0.00	0.00	0.00	0.00	0.20
舌	101	0.17	0.00	0.00	0.00	0.00	0.00	0.00	0.09	0.00	0.00	0.10	0.40	0.93
口	176	0.30	0.00	0.00	0.00	0.00	0.00	0.00	0.09	0.09	0.11	0.10	0.40	1.19
唾液腺	101	0.17	0.00	0.00	0.12	0.00	0.00	0.00	0.19	0.09	0.11	0.30	0.48	0.46
扁桃体	49	0.08	0.00	0.00	0.00	0.00	0.00	0.00	0.00	0.00	0.22	0.10	0.32	0.40
其他口咽	47	0.08	0.00	0.00	0.00	0.00	0.00	0.00	0.00	0.00	0.00	0.00	0.08	0.46
鼻咽	617	1.04	0.00	0.00	0.00	0.23	0.61	0.28	0.47	1.11	2.48	3.76	4.22	4.70
下咽	84	0.14	0.00	0.00	0.00	0.00	0.00	0.00	0.00	0.00	0.11	0.10	0.16	0.33
咽，部位不明	47	0.08	0.00	0.00	0.00	0.00	0.00	0.00	0.09	0.00	0.11	0.00	0.16	0.13
食管	7 340	12.36	0.00	0.00	0.00	0.00	0.00	0.09	0.00	0.43	1.93	5.25	18.55	
胃	9 087	15.30	0.00	0.00	0.00	0.00	0.15	0.57	1.04	1.62	4.42	6.09	14.33	32.52
小肠	216	0.36	0.00	0.00	0.00	0.00	0.00	0.14	0.00	0.09	0.22	0.91	0.56	1.06
结肠	2 952	4.97	0.00	0.00	0.00	0.00	0.15	0.71	1.13	2.22	3.88	6.91	9.07	14.71
直肠	2 846	4.79	0.00	0.00	0.00	0.00	0.31	0.71	0.94	0.51	1.94	5.38	11.54	15.17
肛门	69	0.12	0.00	0.00	0.00	0.00	0.00	0.00	0.00	0.00	0.00	0.10	0.40	0.40
肝脏	5 979	10.07	0.00	0.52	0.12	0.00	0.31	0.57	1.32	3.50	10.34	22.65	39.16	52.26
胆囊及其他	783	1.32	0.00	0.00	0.00	0.00	0.15	0.00	0.00	0.54	0.51	1.51	3.25	
胰腺	1 948	3.28	0.00	0.00	0.00	0.12	0.00	0.00	0.00	0.34	1.18	2.54	4.54	9.01
鼻、鼻窦及其他	99	0.17	0.00	0.00	0.12	0.12	0.00	0.14	0.00	0.09	0.11	0.41	0.40	0.73
喉	403	0.68	0.00	0.00	0.12	0.00	0.00	0.00	0.00	0.09	0.00	0.61	0.80	1.79
气管、支气管、肺	14 211	23.93	0.00	0.00	0.12	0.00	0.15	0.43	0.94	3.16	7.97	10.56	22.37	45.71
其他胸腔器官	137	0.23	0.00	0.00	0.00	0.12	0.00	0.00	0.19	0.51	0.32	0.51	0.40	1.13
骨	312	0.53	0.00	0.35	0.24	0.81	0.31	0.43	0.66	0.68	0.32	0.81	0.40	1.46
皮肤黑色素瘤	118	0.20	0.00	1.04	0.00	0.00	0.00	0.00	0.19	0.17	0.11	0.61	0.40	0.73
皮肤其他	450	0.76	0.00	0.00	0.17	0.00	0.12	0.15	0.00	0.38	0.34	0.22	0.51	0.88	1.99
间皮瘤	22	0.04	0.00	0.00	0.00	0.00	0.00	0.00	0.00	0.00	0.00	0.20	0.08	0.20
卡波西肉瘤	7	0.01	0.00	0.00	0.00	0.00	0.00	0.00	0.00	0.00	0.00	0.10	0.00	0.00
周围神经、其他结缔组织、软组织	104	0.18	0.00	0.00	0.24	0.12	0.31	0.14	0.09	0.26	0.22	0.30	0.32	0.79
乳房	105	0.18	0.00	0.00	0.00	0.00	0.00	0.00	0.00	0.09	0.11	0.41	0.56	1.26
外阴	—	—	—	—	—	—	—	—	—	—	—	—	—	—
阴道	—	—	—	—	—	—	—	—	—	—	—	—	—	—
子宫颈	—	—	—	—	—	—	—	—	—	—	—	—	—	—
子宫体	—	—	—	—	—	—	—	—	—	—	—	—	—	—
子宫，部位不明	—	—	—	—	—	—	—	—	—	—	—	—	—	—
卵巢	—	—	—	—	—	—	—	—	—	—	—	—	—	—
其他女性生殖器	—	—	—	—	—	—	—	—	—	—	—	—	—	—
胎盘	—	—	—	—	—	—	—	—	—	—	—	—	—	—
阴茎	155	0.26	0.00	0.00	0.00	0.00	0.00	0.00	0.00	0.00	0.22	0.41	0.08	0.73
前列腺	2 693	4.54	0.00	0.00	0.00	0.00	0.00	0.00	0.09	0.09	0.11	0.10	1.03	1.52
睾丸	68	0.11	0.00	0.00	0.00	0.00	0.31	0.14	0.19	0.34	0.75	0.71	0.64	0.33
其他男性生殖器	19	0.03	0.00	0.00	0.00	0.00	0.00	0.00	0.00	0.00	0.00	0.00	0.08	0.26
肾	690	1.16	0.00	0.69	0.00	0.12	0.15	0.14	0.28	0.51	0.54	2.74	3.42	6.89
肾盂	88	0.15	0.00	0.00	0.00	0.12	0.00	0.00	0.00	0.00	0.00	0.30	0.24	0.46
输尿管	67	0.11	0.00	0.00	0.00	0.00	0.00	0.00	0.00	0.00	0.00	0.00	0.08	0.20
膀胱	1 695	2.85	0.00	0.17	0.00	0.00	0.00	0.00	0.09	0.17	1.40	2.13	3.42	5.83
其他泌尿器官	25	0.04	0.00	0.00	0.00	0.00	0.00	0.00	0.00	0.09	0.11	0.00	0.00	0.00
眼	20	0.03	0.00	0.17	0.12	0.00	0.00	0.00	0.00	0.00	0.11	0.00	0.08	0.07
脑、神经系统	1 085	1.83	5.22	1.21	0.47	1.63	1.53	1.00	1.88	1.96	3.23	3.45	6.05	7.29
甲状腺	1 040	1.75	0.00	0.00	0.12	0.12	0.76	2.56	7.82	7.33	12.17	11.38	11.46	9.01
肾上腺	66	0.11	0.00	0.00	0.00	0.12	0.00	0.00	0.09	0.00	0.22	0.30	0.48	0.73
其他内分泌腺	57	0.10	0.00	0.17	0.00	0.00	0.00	0.00	0.09	0.26	0.11	0.30	0.32	0.66
霍奇金淋巴瘤	26	0.04	0.00	0.00	0.00	0.12	0.00	0.00	0.09	0.00	0.22	0.10	0.16	0.20
非霍奇金淋巴瘤	1 014	1.71	0.00	0.69	0.00	0.35	0.76	1.42	0.85	1.19	1.94	2.03	4.70	6.36
免疫增生性疾病	25	0.04	0.00	0.00	0.00	0.00	0.00	0.00	0.00	0.00	0.00	0.10	0.00	0.07
多发性骨髓瘤	316	0.53	0.00	0.00	0.00	0.12	0.00	0.00	0.00	0.09	0.00	0.22	0.81	1.19	1.32
淋巴样白血病	308	0.52	0.00	1.73	1.65	0.81	1.53	1.00	0.75	0.43	0.86	1.42	0.80	1.32
髓样白血病	606	1.02	1.04	0.86	0.24	0.47	0.92	0.71	1.13	1.88	2.15	1.73	2.79	3.38
白血病，未特指	328	0.55	3.13	0.52	0.47	0.58	0.61	0.71	0.94	0.85	0.86	2.03	0.96	1.26
其他或未指明部位	531	0.89	0.00	0.69	0.47	0.12	0.76	0.28	0.09	0.34	0.65	0.51	1.91	2.65
所有部位合计	59 378	100.00	10.45	7.94	5.20	6.05	9.94	12.11	22.51	30.36	61.29	97.51	159.04	262.05
所有部位除外 C44	58 928	99.24	10.45	7.77	4.96	5.94	9.79	12.11	22.14	30.02	61.08	97.00	158.16	260.06

年龄组发病率 /（1/10万）							粗率 /(1/10万)	中标率 /(1/10万)	世标率 /(1/10万)	累积率 /%		35—64岁 截缩率 /(1/10万)	ICD-10
55—59岁	60—64岁	65—69岁	70—74岁	75—79岁	80—84岁	≥85岁				0—64岁	0—74岁		
0.27	0.78	0.87	0.79	1.67	3.46	1.12	0.30	0.14	0.15	0.01	0.02	0.17	C00
1.09	1.95	1.96	2.68	1.91	1.54	0.56	0.66	0.34	0.35	0.02	0.05	0.64	C01—C02
1.36	2.63	3.04	4.88	5.50	4.61	7.31	1.16	0.57	0.57	0.03	0.07	0.82	C03—C06
0.82	1.56	2.17	1.26	3.35	3.84	1.69	0.66	0.36	0.36	0.02	0.04	0.55	C07—C08
0.73	0.97	0.33	1.10	1.20	0.77	0.56	0.32	0.18	0.18	0.01	0.02	0.41	C09
0.18	0.39	0.76	0.94	2.39	1.15	1.69	0.31	0.16	0.15	0.01	0.02	0.24	C10
7.19	9.53	9.67	10.86	9.80	8.06	5.62	4.06	2.53	2.41	0.17	0.28	4.94	C11
1.18	1.26	2.39	2.68	1.43	1.15	1.12	0.55	0.27	0.28	0.02	0.04	0.42	C12—C13
0.55	0.68	0.54	1.42	1.20	2.30	1.69	0.31	0.16	0.16	0.01	0.02	0.23	C14
40.13	110.19	159.34	234.49	273.92	320.17	258.68	48.33	22.36	22.51	0.88	2.85	23.86	C15
60.24	124.19	186.40	281.23	351.13	359.71	243.50	59.83	28.77	28.48	1.23	3.56	33.85	C16
1.91	3.40	3.80	5.98	5.50	6.14	6.75	1.42	0.74	0.74	0.04	0.09	1.18	C17
26.21	44.25	53.37	80.89	90.59	89.83	60.17	19.44	10.12	9.91	0.55	1.22	15.31	C18
26.66	43.18	53.15	73.49	85.33	85.99	58.48	18.74	9.59	9.51	0.53	1.16	15.11	C19—C20
0.36	1.07	1.09	1.42	1.20	3.07	4.50	0.45	0.23	0.23	0.01	0.03	0.37	C21
67.07	86.56	95.32	105.75	123.82	155.86	120.34	39.37	21.56	21.13	1.42	2.43	42.22	C22
5.55	12.74	14.89	19.67	29.16	29.18	29.24	5.16	2.47	2.49	0.12	0.29	3.38	C23—C24
15.65	27.81	35.11	49.26	64.06	88.68	68.04	12.83	6.21	6.18	0.31	0.73	8.66	C25
0.82	0.88	2.17	2.36	3.59	1.54	1.12	0.65	0.37	0.36	0.02	0.04	0.51	C30—C31
2.37	6.81	9.13	12.75	14.58	10.37	5.06	2.65	1.31	1.31	0.06	0.17	1.74	C32
97.37	198.20	309.55	430.26	514.86	548.21	415.01	93.57	44.99	44.74	1.93	5.63	53.43	C33—C34
1.64	2.14	2.50	2.99	2.39	1.54	1.12	0.90	0.54	0.51	0.03	0.06	0.91	C37—C38
1.73	3.89	4.56	8.66	9.56	12.28	8.44	2.05	1.22	1.18	0.06	0.13	1.26	C40—C41
1.00	1.85	1.85	2.05	3.35	3.46	3.94	0.78	0.43	0.43	0.03	0.05	0.70	C43
1.46	2.92	7.28	12.75	16.49	25.34	33.74	2.96	1.43	1.42	0.05	0.15	1.19	C44
0.45	0.19	0.00	0.63	0.72	0.38	0.56	0.14	0.08	0.08	0.01	0.01	0.17	C45
0.09	0.19	0.11	0.31	0.00	0.00	0.00	0.05	0.03	0.03	0.00	0.00	0.06	C46
0.91	1.26	1.63	2.36	1.91	3.46	1.69	0.68	0.42	0.41	0.02	0.04	0.57	C47, C49
1.09	1.36	1.74	1.89	2.63	1.92	1.69	0.69	0.37	0.36	0.02	0.04	0.73	C50
—	—	—	—	—	—	—	—	—	—	—	—	—	C51
—	—	—	—	—	—	—	—	—	—	—	—	—	C52
—	—	—	—	—	—	—	—	—	—	—	—	—	C53
—	—	—	—	—	—	—	—	—	—	—	—	—	C54
—	—	—	—	—	—	—	—	—	—	—	—	—	C55
—	—	—	—	—	—	—	—	—	—	—	—	—	C56
—	—	—	—	—	—	—	—	—	—	—	—	—	C57
—	—	—	—	—	—	—	—	—	—	—	—	—	C58
0.73	2.43	2.61	3.15	5.02	11.52	5.06	1.02	0.49	0.48	0.02	0.05	0.66	C60
6.37	22.27	43.04	95.21	153.22	168.15	154.08	17.73	7.87	7.65	0.16	0.85	4.18	C61
0.18	0.49	0.65	1.10	1.43	0.38	2.81	0.45	0.36	0.32	0.02	0.03	0.55	C62
0.09	0.39	0.11	0.16	1.20	0.77	0.00	0.13	0.06	0.06	0.00	0.01	0.12	C63
8.01	10.70	12.17	13.06	11.47	13.05	11.25	4.54	2.49	2.51	0.17	0.30	4.82	C64
1.09	1.07	1.20	2.05	1.91	5.37	2.81	0.58	0.29	0.29	0.02	0.03	0.46	C65
0.64	0.97	1.41	1.73	2.39	3.07	2.25	0.44	0.20	0.21	0.01	0.03	0.26	C66
10.74	22.56	29.46	45.01	61.91	77.55	88.85	11.16	5.32	5.31	0.23	0.60	6.58	C67
0.27	0.19	0.76	0.63	0.96	0.38	1.12	0.16	0.09	0.08	0.00	0.01	0.08	C68
0.00	0.19	0.11	0.94	0.48	1.15	0.56	0.13	0.08	0.09	0.00	0.01	0.07	C69
9.55	14.20	20.54	20.30	22.95	19.96	15.75	7.14	4.49	4.43	0.27	0.48	6.71	C70—C72, D32—D33, D42—D43
10.37	9.04	7.06	5.51	5.02	3.84	1.69	6.85	5.93	5.09	0.41	0.47	10.73	C73
0.73	0.58	1.20	1.42	0.72	0.38	2.25	0.43	0.25	0.25	0.02	0.03	0.48	C74
1.00	0.39	1.20	0.79	0.48	0.38	0.00	0.38	0.24	0.23	0.02	0.03	0.43	C75
0.27	0.19	0.43	0.31	0.96	0.00	0.56	0.17	0.12	0.11	0.01	0.01	0.18	C81
8.37	13.62	14.46	27.38	27.49	29.94	24.74	6.68	3.75	3.67	0.21	0.42	5.54	C82—C86, C96
0.27	0.19	0.87	0.31	1.20	1.15	0.00	0.16	0.08	0.08	0.00	0.01	0.09	C88
2.73	4.67	7.39	8.34	10.04	8.83	2.81	2.08	1.07	1.06	0.06	0.13	1.60	C90
1.82	2.72	4.89	6.92	7.89	6.14	5.06	2.03	1.48	1.56	0.08	0.14	1.40	C91
4.55	6.61	10.00	11.96	17.45	18.81	10.12	3.99	2.50	2.39	0.14	0.25	3.28	C92—C94, D45—D47
1.73	3.70	4.13	6.14	11.23	14.20	3.94	2.16	1.45	1.42	0.08	0.13	1.65	C95
4.19	6.61	10.00	12.59	16.73	18.43	17.43	3.50	1.87	1.89	0.10	0.21	2.41	O&U
439.79	816.65	1 138.42	1 620.79	1 985.36	2 177.48	1 696.60	390.94	198.45	195.79	9.65	23.45	265.90	ALL
438.34	813.73	1 131.14	1 608.04	1 968.86	2 152.14	1 662.86	387.98	197.02	194.37	9.61	23.30	264.71	ALL exc. C44

附表 3-3 　江苏省农村肿瘤登记地区 2019 年女性恶性肿瘤发病主要指标

部位	病例数	构成比/%	年龄组发病率/（1/10 万）											
			0 岁	1—4 岁	5—9 岁	10—14 岁	15—19 岁	20—24 岁	25—29 岁	30—34 岁	35—39 岁	40—44 岁	45—49 岁	50—54 岁
唇	44	0.09	0.00	0.00	0.14	0.00	0.00	0.00	0.00	0.00	0.00	0.10	0.08	0.20
舌	89	0.19	0.00	0.00	0.00	0.00	0.00	0.00	0.00	0.18	0.56	0.31	0.40	0.53
口	146	0.31	0.00	0.00	0.00	0.14	0.00	0.16	0.10	0.09	0.22	0.31	0.40	0.53
唾液腺	73	0.16	0.00	0.00	0.14	0.14	0.36	0.00	0.10	0.27	0.33	0.31	0.64	0.46
扁桃体	12	0.03	0.00	0.00	0.00	0.00	0.00	0.00	0.00	0.00	0.00	0.00	0.08	0.07
其他口咽	19	0.04	0.00	0.00	0.00	0.00	0.00	0.00	0.00	0.00	0.00	0.00	0.00	0.00
鼻咽	252	0.54	0.00	0.00	0.00	0.14	0.18	0.16	0.42	0.44	1.23	2.07	1.91	3.31
下咽	6	0.01	0.00	0.00	0.00	0.00	0.00	0.00	0.00	0.00	0.00	0.00	0.00	0.00
咽，部位不明	12	0.03	0.00	0.00	0.00	0.00	0.00	0.00	0.00	0.00	0.00	0.10	0.00	0.07
食管	3 561	7.68	0.00	0.00	0.00	0.00	0.00	0.16	0.10	0.09	0.56	0.72	1.12	3.51
胃	3 837	8.27	0.00	0.00	0.00	0.00	0.18	0.16	1.87	2.13	4.35	6.62	11.40	13.85
小肠	169	0.36	0.00	0.00	0.00	0.00	0.00	0.00	0.00	0.00	0.22	0.00	0.56	0.60
结肠	2 122	4.57	0.00	0.00	0.00	0.00	0.00	0.49	1.25	1.51	3.68	3.93	8.05	12.66
直肠	1 820	3.92	0.00	0.00	0.00	0.00	0.00	0.16	0.73	1.24	1.45	3.00	5.90	9.88
肛门	76	0.16	0.00	0.00	0.00	0.00	0.00	0.00	0.00	0.00	0.00	0.10	0.16	0.66
肝脏	2 393	5.16	0.00	0.00	0.00	0.00	0.00	0.00	0.42	0.80	1.67	4.14	8.37	14.32
胆囊及其他	873	1.88	0.00	0.00	0.00	0.00	0.00	0.00	0.10	0.09	0.33	1.03	1.51	3.65
胰腺	1 499	3.23	0.00	0.00	0.00	0.00	0.00	0.32	0.21	0.27	0.67	1.24	2.63	4.71
鼻、鼻窦及其他	42	0.09	0.00	0.00	0.14	0.00	0.00	0.16	0.00	0.09	0.11	0.31	0.16	0.07
喉	35	0.08	0.00	0.00	0.00	0.00	0.00	0.18	0.00	0.00	0.00	0.10	0.00	0.13
气管、支气管、肺	7 790	16.79	0.00	0.00	0.00	0.00	0.54	1.62	3.01	4.08	11.92	19.44	30.93	46.79
其他胸腔器官	109	0.23	0.00	0.00	0.00	0.00	0.14	0.00	0.00	0.31	0.11	0.21	0.88	0.73
骨	267	0.58	0.00	0.00	0.27	0.68	0.71	0.49	0.31	0.44	0.33	0.83	1.20	1.33
皮肤黑色素瘤	130	0.28	0.00	0.00	0.00	0.00	0.18	0.00	0.10	0.09	0.33	0.62	0.56	0.99
皮肤其他	484	1.04	0.00	0.00	0.57	0.00	0.18	0.49	0.21	0.44	0.56	0.62	1.36	1.26
间皮瘤	22	0.05	0.00	0.00	0.00	0.00	0.00	0.00	0.10	0.09	0.00	0.10	0.40	0.07
卡波西肉瘤	9	0.02	0.00	0.19	0.00	0.00	0.00	0.00	0.00	0.00	0.00	0.10	0.08	0.07
周围神经、其他结缔组织、软组织	83	0.18	0.00	0.57	0.14	0.00	0.00	0.16	0.21	0.36	0.22	0.31	0.32	0.60
乳房	6 470	13.95	0.00	0.00	0.00	0.14	0.18	1.78	5.61	11.28	28.08	56.98	80.43	85.63
外阴	56	0.12	0.00	0.00	0.00	0.00	0.00	0.00	0.00	0.09	0.11	0.10	0.24	0.33
阴道	50	0.11	0.00	0.00	0.00	0.00	0.00	0.00	0.00	0.00	0.11	0.31	0.24	0.53
子宫颈	2 965	6.39	0.00	0.00	0.00	0.00	0.00	0.32	3.12	7.90	15.60	27.92	33.96	35.13
子宫体	1 178	2.54	0.00	0.00	0.00	0.00	0.00	0.32	0.73	1.78	3.01	5.07	11.24	16.11
子宫，部位不明	192	0.41	0.00	0.00	0.00	0.00	0.00	0.00	0.21	0.36	1.00	1.45	1.67	2.39
卵巢	1 084	2.34	0.00	0.00	0.00	0.68	0.71	1.13	1.45	2.04	3.12	7.45	9.01	12.53
其他女性生殖器	124	0.27	0.00	0.00	0.00	0.00	0.18	0.16	0.00	0.18	0.11	0.83	1.20	1.19
胎盘	7	0.02	0.00	0.00	0.00	0.00	0.00	0.16	0.10	0.00	0.00	0.00	0.40	0.00
阴茎	—		—	—	—	—	—	—	—	—	—	—	—	—
前列腺	—		—	—	—	—	—	—	—	—	—	—	—	—
睾丸	—		—	—	—	—	—	—	—	—	—	—	—	—
其他男性生殖器	—		—	—	—	—	—	—	—	—	—	—	—	—
肾	386	0.83	0.00	0.00	0.14	0.00	0.18	0.00	0.31	0.44	0.56	1.65	1.59	3.45
肾盂	58	0.13	0.00	0.00	0.00	0.00	0.00	0.00	0.00	0.09	0.11	0.10	0.08	0.46
输尿管	45	0.10	0.00	0.00	0.00	0.00	0.00	0.00	0.00	0.00	0.11	0.00	0.08	0.20
膀胱	418	0.90	0.00	0.00	0.00	0.00	0.00	0.32	0.10	0.18	0.22	0.72	0.96	2.12
其他泌尿器官	22	0.05	0.00	0.00	0.00	0.00	0.00	0.00	0.00	0.00	0.00	0.00	0.08	0.00
眼	21	0.05	0.00	0.38	0.00	0.14	0.00	0.00	0.00	0.00	0.11	0.00	0.24	0.13
脑、神经系统	1 198	2.58	0.00	0.76	1.62	0.82	0.36	1.94	1.25	1.51	3.45	3.62	6.22	8.88
甲状腺	3 583	7.72	0.00	0.00	0.00	0.27	1.97	7.28	22.02	23.18	34.10	41.37	46.16	44.87
肾上腺	45	0.10	1.13	0.19	0.00	0.00	0.18	0.00	0.00	0.09	0.22	0.00	0.32	0.53
其他内分泌腺	69	0.15	0.00	0.00	0.14	0.00	0.00	0.16	0.00	0.18	0.78	0.21	0.64	0.33
霍奇金淋巴瘤	30	0.06	0.00	0.00	0.00	0.00	0.00	0.32	0.00	0.09	0.00	0.10	0.08	0.27
非霍奇金淋巴瘤	728	1.57	0.00	0.57	0.14	0.27	0.00	0.65	0.52	0.62	1.67	1.45	3.35	3.51
免疫增生性疾病	11	0.02	0.00	0.00	0.00	0.00	0.00	0.00	0.00	0.00	0.00	0.10	0.00	0.07
多发性骨髓瘤	247	0.53	0.00	0.00	0.00	0.00	0.18	0.00	0.00	0.10	0.00	0.33	0.31	0.72	1.52
淋巴样白血病	205	0.44	2.25	2.47	1.08	0.95	0.18	0.81	0.52	0.44	0.33	1.03	1.04	1.33
髓样白血病	485	1.05	3.38	1.14	0.41	0.68	1.25	1.13	1.35	1.51	1.34	1.14	2.95	3.51
白血病，未特指	249	0.54	1.13	0.38	0.27	0.41	0.71	0.49	0.73	0.62	0.78	0.83	1.04	1.26
其他或未指明部位	484	1.04	0.00	0.38	0.41	0.14	0.18	0.65	0.42	0.89	0.78	0.93	2.63	3.12
所有部位合计	46 384	100.00	7.88	7.59	5.00	5.71	8.75	22.31	48.09	66.33	124.91	200.42	285.62	350.42
所有部位除外 C44	45 900	98.96	7.88	7.02	5.00	5.71	8.58	21.83	47.89	65.89	124.36	199.80	284.27	349.16

年龄组发病率 / (1/10万)							粗率 / (1/10万)	中标率 / (1/10万)	世标率 / (1/10万)	累积率 /%		35—64岁 截缩率 / (1/10万)	ICD-10
55—59岁	60—64岁	65—69岁	70—74岁	75—79岁	80—84岁	≥85岁				0—64岁	0—74岁		
0.09	0.30	0.54	0.91	1.73	2.72	1.95	0.30	0.13	0.13	0.00	0.01	0.12	C00
0.46	1.82	2.26	1.36	0.87	1.81	0.98	0.60	0.34	0.32	0.02	0.04	0.63	C01—C02
1.56	1.72	2.37	3.77	3.68	4.23	3.90	0.99	0.49	0.48	0.03	0.06	0.69	C03—C06
0.55	1.22	0.86	1.36	0.65	0.91	0.98	0.49	0.34	0.32	0.02	0.03	0.55	C07—C08
0.09	0.00	0.54	0.45	0.00	0.00	0.00	0.08	0.05	0.05	0.00	0.01	0.04	C09
0.28	0.20	0.43	0.45	1.08	0.30	0.33	0.13	0.06	0.06	0.00	0.01	0.06	C10
1.84	2.94	3.02	3.17	3.03	3.32	3.90	1.71	1.06	0.99	0.07	0.10	2.16	C11
0.00	0.00	0.32	0.00	0.22	0.30	0.33	0.04	0.01	0.02	0.00	0.00	0.00	C12—C13
0.09	0.00	0.11	0.45	0.22	1.21	0.00	0.08	0.04	0.03	0.00	0.00	0.04	C14
9.92	29.57	61.44	104.24	159.72	186.95	149.85	24.14	9.34	9.13	0.23	1.06	6.13	C15
22.78	39.90	60.69	97.75	128.33	164.60	112.79	26.01	11.69	11.29	0.52	1.31	14.65	C16
1.84	2.63	3.13	4.83	4.54	3.32	3.90	1.15	0.52	0.53	0.03	0.07	0.82	C17
18.56	24.51	34.60	48.12	60.60	66.14	46.81	14.38	6.92	6.70	0.37	0.79	10.63	C18
15.52	23.29	28.78	41.64	54.10	56.48	50.06	12.34	5.68	5.58	0.31	0.66	8.60	C19—C20
0.73	0.51	1.19	0.91	1.73	3.32	4.55	0.52	0.21	0.21	0.01	0.02	0.32	C21
17.73	30.58	35.89	48.88	72.93	83.06	78.01	16.22	7.26	7.17	0.39	0.81	11.29	C22
4.78	12.25	13.90	21.12	27.48	40.17	26.65	5.92	2.52	2.50	0.12	0.29	3.34	C23—C24
7.44	16.30	29.21	33.19	51.29	65.54	59.48	10.16	4.23	4.19	0.17	0.48	4.70	C25
0.37	0.10	0.22	1.06	1.95	2.11	0.65	0.28	0.16	0.15	0.01	0.01	0.18	C30—C31
0.09	0.61	0.43	0.45	1.51	2.11	0.98	0.24	0.11	0.11	0.01	0.01	0.13	C32
66.42	103.69	130.86	166.09	206.46	234.07	169.68	52.80	25.44	24.88	1.44	2.93	41.55	C33—C34
1.75	1.11	1.29	1.51	2.42	0.33		0.74	0.42	0.40	0.03	0.05	0.72	C37—C38
1.93	2.03	3.99	5.73	7.79	8.46	6.18	1.81	1.04	0.99	0.05	0.10	1.18	C40—C41
0.83	1.32	3.02	2.41	3.03	3.62	1.30	0.88	0.47	0.45	0.03	0.05	0.73	C43
2.76	3.34	5.82	9.65	12.34	21.75	36.73	3.28	1.38	1.40	0.06	0.14	1.48	C44
0.18	0.20	0.22	0.15	0.65	0.30	0.65	0.15	0.09	0.08	0.01	0.01	0.16	C45
0.09	0.10	0.11	0.00	0.00	0.00	0.65	0.06	0.04	0.05	0.00	0.00	0.07	C46
0.73	0.81	0.65	1.51	1.73	1.51	2.93	0.56	0.34	0.35	0.02	0.03	0.46	C47, C49
78.27	86.17	66.07	59.29	51.07	40.47	30.23	43.86	27.84	26.12	2.17	2.80	67.06	C50
0.28	1.11	0.65	1.36	1.30	1.81	1.30	0.38	0.19	0.18	0.01	0.02	0.32	C51
0.18	0.51	0.97	1.21	1.51	0.91	0.33	0.34	0.18	0.17	0.01	0.02	0.30	C52
36.10	36.15	25.33	29.87	31.60	28.69	17.55	20.10	12.98	11.95	0.98	1.26	29.99	C53
21.22	16.51	15.41	10.71	9.96	7.25	3.58	7.98	4.65	4.49	0.38	0.51	11.20	C54
2.39	1.72	1.51	1.96	2.81	3.93	3.25	1.30	0.78	0.72	0.06	0.07	1.71	C55
14.24	12.86	12.72	14.03	17.31	12.08	5.20	7.35	4.50	4.26	0.33	0.46	9.31	C56
1.01	2.03	2.05	2.11	1.08	2.11	0.65	0.84	0.49	0.48	0.03	0.06	1.00	C57
0.00	0.00	0.00	0.00	0.00	0.00	0.00	0.05	0.05	0.05	0.00	0.00	0.08	C58
—	—	—	—	—	—	—	—	—	—	—	—	—	C60
—	—	—	—	—	—	—	—	—	—	—	—	—	C61
—	—	—	—	—	—	—	—	—	—	—	—	—	C62
—	—	—	—	—	—	—	—	—	—	—	—	—	C63
3.67	5.87	6.36	8.75	6.93	6.34	4.88	2.62	1.38	1.35	0.09	0.16	2.52	C64
0.83	0.51	1.08	1.21	1.51	0.91	1.63	0.39	0.19	0.18	0.01	0.02	0.30	C65
0.09	0.71	0.86	1.21	1.08	2.11	1.30	0.31	0.13	0.13	0.01	0.02	0.17	C66
3.03	4.66	4.85	10.26	14.28	17.52	14.30	2.83	1.25	1.23	0.06	0.14	1.70	C67
0.09	0.51	0.54	0.60	0.87	0.30	0.33	0.15	0.07	0.07	0.00	0.01	0.09	C68
0.09	0.10	0.43	0.45	0.43	0.30	0.00	0.14	0.10	0.11	0.01	0.01	0.11	C69
11.94	16.00	20.05	20.37	28.13	22.05	13.98	8.12	4.61	4.52	0.29	0.49	7.61	C70—C72, D32—D33, D42—D43
41.80	29.37	20.70	13.43	8.01	4.53	3.90	24.29	19.91	17.33	1.46	1.63	39.96	C73
0.09	0.81	0.86	0.30	0.87	3.02	0.65	0.31	0.18	0.21	0.01	0.02	0.33	C74
0.92	0.61	0.65	0.60	1.08	3.02	0.65	0.47	0.30	0.27	0.02	0.03	0.56	C75
0.28	0.30	0.22	0.60	1.30	0.60	0.33	0.20	0.12	0.11	0.01	0.01	0.15	C81
4.78	9.32	14.87	14.93	21.21	17.82	14.30	4.93	2.52	2.47	0.13	0.28	3.64	C82—C86, C96
0.00	0.20	0.43	0.30	0.22	0.00	0.00	0.07	0.04	0.04	0.00	0.01	0.06	C88
1.93	4.96	5.17	6.34	5.19	5.74	1.30	1.67	0.82	0.83	0.05	0.11	1.40	C90
1.19	1.82	2.69	3.32	3.03	5.44	0.98	1.39	1.04	1.17	0.07	0.10	1.07	C91
3.86	6.48	5.93	9.05	10.60	9.06	3.58	3.29	2.15	2.14	0.14	0.21	2.95	C92—C94, D45—D47
1.19	2.13	5.17	4.07	4.28	5.74	5.20	1.69	1.06	1.03	0.05	0.10	1.14	C95
3.77	4.86	6.79	7.54	12.98	13.59	18.20	3.28	1.68	1.65	0.10	0.17	2.46	O&U
412.65	547.31	648.24	826.54	1 049.83	1 173.66	911.77	314.40	169.58	161.81	10.43	17.80	298.63	ALL
409.90	543.97	642.42	816.88	1 037.50	1 151.92	875.04	311.12	168.20	160.42	10.37	17.66	297.15	ALL exc. C44

附表 4-1　江苏省肿瘤登记地区 2019 年男女合计恶性肿瘤死亡主要指标

部位	病例数	构成比/%	年龄组死亡率/（1/10 万）											
			0 岁	1—4 岁	5—9 岁	10—14 岁	15—19 岁	20—24 岁	25—29 岁	30—34 岁	35—39 岁	40—44 岁	45—49 岁	50—54 岁
唇	53	0.04	0.00	0.00	0.03	0.00	0.00	0.00	0.00	0.00	0.00	0.00	0.00	0.04
舌	203	0.16	0.00	0.00	0.00	0.00	0.00	0.04	0.00	0.02	0.00	0.05	0.15	0.29
口	353	0.28	0.00	0.00	0.00	0.00	0.00	0.00	0.00	0.02	0.05	0.18	0.13	0.22
唾液腺	129	0.10	0.00	0.00	0.00	0.04	0.00	0.04	0.00	0.00	0.08	0.08	0.15	0.15
扁桃体	44	0.04	0.00	0.00	0.00	0.00	0.00	0.00	0.00	0.00	0.00	0.03	0.04	0.07
其他口咽	58	0.05	0.00	0.00	0.00	0.00	0.00	0.00	0.00	0.02	0.00	0.03	0.06	0.04
鼻咽	900	0.72	0.00	0.00	0.00	0.07	0.09	0.00	0.16	0.16	0.33	0.68	1.16	1.54
下咽	104	0.08	0.00	0.00	0.00	0.00	0.00	0.00	0.00	0.00	0.00	0.03	0.11	0.09
咽，部位不明	111	0.09	0.00	0.00	0.00	0.00	0.00	0.00	0.00	0.00	0.00	0.05	0.02	0.09
食管	15 701	12.52	0.00	0.00	0.00	0.00	0.00	0.00	0.05	0.00	0.09	0.19	1.54	5.69
胃	18 412	14.68	0.00	0.00	0.00	0.00	0.04	0.47	0.76	1.18	2.35	3.50	6.14	11.27
小肠	456	0.36	0.00	0.00	0.00	0.00	0.00	0.00	0.00	0.02	0.08	0.13	0.23	0.46
结肠	4 790	3.82	0.00	0.00	0.00	0.04	0.04	0.16	0.47	0.39	1.06	1.39	2.21	3.66
直肠	4 821	3.84	0.00	0.00	0.00	0.00	0.04	0.20	0.29	0.25	0.68	1.42	2.67	4.77
肛门	138	0.11	0.00	0.00	0.00	0.00	0.00	0.00	0.05	0.05	0.03	0.03	0.13	0.11
肝脏	14 032	11.19	0.00	0.23	0.03	0.07	0.13	0.28	0.83	1.48	4.12	9.78	16.28	25.89
胆囊及其他	2 472	1.97	0.00	0.00	0.00	0.00	0.00	0.00	0.03	0.09	0.19	0.50	0.82	1.85
胰腺	6 354	5.07	0.00	0.00	0.03	0.00	0.04	0.04	0.21	0.23	0.74	1.37	2.99	5.32
鼻、鼻窦及其他	116	0.09	0.00	0.00	0.00	0.04	0.04	0.04	0.03	0.05	0.03	0.08	0.06	0.13
喉	548	0.44	0.00	0.00	0.00	0.00	0.04	0.00	0.00	0.00	0.00	0.08	0.19	0.40
气管、支气管、肺	31 141	24.83	0.26	0.00	0.00	0.00	0.13	0.28	0.42	0.84	2.18	4.73	11.49	21.24
其他胸腔器官	275	0.22	0.00	0.05	0.03	0.07	0.00	0.04	0.08	0.05	0.14	0.21	0.23	0.46
骨	928	0.74	0.00	0.00	0.10	0.25	0.22	0.43	0.26	0.23	0.30	0.32	0.69	0.99
皮肤黑色素瘤	300	0.24	0.00	0.00	0.03	0.04	0.00	0.00	0.00	0.05	0.11	0.11	0.38	0.27
皮肤其他	584	0.47	0.00	0.00	0.00	0.04	0.09	0.04	0.03	0.07	0.03	0.08	0.06	0.26
间皮瘤	47	0.04	0.00	0.00	0.00	0.00	0.00	0.00	0.03	0.02	0.00	0.05	0.00	0.05
卡波西肉瘤	25	0.02	0.00	0.00	0.00	0.00	0.00	0.04	0.03	0.00	0.00	0.03	0.04	0.00
周围神经、其他结缔组织、软组织	186	0.15	0.26	0.09	0.17	0.00	0.04	0.00	0.03	0.18	0.08	0.11	0.21	0.20
乳房	2 779	2.22	0.00	0.00	0.00	0.04	0.00	0.00	0.31	0.87	1.20	2.97	4.82	6.79
外阴	65	0.05	0.00	0.00	0.00	0.00	0.00	0.00	0.00	0.03	0.00	0.05	0.00	0.04
阴道	36	0.03	0.00	0.00	0.00	0.00	0.00	0.00	0.00	0.00	0.03	0.03	0.08	0.02
子宫颈	1 577	1.26	0.00	0.00	0.00	0.00	0.00	0.04	0.10	0.30	0.82	1.60	3.16	4.15
子宫体	464	0.37	0.00	0.00	0.00	0.00	0.00	0.04	0.00	0.07	0.14	0.26	0.53	0.66
子宫，部位不明	235	0.19	0.00	0.00	0.00	0.00	0.00	0.00	0.00	0.07	0.05	0.16	0.13	0.40
卵巢	1 096	0.87	0.00	0.00	0.00	0.00	0.00	0.16	0.16	0.25	0.33	0.79	1.56	2.51
其他女性生殖器	60	0.05	0.00	0.00	0.00	0.00	0.00	0.00	0.00	0.00	0.00	0.00	0.02	0.09
胎盘	2	0.00	0.00	0.00	0.00	0.00	0.00	0.00	0.00	0.00	0.00	0.00	0.02	0.00
阴茎	103	0.08	0.00	0.00	0.00	0.00	0.00	0.00	0.03	0.00	0.00	0.00	0.06	0.13
前列腺	2 123	1.69	0.00	0.00	0.00	0.00	0.04	0.00	0.00	0.02	0.00	0.03	0.02	0.26
睾丸	39	0.03	0.00	0.00	0.03	0.00	0.00	0.04	0.03	0.05	0.00	0.03	0.04	0.04
其他男性生殖器	20	0.02	0.00	0.00	0.00	0.00	0.00	0.04	0.00	0.00	0.00	0.00	0.00	0.02
肾	792	0.63	0.00	0.00	0.07	0.04	0.00	0.04	0.10	0.07	0.25	0.37	0.55	0.90
肾盂	130	0.10	0.00	0.00	0.00	0.00	0.00	0.00	0.00	0.00	0.00	0.00	0.06	0.09
输尿管	127	0.10	0.00	0.00	0.00	0.00	0.00	0.00	0.00	0.00	0.00	0.00	0.02	0.04
膀胱	1 626	1.30	0.00	0.00	0.00	0.00	0.00	0.00	0.05	0.00	0.05	0.16	0.27	0.62
其他泌尿器官	38	0.03	0.00	0.00	0.00	0.00	0.00	0.00	0.00	0.00	0.02	0.03	0.00	0.00
眼	36	0.03	0.00	0.05	0.07	0.00	0.00	0.00	0.00	0.00	0.03	0.00	0.00	0.00
脑、神经系统	2 851	2.27	1.03	0.82	0.81	0.87	0.76	0.83	0.70	1.07	1.61	1.81	3.20	4.21
甲状腺	343	0.27	0.00	0.00	0.00	0.00	0.00	0.04	0.05	0.16	0.16	0.39	0.29	0.48
肾上腺	98	0.08	0.00	0.00	0.05	0.00	0.00	0.09	0.04	0.00	0.05	0.03	0.08	0.13	0.15
其他内分泌腺	67	0.05	0.00	0.00	0.03	0.07	0.04	0.04	0.00	0.02	0.03	0.05	0.06	0.09
霍奇金淋巴瘤	128	0.10	0.00	0.00	0.00	0.00	0.00	0.08	0.03	0.07	0.05	0.00	0.08	0.13
非霍奇金淋巴瘤	2 150	1.71	0.00	0.23	0.07	0.11	0.40	0.36	0.34	0.27	0.93	0.82	1.30	2.07
免疫增生性疾病	24	0.02	0.00	0.00	0.00	0.00	0.00	0.00	0.00	0.00	0.00	0.00	0.00	0.00
多发性骨髓瘤	758	0.60	0.00	0.00	0.00	0.07	0.00	0.04	0.00	0.03	0.02	0.14	0.11	0.27	0.82
淋巴样白血病	592	0.47	0.77	0.50	0.37	0.36	0.49	0.36	0.42	0.46	0.27	0.39	0.46	0.70
髓样白血病	1 169	0.93	1.29	0.32	0.10	0.29	0.22	0.36	0.39	0.43	0.57	0.74	1.09	1.34
白血病，未特指	1 169	0.93	1.03	0.37	0.14	0.43	0.63	0.28	0.47	0.46	0.74	0.82	0.97	1.28
其他或未指明部位	1 454	1.16	0.00	0.23	0.07	0.07	0.13	0.12	0.16	0.16	0.38	0.50	0.99	1.83
所有部位合计	125 432	100.00	4.64	2.92	2.20	3.00	3.94	4.98	7.09	10.46	20.59	37.38	68.37	115.38
所有部位除外 C44	124 848	99.53	4.64	2.92	2.20	2.96	3.85	4.94	7.07	10.39	20.56	37.30	68.31	115.12

55—59岁	60—64岁	65—69岁	70—74岁	75—79岁	80—84岁	≥85岁	粗率/(1/10万)	中标率/(1/10万)	世标率/(1/10万)	0—64岁	0—74岁	35—64岁截缩率/(1/10万)	ICD-10
0.00	0.08	0.23	0.17	0.37	0.63	2.46	0.09	0.03	0.04	0.00	0.00	0.02	C00
0.29	0.52	1.02	1.70	1.35	2.25	2.35	0.36	0.17	0.17	0.01	0.02	0.19	C01—C02
0.64	1.18	1.28	2.90	2.95	3.79	5.59	0.63	0.28	0.28	0.01	0.03	0.34	C03—C06
0.15	0.55	0.44	0.58	0.92	1.17	2.46	0.23	0.11	0.11	0.01	0.01	0.17	C07—C08
0.20	0.16	0.06	0.21	0.37	0.36	0.67	0.08	0.04	0.04	0.00	0.00	0.07	C09
0.07	0.13	0.35	0.41	0.61	0.45	0.67	0.10	0.05	0.05	0.00	0.01	0.05	C10
1.64	3.69	4.08	5.72	5.83	6.22	6.26	1.60	0.83	0.81	0.05	0.10	1.36	C11
0.29	0.31	0.73	0.46	0.92	1.08	0.56	0.18	0.09	0.09	0.00	0.01	0.12	C12—C13
0.15	0.34	0.20	1.33	1.17	1.62	0.89	0.20	0.09	0.09	0.00	0.01	0.09	C14
14.06	39.28	69.91	122.07	184.24	256.01	228.11	27.87	11.49	11.34	0.31	1.27	8.17	C15
19.14	43.05	77.32	133.31	216.21	288.91	242.86	32.68	14.14	13.75	0.44	1.49	12.16	C16
0.61	1.28	2.28	3.61	4.30	4.78	5.47	0.81	0.36	0.36	0.01	0.04	0.40	C17
6.95	11.92	16.51	31.14	47.50	70.04	83.33	8.50	3.72	3.66	0.14	0.38	3.93	C18
7.34	11.69	17.73	29.40	45.23	69.32	84.68	8.56	3.72	3.69	0.15	0.38	4.15	C19—C20
0.12	0.50	0.50	0.79	1.04	1.26	3.24	0.24	0.11	0.11	0.01	0.01	0.13	C21
34.68	49.00	58.98	73.97	99.05	125.75	123.66	24.91	12.31	12.16	0.71	1.38	20.81	C22
3.31	7.68	10.56	17.87	23.57	32.81	37.09	4.39	1.89	1.89	0.07	0.21	2.01	C23—C24
9.89	19.34	29.60	44.03	59.59	85.10	76.86	11.28	4.99	4.96	0.20	0.57	5.62	C25
0.29	0.31	0.47	0.60	0.86	0.90	2.23	0.21	0.10	0.10	0.01	0.01	0.13	C30—C31
1.01	1.44	2.30	3.94	5.52	8.83	6.14	0.97	0.42	0.42	0.02	0.05	0.43	C32
42.75	92.78	147.50	233.57	338.53	411.87	340.94	55.28	24.26	23.96	0.88	2.79	24.48	C33—C34
0.59	0.89	1.20	1.99	1.84	2.16	1.68	0.49	0.26	0.26	0.01	0.03	0.38	C37—C38
1.52	2.54	3.73	5.85	9.08	9.28	10.39	1.65	0.85	0.83	0.04	0.09	0.94	C40—C41
0.52	0.63	1.11	1.66	3.13	4.15	3.91	0.53	0.25	0.24	0.01	0.02	0.31	C43
0.39	0.86	1.05	1.99	3.62	11.18	26.70	1.04	0.37	0.39	0.01	0.02	0.24	C44
0.20	0.24	0.20	0.21	0.25	0.27	0.45	0.08	0.04	0.04	0.00	0.00	0.07	C45
0.05	0.05	0.18	0.12	0.18	0.18	0.00	0.06	0.03	0.03	0.00	0.00	0.03	C46
0.29	0.58	0.79	0.87	1.17	1.35	2.57	0.33	0.19	0.19	0.01	0.02	0.22	C47, C49
7.61	9.54	10.70	10.24	14.36	19.20	26.36	4.93	2.61	2.54	0.17	0.28	5.05	C50
0.15	0.18	0.15	0.54	0.43	1.08	1.12	0.12	0.05	0.05	0.00	0.01	0.06	C51
0.07	0.10	0.03	0.33	0.43	0.36	0.34	0.06	0.03	0.03	0.00	0.00	0.05	C52
4.66	4.17	4.58	6.14	9.76	13.52	14.30	2.80	1.48	1.42	0.10	0.15	2.89	C53
1.40	1.49	1.87	2.61	3.68	3.61	4.80	0.82	0.40	0.40	0.02	0.05	0.66	C54
0.34	0.50	0.88	1.53	1.78	3.61	3.02	0.42	0.19	0.19	0.01	0.02	0.24	C55
3.09	3.83	4.61	6.51	7.00	7.39	4.36	1.95	1.03	1.00	0.06	0.12	1.81	C56
0.10	0.29	0.20	0.37	0.49	0.72	0.78	0.11	0.05	0.05	0.00	0.01	0.07	C57
0.00	0.00	0.03	0.00	0.00	0.00	0.00	0.00	0.00	0.00	0.00	0.00	0.00	C58
0.12	0.34	0.38	0.62	0.43	2.25	1.56	0.18	0.08	0.08	0.00	0.01	0.09	C60
0.59	2.25	4.14	11.32	27.56	49.85	64.57	3.77	1.35	1.33	0.02	0.09	0.42	C61
0.05	0.03	0.15	0.17	0.25	0.54	0.78	0.07	0.04	0.04	0.00	0.00	0.03	C62
0.02	0.05	0.09	0.08	0.25	0.45	0.11	0.04	0.02	0.02	0.00	0.00	0.01	C63
1.72	2.12	2.74	4.64	6.69	10.46	11.06	1.41	0.66	0.65	0.03	0.07	0.86	C64
0.25	0.42	0.58	0.87	1.17	1.80	1.79	0.23	0.10	0.10	0.00	0.01	0.11	C65
0.05	0.21	0.85	1.04	1.66	1.71	1.45	0.23	0.10	0.09	0.00	0.01	0.04	C66
1.13	1.86	4.58	9.50	17.06	30.20	50.38	2.89	1.08	1.09	0.02	0.09	0.58	C67
0.00	0.16	0.06	0.04	0.61	0.36	1.34	0.07	0.03	0.03	0.00	0.00	0.03	C68
0.02	0.08	0.03	0.25	0.49	0.27	1.12	0.06	0.03	0.03	0.00	0.00	0.02	C69
6.21	8.93	11.40	15.80	22.83	22.81	18.77	5.06	2.87	2.83	0.16	0.30	3.91	C70—C72, D32—D33, D42—D43
0.79	0.73	1.37	1.78	2.58	4.51	3.35	0.61	0.31	0.29	0.02	0.03	0.44	C73
0.32	0.26	0.18	0.46	0.55	1.08	1.45	0.17	0.09	0.10	0.01	0.01	0.14	C74
0.10	0.18	0.35	0.33	0.25	0.72	0.78	0.12	0.07	0.07	0.00	0.01	0.08	C75
0.27	0.34	0.38	0.41	1.78	1.35	2.01	0.23	0.11	0.11	0.01	0.01	0.13	C81
3.56	6.00	9.28	14.51	22.16	25.51	19.10	3.82	1.88	1.83	0.08	0.20	2.16	C82—C86, C96
0.07	0.10	0.20	0.08	0.31	0.00	0.11	0.04	0.02	0.02	0.00	0.00	0.04	C88
1.35	2.80	3.79	6.63	7.00	7.57	4.02	1.35	0.63	0.63	0.03	0.08	0.77	C90
0.88	1.21	2.45	2.99	4.42	5.77	4.69	1.05	0.68	0.69	0.03	0.06	0.60	C91
2.11	3.33	4.84	7.26	9.57	12.44	8.49	2.08	1.14	1.12	0.06	0.12	1.38	C92—C94, D45—D47
1.72	3.17	4.64	7.42	9.88	14.24	6.70	2.08	1.19	1.16	0.06	0.12	1.32	C95
2.01	3.59	5.45	9.21	13.13	19.47	21.00	2.58	1.20	1.19	0.05	0.12	1.38	O&U
187.91	349.30	531.27	844.05	1 247.93	1 664.79	1 582.13	222.66	100.70	99.20	4.07	10.95	112.38	ALL
187.52	348.44	530.22	842.05	1 244.31	1 653.61	1 555.44	221.63	100.33	98.81	4.06	10.92	112.14	ALL exc. C44

部位	病例数	构成比/%	年龄组死亡率/（1/10 万）											
			0 岁	1—4 岁	5—9 岁	10—14 岁	15—19 岁	20—24 岁	25—29 岁	30—34 岁	35—39 岁	40—44 岁	45—49 岁	50—54 岁
唇	31	0.04	0.00	0.00	0.00	0.00	0.00	0.00	0.00	0.00	0.00	0.00	0.00	0.07
舌	118	0.15	0.00	0.00	0.00	0.00	0.00	0.07	0.00	0.00	0.00	0.05	0.17	0.44
口	208	0.26	0.00	0.00	0.00	0.00	0.00	0.00	0.00	0.05	0.05	0.21	0.13	0.37
唾液腺	73	0.09	0.00	0.00	0.00	0.00	0.00	0.00	0.00	0.00	0.05	0.11	0.21	0.15
扁桃体	29	0.04	0.00	0.00	0.00	0.00	0.00	0.00	0.00	0.00	0.00	0.05	0.08	0.11
其他口咽	49	0.06	0.00	0.00	0.00	0.00	0.00	0.00	0.00	0.05	0.00	0.05	0.13	0.04
鼻咽	679	0.85	0.00	0.00	0.00	0.07	0.08	0.00	0.20	0.14	0.38	1.06	1.73	2.35
下咽	99	0.12	0.00	0.00	0.00	0.00	0.00	0.00	0.00	0.00	0.00	0.05	0.21	0.15
咽，部位不明	79	0.10	0.00	0.00	0.00	0.00	0.00	0.00	0.00	0.00	0.05	0.05	0.04	0.11
食管	10 735	13.41	0.00	0.00	0.00	0.00	0.00	0.05	0.09	0.33	0.26	2.71	9.98
胃	12 806	16.00	0.00	0.00	0.00	0.00	0.00	0.37	0.76	0.69	1.92	2.59	7.15	15.08
小肠	258	0.32	0.00	0.00	0.00	0.00	0.00	0.00	0.00	0.00	0.05	0.21	0.30	0.70
结肠	2 741	3.42	0.00	0.00	0.00	0.07	0.08	0.22	0.41	0.41	1.04	1.59	2.92	4.00
直肠	2 977	3.72	0.00	0.00	0.00	0.00	0.00	0.22	0.25	0.23	0.82	1.69	3.47	5.94
肛门	80	0.10	0.00	0.00	0.00	0.00	0.00	0.05	0.05	0.00	0.00	0.17	0.15
肝脏	9 928	12.40	0.00	0.26	0.06	0.13	0.25	0.37	1.17	2.38	7.12	16.27	27.32	40.64
胆囊及其他	1 107	1.38	0.00	0.00	0.00	0.00	0.00	0.00	0.05	0.09	0.16	0.48	0.89	1.51
胰腺	3 611	4.51	0.00	0.00	0.06	0.00	0.08	0.07	0.20	0.37	0.99	1.74	3.93	7.08
鼻、鼻窦及其他	81	0.10	0.00	0.00	0.00	0.07	0.08	0.07	0.05	0.00	0.05	0.11	0.08	0.22
喉	484	0.60	0.00	0.00	0.00	0.00	0.00	0.00	0.00	0.00	0.00	0.05	0.34	0.77
气管、支气管、肺	22 030	27.52	0.50	0.00	0.00	0.00	0.17	0.37	0.41	0.87	2.35	6.02	13.37	27.29
其他胸腔器官	175	0.22	0.00	0.09	0.06	0.13	0.00	0.07	0.10	0.00	0.16	0.26	0.34	0.51
骨	539	0.67	0.00	0.00	0.13	0.40	0.42	0.67	0.30	0.14	0.27	0.32	1.06	1.39
皮肤黑色素瘤	152	0.19	0.00	0.00	0.06	0.07	0.00	0.00	0.00	0.05	0.00	0.05	0.34	0.33
皮肤其他	292	0.36	0.00	0.00	0.00	0.00	0.00	0.00	0.00	0.05	0.05	0.16	0.08	0.40
间皮瘤	27	0.03	0.00	0.00	0.00	0.00	0.00	0.00	0.00	0.00	0.00	0.05	0.00	0.04
卡波西肉瘤	18	0.02	0.00	0.00	0.00	0.00	0.00	0.07	0.00	0.00	0.00	0.05	0.08	0.00
周围神经、其他结缔组织、软组织	112	0.14	0.00	0.17	0.13	0.00	0.08	0.00	0.05	0.14	0.05	0.11	0.21	0.15
乳房	38	0.05	0.00	0.00	0.00	0.00	0.00	0.00	0.00	0.00	0.00	0.00	0.04	0.00
外阴	—	—	—	—	—	—	—	—	—	—	—	—	—	—
阴道	—	—	—	—	—	—	—	—	—	—	—	—	—	—
子宫颈	—	—	—	—	—	—	—	—	—	—	—	—	—	—
子宫体	—	—	—	—	—	—	—	—	—	—	—	—	—	—
子宫，部位不明	—	—	—	—	—	—	—	—	—	—	—	—	—	—
卵巢	—	—	—	—	—	—	—	—	—	—	—	—	—	—
其他女性生殖器	—	—	—	—	—	—	—	—	—	—	—	—	—	—
胎盘	—	—	—	—	—	—	—	—	—	—	—	—	—	—
阴茎	103	0.13	0.00	0.00	0.00	0.00	0.00	0.00	0.05	0.00	0.00	0.00	0.13	0.26
前列腺	2 123	2.65	0.00	0.00	0.00	0.00	0.08	0.00	0.00	0.05	0.00	0.05	0.04	0.51
睾丸	39	0.05	0.00	0.00	0.06	0.00	0.00	0.07	0.05	0.09	0.00	0.05	0.08	0.07
其他男性生殖器	20	0.02	0.00	0.00	0.00	0.00	0.00	0.07	0.00	0.00	0.00	0.00	0.00	0.04
肾	538	0.67	0.00	0.00	0.00	0.13	0.00	0.00	0.10	0.00	0.05	0.33	0.48	0.85	1.36
肾盂	83	0.10	0.00	0.00	0.00	0.00	0.00	0.00	0.00	0.05	0.00	0.00	0.08	0.15
输尿管	76	0.09	0.00	0.00	0.00	0.00	0.00	0.00	0.00	0.05	0.00	0.00	0.04	0.04
膀胱	1 287	1.61	0.00	0.00	0.00	0.00	0.00	0.00	0.05	0.09	0.11	0.05	0.42	0.95
其他泌尿器官	26	0.03	0.00	0.00	0.00	0.00	0.00	0.00	0.05	0.05	0.00	0.00	0.04
眼	18	0.02	0.00	0.09	0.00	0.00	0.00	0.00	0.00	0.00	0.00	0.00	0.00	0.00
脑、神经系统	1 534	1.92	0.99	1.05	0.64	0.88	0.92	0.90	1.01	1.42	1.70	2.17	3.85	5.21
甲状腺	137	0.17	0.00	0.00	0.00	0.00	0.00	0.05	0.09	0.05	0.32	0.17	0.33
肾上腺	57	0.07	0.00	0.09	0.00	0.00	0.00	0.00	0.00	0.05	0.11	0.25	0.11
其他内分泌腺	39	0.05	0.00	0.00	0.00	0.07	0.00	0.07	0.00	0.00	0.00	0.11	0.00	0.07
霍奇金淋巴瘤	79	0.10	0.00	0.00	0.00	0.00	0.00	0.15	0.05	0.05	0.11	0.00	0.13	0.07
非霍奇金淋巴瘤	1 303	1.63	0.00	0.35	0.06	0.13	0.42	0.52	0.35	0.37	1.10	1.00	1.86	2.60
免疫增生性疾病	20	0.02	0.00	0.00	0.00	0.00	0.00	0.00	0.00	0.00	0.00	0.00	0.00	0.00
多发性骨髓瘤	462	0.58	0.00	0.00	0.00	0.13	0.00	0.00	0.00	0.00	0.22	0.11	0.38	0.77
淋巴样白血病	372	0.46	0.50	0.70	0.51	0.20	0.67	0.52	0.56	0.55	0.27	0.48	0.42	0.70
髓样白血病	691	0.86	0.99	0.17	0.00	0.27	0.08	0.52	0.51	0.59	0.66	0.63	1.18	1.58
白血病，未特指	665	0.83	1.49	0.61	0.00	0.54	0.67	0.30	0.56	0.64	0.93	0.90	1.14	1.50
其他或未指明部位	814	1.02	0.00	0.35	0.06	0.00	0.17	0.07	0.15	0.18	0.55	0.58	1.06	1.98
所有部位合计	80 042	100.00	4.47	3.93	1.97	3.17	4.27	5.92	7.60	10.06	22.13	40.68	79.65	138.17
所有部位除外 C44	79 750	99.64	4.47	3.93	1.97	3.17	4.27	5.84	7.60	10.01	22.07	40.52	79.56	137.77

年龄组死亡率 /（1/10 万）							粗率 /（1/10万）	中标率 /（1/10万）	世标率 /（1/10万）	累积率 /%		35—64 岁 截缩率 /（1/10万）	ICD-10
55—59 岁	60—64 岁	65—69 岁	70—74 岁	75—79 岁	80—84 岁	≥ 85 岁				0—64 岁	0—74 岁		
0.00	0.10	0.35	0.25	0.64	0.41	3.32	0.11	0.04	0.05	0.00	0.00	0.03	C00
0.34	0.67	1.35	2.03	1.68	2.45	2.42	0.42	0.20	0.20	0.01	0.03	0.24	C01—C02
1.17	1.55	1.17	3.89	3.61	3.88	6.64	0.73	0.35	0.36	0.02	0.04	0.49	C03—C06
0.15	0.72	0.47	0.42	1.42	2.04	3.02	0.26	0.13	0.13	0.01	0.01	0.21	C07—C08
0.29	0.31	0.06	0.17	0.39	0.61	0.60	0.10	0.05	0.05	0.00	0.01	0.12	C09
0.10	0.21	0.53	0.76	1.29	0.82	1.51	0.17	0.09	0.08	0.00	0.01	0.08	C10
2.79	5.74	6.28	9.05	10.20	10.26	2.39	1.27	1.25	0.07	0.15	2.09		C11
0.59	0.62	1.41	0.93	1.93	2.04	1.21	0.35	0.17	0.17	0.01	0.02	0.23	C12—C13
0.29	0.67	0.18	2.20	1.42	2.04	1.51	0.28	0.13	0.13	0.01	0.02	0.16	C14
25.02	65.33	106.70	178.21	253.83	339.62	317.28	37.85	16.99	16.91	0.52	1.94	13.91	C15
28.10	67.09	118.51	198.67	329.51	430.59	362.27	45.15	20.63	20.18	0.62	2.20	16.97	C16
0.78	1.45	2.29	3.72	5.29	5.92	9.06	0.91	0.43	0.43	0.02	0.05	0.51	C17
8.81	15.20	20.91	39.06	56.72	84.04	105.06	9.66	4.54	4.50	0.17	0.47	4.82	C18
9.64	16.39	24.43	39.65	58.53	87.51	118.04	10.50	4.89	4.89	0.19	0.51	5.47	C19—C20
0.20	0.83	0.70	1.10	0.90	1.43	3.32	0.28	0.14	0.14	0.01	0.02	0.19	C21
56.00	74.17	85.39	101.62	132.65	166.04	171.77	35.01	18.45	18.22	1.13	2.07	33.17	C22
3.33	7.03	11.39	17.58	22.95	29.37	31.70	3.90	1.82	1.81	0.07	0.21	1.86	C23—C24
12.68	24.45	35.82	54.61	64.97	98.32	86.04	12.73	6.07	6.04	0.26	0.71	7.22	C25
0.39	0.57	0.70	0.42	1.42	1.43	3.62	0.29	0.15	0.16	0.01	0.01	0.21	C30—C31
1.86	2.79	4.46	7.19	9.93	16.73	12.68	1.71	0.78	0.77	0.03	0.09	0.80	C32
61.00	136.20	220.10	363.69	512.82	622.74	548.23	77.68	35.92	35.56	1.24	4.16	34.05	C33—C34
1.03	1.19	1.64	2.28	2.06	3.06	2.42	0.62	0.34	0.34	0.02	0.04	0.52	C37—C38
1.71	2.84	4.70	6.85	11.73	10.81	11.77	1.90	1.06	1.03	0.05	0.11	1.13	C40—C41
0.44	0.78	1.17	1.94	4.00	3.67	4.23	0.54	0.27	0.26	0.01	0.03	0.30	C43
0.39	1.09	1.59	2.54	4.00	14.07	26.26	1.03	0.43	0.45	0.01	0.03	0.31	C44
0.24	0.26	0.18	0.25	0.39	0.61	0.91	0.10	0.05	0.05	0.00	0.01	0.08	C45
0.05	0.05	0.23	0.25	0.26	0.20	0.30	0.06	0.04	0.04	0.00	0.00	0.04	C46
0.44	0.78	1.12	1.27	1.80	1.84	3.02	0.39	0.22	0.23	0.01	0.02	0.25	C47, C49
0.15	0.26	0.29	0.25	0.90	2.24	0.91	0.13	0.06	0.06	0.00	0.00	0.06	C50
—	—	—	—	—	—	—	—	—	—	—	—	—	C51
—	—	—	—	—	—	—	—	—	—	—	—	—	C52
—	—	—	—	—	—	—	—	—	—	—	—	—	C53
—	—	—	—	—	—	—	—	—	—	—	—	—	C54
—	—	—	—	—	—	—	—	—	—	—	—	—	C55
—	—	—	—	—	—	—	—	—	—	—	—	—	C56
—	—	—	—	—	—	—	—	—	—	—	—	—	C57
—	—	—	—	—	—	—	—	—	—	—	—	—	C58
0.24	0.67	0.76	1.27	0.90	5.10	4.23	0.36	0.16	0.17	0.01	0.02	0.18	C60
1.17	4.45	8.34	23.08	57.88	112.80	174.49	7.49	2.97	2.99	0.03	0.19	0.83	C61
0.10	0.05	0.29	0.34	0.52	1.22	2.11	0.14	0.08	0.08	0.00	0.01	0.06	C62
0.05	0.10	0.18	0.17	0.52	1.02	0.30	0.07	0.04	0.03	0.00	0.00	0.05	C63
2.50	2.69	3.99	7.02	9.80	14.28	18.42	1.90	0.93	0.92	0.04	0.10	1.21	C64
0.34	0.78	0.70	1.27	1.16	2.04	2.72	0.29	0.13	0.14	0.01	0.02	0.18	C65
0.05	0.31	0.94	1.27	2.32	2.24	1.81	0.27	0.12	0.12	0.00	0.01	0.06	C66
1.76	3.05	7.63	15.13	28.88	55.07	104.76	4.54	1.86	1.90	0.03	0.15	0.89	C67
0.00	0.21	0.06	0.08	0.77	0.61	2.42	0.09	0.04	0.04	0.00	0.00	0.04	C68
0.05	0.10	0.06	0.25	0.90	0.00	0.91	0.06	0.03	0.03	0.00	0.00	0.02	C69
7.05	9.61	12.27	18.43	23.08	24.27	19.02	5.41	3.22	3.16	0.18	0.34	4.48	C70—C72, D32—D33, D42—D43
0.83	0.67	1.35	1.69	1.80	4.28	1.81	0.48	0.25	0.24	0.01	0.03	0.35	C73
0.34	0.36	0.23	0.59	0.64	1.22	2.42	0.20	0.11	0.11	0.01	0.01	0.19	C74
0.10	0.16	0.47	0.51	0.39	1.02	1.21	0.14	0.08	0.08	0.00	0.01	0.08	C75
0.39	0.47	0.59	0.59	2.19	1.63	2.72	0.28	0.15	0.14	0.01	0.01	0.17	C81
4.70	7.29	11.16	18.34	27.07	35.29	26.57	4.59	2.37	2.31	0.10	0.25	2.73	C82—C86, C96
0.15	0.16	0.29	0.17	0.64	0.20	0.30	0.07	0.03	0.03	0.00	0.00	0.04	C88
1.57	3.05	4.87	8.71	9.28	11.42	5.74	1.63	0.79	0.78	0.03	0.10	0.86	C90
1.08	1.65	3.17	4.14	6.45	6.73	9.36	1.31	0.84	0.87	0.04	0.08	0.69	C91
2.55	4.29	6.17	8.12	11.09	17.34	15.09	2.44	1.34	1.31	0.07	0.14	1.62	C92—C94, D45—D47
2.06	3.72	5.29	8.28	11.86	17.54	8.45	2.34	1.40	1.37	0.07	0.14	1.56	C95
2.25	4.60	6.22	12.09	15.99	25.29	20.23	2.87	1.43	1.40	0.06	0.15	1.63	O&U
247.31	477.76	729.18	1 172.38	1 710.44	2 285.35	2 274.42	282.23	134.11	132.72	5.21	14.72	143.41	ALL
246.92	476.67	727.60	1 169.85	1 706.44	2 271.27	2 248.16	281.20	133.68	132.28	5.20	14.69	143.10	ALL exc. C44

部位	病例数	构成比/%	0岁	1—4岁	5—9岁	10—14岁	15—19岁	20—24岁	25—29岁	30—34岁	35—39岁	40—44岁	45—49岁	50—54岁
								年龄组死亡率／（1/10 万）						
唇	22	0.05	0.00	0.00	0.07	0.00	0.00	0.00	0.00	0.00	0.00	0.00	0.00	0.00
舌	85	0.19	0.00	0.00	0.00	0.00	0.00	0.00	0.05	0.00	0.05	0.13	0.15
口	145	0.32	0.00	0.00	0.00	0.00	0.00	0.00	0.00	0.05	0.16	0.13	0.07
唾液腺	56	0.12	0.00	0.00	0.00	0.08	0.00	0.00	0.00	0.11	0.05	0.08	0.15
扁桃体	15	0.03	0.00	0.00	0.00	0.00	0.00	0.00	0.00	0.00	0.00	0.00	0.04
其他口咽	9	0.02	0.00	0.00	0.00	0.00	0.00	0.00	0.00	0.00	0.00	0.00	0.04
鼻咽	221	0.49	0.00	0.00	0.00	0.08	0.10	0.00	0.11	0.18	0.27	0.31	0.59	0.73
下咽	5	0.01	0.00	0.00	0.00	0.00	0.00	0.00	0.00	0.00	0.00	0.00	0.04
咽，部位不明	32	0.07	0.00	0.00	0.00	0.00	0.00	0.00	0.00	0.00	0.05	0.00	0.07
食管	4 966	10.94	0.00	0.00	0.00	0.00	0.00	0.05	0.09	0.05	0.10	0.38	1.42
胃	5 606	12.35	0.00	0.00	0.00	0.00	0.10	0.59	0.75	1.68	2.77	4.40	5.15	7.48
小肠	198	0.44	0.00	0.00	0.00	0.00	0.00	0.00	0.05	0.11	0.05	0.17	0.22
结肠	2 049	4.51	0.00	0.00	0.00	0.00	0.08	0.54	0.36	1.09	1.20	1.51	3.32
直肠	1 844	4.06	0.00	0.00	0.00	0.10	0.17	0.32	0.27	0.54	1.15	1.88	3.61
肛门	58	0.13	0.00	0.00	0.00	0.00	0.05	0.05	0.05	0.05	0.08	0.07
肝脏	4 104	9.04	0.00	0.19	0.00	0.00	0.17	0.48	0.59	1.14	3.35	5.36	11.20
胆囊及其他	1 365	3.01	0.00	0.00	0.00	0.00	0.00	0.09	0.22	0.52	0.75	2.30
胰腺	2 743	6.04	0.00	0.00	0.00	0.00	0.00	0.22	0.09	0.49	1.00	2.05	3.58
鼻、鼻窦及其他	35	0.08	0.00	0.00	0.00	0.00	0.00	0.09	0.00	0.05	0.04	0.04
喉	64	0.14	0.00	0.00	0.00	0.00	0.10	0.00	0.00	0.00	0.04	0.04
气管、支气管、肺	9 111	20.07	0.00	0.00	0.00	0.00	0.10	0.17	0.43	0.82	2.01	3.46	9.63	15.22
其他胸腔器官	100	0.22	0.00	0.00	0.00	0.00	0.05	0.09	0.11	0.16	0.13	0.40
骨	389	0.86	0.00	0.00	0.07	0.08	0.00	0.17	0.22	0.32	0.33	0.31	0.33	0.58
皮肤黑色素瘤	148	0.33	0.00	0.00	0.00	0.00	0.00	0.00	0.05	0.16	0.16	0.42	0.22
皮肤其他	292	0.64	0.00	0.00	0.00	0.08	0.19	0.00	0.00	0.00	0.00	0.04	0.11
间皮瘤	20	0.04	0.00	0.00	0.00	0.00	0.00	0.05	0.00	0.05	0.00	0.07
卡波西肉瘤	7	0.02	0.00	0.00	0.00	0.00	0.00	0.00	0.00	0.00	0.00	0.00
周围神经、其他结缔组织、软组织	74	0.16	0.53	0.00	0.22	0.00	0.00	0.08	0.00	0.23	0.11	0.10	0.21	0.26
乳房	2 741	6.04	0.00	0.00	0.00	0.08	0.00	0.00	0.65	1.73	2.39	5.92	9.54	13.54
外阴	65	0.14	0.00	0.00	0.00	0.00	0.00	0.00	0.00	0.05	0.10	0.00	0.07
阴道	36	0.08	0.00	0.00	0.00	0.00	0.00	0.00	0.00	0.00	0.05	0.17	0.04
子宫颈	1 577	3.47	0.00	0.00	0.00	0.00	0.08	0.22	0.59	1.63	3.20	6.28	8.29
子宫体	464	1.02	0.00	0.00	0.00	0.00	0.08	0.00	0.14	0.27	0.52	1.05	1.31
子宫，部位不明	235	0.52	0.00	0.00	0.00	0.00	0.00	0.00	0.14	0.11	0.31	0.25	0.80
卵巢	1 096	2.41	0.00	0.00	0.00	0.00	0.00	0.33	0.32	0.50	0.65	1.57	3.10	5.00
其他女性生殖器	60	0.13	0.00	0.00	0.00	0.00	0.00	0.00	0.00	0.00	0.00	0.04	0.18
胎盘	2	0.00	0.00	0.00	0.00	0.00	0.00	0.00	0.00	0.00	0.00	0.04	0.00
阴茎	—	—	—	—	—	—	—	—	—	—	—	—	—	—
前列腺	—	—	—	—	—	—	—	—	—	—	—	—	—	—
睾丸	—	—	—	—	—	—	—	—	—	—	—	—	—	—
其他男性生殖器	—	—	—	—	—	—	—	—	—	—	—	—	—	—
肾	254	0.56	0.00	0.00	0.00	0.08	0.19	0.08	0.11	0.09	0.16	0.26	0.25	0.44
肾盂	47	0.10	0.00	0.00	0.00	0.00	0.00	0.00	0.00	0.00	0.00	0.04	0.04
输尿管	51	0.11	0.00	0.00	0.00	0.00	0.00	0.00	0.00	0.00	0.00	0.00	0.04
膀胱	339	0.75	0.00	0.00	0.00	0.00	0.00	0.05	0.00	0.00	0.00	0.26	0.13	0.29
其他泌尿器官	12	0.03	0.00	0.00	0.00	0.00	0.00	0.00	0.00	0.00	0.00	0.00	0.00
眼	18	0.04	0.00	0.00	0.15	0.00	0.00	0.00	0.00	0.05	0.00	0.00	0.00
脑、神经系统	1 317	2.90	1.07	0.57	1.02	0.86	0.58	0.75	0.38	0.73	1.52	1.47	2.55	3.21
甲状腺	206	0.45	0.00	0.00	0.00	0.00	0.08	0.05	0.23	0.27	0.47	0.42	0.62
肾上腺	41	0.09	0.00	0.00	0.00	0.00	0.19	0.08	0.00	0.09	0.00	0.05	0.00	0.18
其他内分泌腺	28	0.06	0.00	0.00	0.07	0.08	0.10	0.00	0.00	0.05	0.00	0.08	0.11
霍奇金淋巴瘤	49	0.11	0.00	0.00	0.00	0.00	0.00	0.00	0.00	0.09	0.00	0.04	0.18
非霍奇金淋巴瘤	847	1.87	0.00	0.10	0.07	0.08	0.39	0.17	0.32	0.18	0.76	0.63	0.75	1.53
免疫增生性疾病	4	0.01	0.00	0.00	0.00	0.00	0.00	0.00	0.00	0.00	0.00	0.00	0.00
多发性骨髓瘤	296	0.65	0.00	0.00	0.00	0.00	0.00	0.10	0.00	0.05	0.05	0.10	0.17	0.88
淋巴样白血病	220	0.48	1.07	0.29	0.22	0.55	0.29	0.00	0.27	0.36	0.27	0.31	0.50	0.69
髓样白血病	478	1.05	1.60	0.48	0.22	0.31	0.39	0.17	0.00	0.27	0.49	0.84	1.00	1.09
白血病，未特指	504	1.11	0.53	0.10	0.29	0.31	0.58	0.25	0.38	0.27	0.54	0.73	0.80	1.06
其他或未指明部位	640	1.41	0.00	0.10	0.07	0.16	0.10	0.17	0.16	0.14	0.22	0.42	0.92	1.68
所有部位合计	45 390	100.00	4.81	1.82	2.47	2.81	3.56	3.93	6.56	10.85	19.06	34.10	57.22	92.70
所有部位除外 C44	45 098	99.36	4.81	1.82	2.47	2.73	3.37	3.93	6.51	10.76	19.06	34.10	57.18	92.60

55—59岁	60—64岁	65—69岁	70—74岁	75—79岁	80—84岁	≥85岁	粗率/(1/10万)	中标率/(1/10万)	世标率/(1/10万)	0—64岁	0—74岁	35—64岁截缩率/(1/10万)	ICD-10
0.00	0.05	0.12	0.08	0.12	0.81	1.95	0.08	0.02	0.03	0.00	0.00	0.01	C00
0.25	0.37	0.70	1.38	1.05	2.10	2.31	0.30	0.13	0.13	0.00	0.02	0.14	C01—C02
0.10	0.80	1.39	1.95	2.34	3.72	4.97	0.52	0.21	0.21	0.01	0.02	0.19	C03—C06
0.15	0.37	0.41	0.73	0.47	0.48	2.13	0.20	0.10	0.10	0.01	0.01	0.14	C07—C08
0.10	0.00	0.06	0.24	0.35	0.16	0.71	0.05	0.02	0.02	0.00	0.00	0.02	C09
0.05	0.05	0.17	0.08	0.00	0.16	0.18	0.03	0.01	0.01	0.00	0.00	0.01	C10
0.49	1.59	1.91	2.52	2.69	3.07	3.90	0.79	0.41	0.40	0.02	0.04	0.61	C11
0.00	0.00	0.06	0.00	0.00	0.32	0.18	0.02	0.01	0.01	0.00	0.00	0.01	C12—C13
0.00	0.00	0.23	0.49	0.94	1.29	0.53	0.11	0.05	0.04	0.00	0.00	0.02	C14
3.05	12.49	33.61	68.03	121.00	189.80	175.73	17.75	6.34	6.14	0.09	0.60	2.34	C15
10.14	18.33	36.68	70.39	113.27	176.71	172.72	20.04	8.18	7.86	0.26	0.79	7.26	C16
0.44	1.12	2.26	3.50	3.40	3.88	3.37	0.71	0.31	0.30	0.01	0.04	0.30	C17
5.07	8.56	12.17	23.52	39.12	58.96	70.58	7.33	2.95	2.88	0.11	0.29	3.03	C18
5.02	6.86	11.13	19.53	33.15	54.92	65.08	6.59	2.63	2.59	0.10	0.25	2.81	C19—C20
0.05	0.16	0.29	0.49	1.17	1.13	3.19	0.21	0.09	0.08	0.00	0.01	0.08	C21
13.24	23.12	32.91	47.36	68.52	93.85	95.40	14.67	6.34	6.28	0.29	0.70	8.40	C22
3.30	8.34	9.74	18.15	24.13	35.54	40.25	4.88	1.95	1.95	0.08	0.22	2.16	C23—C24
7.09	14.08	23.47	33.85	54.70	74.63	71.46	9.81	3.96	3.92	0.14	0.43	3.99	C25
0.20	0.05	0.23	0.57	0.35	0.48	1.42	0.13	0.06	0.05	0.00	0.01	0.06	C30—C31
0.15	0.05	0.17	0.81	1.52	2.58	2.31	0.23	0.09	0.09	0.00	0.01	0.06	C32
24.41	48.15	75.85	108.31	180.15	244.88	219.17	32.57	13.45	13.24	0.52	1.44	14.74	C33—C34
0.15	0.58	0.75	1.71	1.64	1.45	1.24	0.36	0.18	0.17	0.01	0.02	0.23	C37—C38
1.33	2.23	2.78	4.88	6.68	8.08	9.58	1.39	0.65	0.63	0.03	0.07	0.74	C40—C41
0.59	0.48	1.04	1.38	2.34	4.52	3.72	0.53	0.24	0.22	0.01	0.02	0.32	C43
0.39	0.64	0.52	1.46	3.28	8.88	26.95	1.04	0.31	0.34	0.01	0.02	0.16	C44
0.15	0.21	0.23	0.16	0.12	0.00	0.18	0.07	0.04	0.04	0.00	0.00	0.07	C45
0.05	0.05	0.12	0.00	0.12	0.16	0.18	0.03	0.01	0.01	0.00	0.00	0.01	C46
0.15	0.37	0.46	0.49	0.59	0.97	2.31	0.26	0.16	0.16	0.01	0.01	0.19	C47, C49
15.11	19.08	20.98	19.86	26.59	32.63	41.32	9.80	5.07	4.94	0.34	0.54	10.05	C50
0.30	0.37	0.29	1.06	0.82	1.94	1.77	0.23	0.10	0.10	0.00	0.01	0.13	C51
0.15	0.21	0.06	0.65	0.82	0.65	0.53	0.13	0.06	0.06	0.00	0.01	0.09	C52
9.35	8.45	9.10	12.04	18.62	24.23	22.70	5.64	2.90	2.79	0.19	0.30	5.78	C53
2.81	3.03	3.71	5.13	7.03	6.46	7.63	1.66	0.79	0.78	0.05	0.09	1.32	C54
0.69	1.01	1.74	3.01	3.40	6.46	4.79	0.84	0.37	0.36	0.02	0.04	0.48	C55
6.20	7.76	9.16	12.78	13.35	13.25	6.92	3.92	2.02	1.97	0.13	0.24	3.64	C56
0.20	0.58	0.41	0.73	0.94	1.29	1.24	0.21	0.09	0.09	0.01	0.01	0.14	C57
0.00	0.00	0.06	0.00	0.00	0.00	0.00	0.01	0.00	0.00	0.00	0.00	0.01	C58
—	—	—	—	—	—	—	—	—	—	—	—	—	C60
—	—	—	—	—	—	—	—	—	—	—	—	—	C61
—	—	—	—	—	—	—	—	—	—	—	—	—	C62
—	—	—	—	—	—	—	—	—	—	—	—	—	C63
0.94	1.54	1.51	2.36	3.87	7.43	6.74	0.91	0.42	0.41	0.02	0.04	0.52	C64
0.15	0.05	0.46	0.49	1.17	1.62	1.24	0.17	0.06	0.06	0.00	0.01	0.04	C65
0.05	0.11	0.75	0.81	1.05	1.29	1.24	0.18	0.07	0.07	0.00	0.01	0.03	C66
0.49	0.64	1.56	4.07	6.33	10.50	18.44	1.21	0.42	0.42	0.01	0.04	0.27	C67
0.00	0.11	0.06	0.00	0.47	0.16	0.71	0.04	0.01	0.02	0.00	0.00	0.01	C68
0.00	0.05	0.00	0.24	0.12	0.48	1.24	0.06	0.03	0.03	0.00	0.00	0.02	C69
5.36	8.24	10.55	13.26	22.61	21.65	18.62	4.71	2.52	2.49	0.14	0.26	3.35	C70—C72, D32—D33, D42—D43
0.74	0.80	1.39	1.87	3.28	4.68	4.26	0.74	0.37	0.34	0.02	0.03	0.52	C73
0.30	0.16	0.12	0.33	0.47	0.97	0.89	0.15	0.09	0.08	0.01	0.01	0.10	C74
0.10	0.21	0.23	0.16	0.12	0.48	0.53	0.10	0.06	0.07	0.00	0.01	0.07	C75
0.15	0.21	0.17	0.24	1.41	1.13	1.60	0.18	0.07	0.07	0.00	0.01	0.08	C81
2.41	4.68	7.42	10.82	17.69	17.77	14.72	3.03	1.41	1.38	0.06	0.15	1.58	C82—C86, C96
0.00	0.05	0.12	0.00	0.00	0.16	0.00	0.01	0.01	0.01	0.00	0.00	0.01	C88
1.13	2.55	2.72	4.64	4.92	4.52	3.01	1.06	0.49	0.49	0.03	0.06	0.68	C90
0.69	0.74	1.74	1.87	2.58	5.01	1.95	0.79	0.52	0.51	0.03	0.05	0.51	C91
1.67	2.34	3.53	6.43	8.20	8.56	4.61	1.71	0.95	0.96	0.05	0.10	1.15	C92—C94, D45—D47
1.38	2.60	4.00	6.59	8.08	11.63	5.67	1.80	0.98	0.95	0.05	0.10	1.09	C95
1.77	2.55	4.69	6.43	10.54	14.86	21.46	2.29	0.99	0.98	0.04	0.11	1.13	O&U
128.20	217.24	335.98	527.98	827.68	1 173.36	1 175.49	162.27	69.77	68.34	2.91	7.23	80.89	ALL
127.80	216.60	335.46	526.52	824.40	1 164.47	1 148.54	161.22	69.46	68.00	2.90	7.21	80.73	ALL exc. C44

附表 5-1　江苏省城市肿瘤登记地区 2019 年男女合计恶性肿瘤死亡主要指标

部位	病例数	构成比/%	年龄组死亡率/（1/10万）											
			0岁	1—4岁	5—9岁	10—14岁	15—19岁	20—24岁	25—29岁	30—34岁	35—39岁	40—44岁	45—49岁	50—54岁
唇	23	0.04	0.00	0.00	0.00	0.00	0.00	0.00	0.00	0.00	0.00	0.00	0.00	0.04
舌	91	0.16	0.00	0.00	0.00	0.00	0.00	0.00	0.00	0.05	0.00	0.00	0.09	0.25
口	160	0.27	0.00	0.00	0.00	0.00	0.00	0.00	0.00	0.00	0.00	0.16	0.13	0.08
唾液腺	66	0.11	0.00	0.00	0.00	0.00	0.09	0.00	0.00	0.16	0.05	0.00	0.13	0.20
扁桃体	19	0.03	0.00	0.00	0.00	0.00	0.00	0.00	0.00	0.05	0.00	0.00	0.04	0.08
其他口咽	30	0.05	0.00	0.00	0.00	0.00	0.00	0.00	0.05	0.00	0.00	0.00	0.09	0.04
鼻咽	453	0.77	0.00	0.00	0.00	0.00	0.00	0.00	0.00	0.19	0.22	0.86	1.11	1.76
下咽	43	0.07	0.00	0.00	0.00	0.00	0.00	0.00	0.00	0.00	0.00	0.00	0.13	0.16
咽，部位不明	50	0.09	0.00	0.00	0.00	0.00	0.00	0.00	0.00	0.00	0.00	0.05	0.04	0.08
食管	6 249	10.67	0.00	0.00	0.00	0.00	0.00	0.00	0.06	0.10	0.22	0.16	1.65	5.68
胃	8 696	14.85	0.00	0.00	0.00	0.00	0.10	0.50	0.72	1.39	2.28	3.40	5.98	12.34
小肠	233	0.40	0.00	0.00	0.00	0.00	0.09	0.00	0.00	0.00	0.00	0.00	0.22	0.78
结肠	2 645	4.52	0.00	0.00	0.00	0.09	0.00	0.17	0.44	0.19	1.03	1.78	2.45	4.49
直肠	2 349	4.01	0.00	0.00	0.00	0.00	0.00	0.08	0.22	0.38	0.65	0.92	2.36	4.90
肛门	60	0.10	0.00	0.00	0.00	0.00	0.00	0.00	0.06	0.00	0.05	0.05	0.13	0.08
肝脏	6 293	10.74	0.00	0.37	0.00	0.17	0.00	0.00	0.83	1.29	3.48	7.57	14.36	23.57
胆囊及其他	1 146	1.96	0.00	0.00	0.00	0.00	0.00	0.00	0.00	0.14	0.22	0.43	0.71	1.67
胰腺	3 083	5.26	0.00	0.00	0.00	0.07	0.00	0.00	0.22	0.24	0.38	1.35	3.30	5.23
鼻、鼻窦及其他	61	0.10	0.00	0.00	0.00	0.00	0.10	0.00	0.06	0.05	0.00	0.05	0.04	0.16
喉	291	0.50	0.00	0.00	0.00	0.00	0.00	0.00	0.00	0.00	0.00	0.11	0.13	0.53
气管、支气管、肺	14 651	25.01	0.49	0.00	0.00	0.00	0.20	0.41	0.44	0.67	1.90	4.70	10.70	20.92
其他胸腔器官	136	0.23	0.00	0.00	0.00	0.00	0.00	0.06	0.05	0.00	0.22	0.16	0.31	0.53
骨	429	0.73	0.00	0.00	0.00	0.07	0.26	0.29	0.41	0.28	0.24	0.33	0.85	1.27
皮肤黑色素瘤	147	0.25	0.00	0.00	0.00	0.00	0.09	0.00	0.00	0.05	0.16	0.16	0.49	0.20
皮肤其他	258	0.44	0.00	0.00	0.00	0.00	0.09	0.20	0.08	0.00	0.00	0.05	0.09	0.29
间皮瘤	24	0.04	0.00	0.00	0.00	0.00	0.00	0.00	0.00	0.00	0.00	0.05	0.00	0.08
卡波西肉瘤	12	0.02	0.00	0.00	0.00	0.00	0.00	0.00	0.00	0.00	0.00	0.00	0.04	0.00
周围神经、其他结缔组织、软组织	78	0.13	0.00	0.09	0.22	0.00	0.00	0.00	0.00	0.24	0.00	0.11	0.13	0.20
乳房	1 388	2.37	0.00	0.00	0.00	0.00	0.09	0.00	0.44	0.96	1.36	3.08	5.53	6.99
外阴	35	0.06	0.00	0.00	0.00	0.00	0.00	0.00	0.00	0.05	0.05	0.00	0.00	0.04
阴道	10	0.02	0.00	0.00	0.00	0.00	0.00	0.00	0.00	0.00	0.00	0.00	0.00	0.04
子宫颈	679	1.16	0.00	0.00	0.00	0.00	0.00	0.11	0.24	0.81	1.57	3.75	3.88	
子宫体	233	0.40	0.00	0.00	0.00	0.00	0.00	0.00	0.05	0.22	0.49	0.40	0.65	
子宫，部位不明	80	0.14	0.00	0.00	0.00	0.00	0.00	0.00	0.05	0.05	0.22	0.18	0.41	
卵巢	541	0.92	0.00	0.00	0.00	0.00	0.17	0.11	0.38	0.22	0.54	1.56	2.33	
其他女性生殖器	34	0.06	0.00	0.00	0.00	0.00	0.00	0.00	0.00	0.00	0.00	0.00	0.04	0.16
胎盘	1	0.00	0.00	0.00	0.00	0.00	0.00	0.00	0.00	0.00	0.00	0.00	0.00	0.00
阴茎	44	0.08	0.00	0.00	0.00	0.00	0.00	0.00	0.00	0.00	0.00	0.00	0.00	0.12
前列腺	1 111	1.90	0.00	0.00	0.00	0.00	0.10	0.00	0.00	0.05	0.00	0.00	0.00	0.29
睾丸	19	0.03	0.00	0.00	0.07	0.00	0.00	0.06	0.05	0.00	0.05	0.04	0.00	
其他男性生殖器	9	0.02	0.00	0.00	0.00	0.00	0.00	0.00	0.00	0.00	0.00	0.00	0.00	0.04
肾	411	0.70	0.00	0.00	0.00	0.09	0.00	0.08	0.11	0.05	0.33	0.32	0.62	0.98
肾盂	60	0.11	0.00	0.00	0.00	0.00	0.00	0.00	0.00	0.00	0.00	0.00	0.09	0.08
输尿管	67	0.11	0.00	0.00	0.00	0.00	0.00	0.00	0.00	0.05	0.00	0.00	0.00	0.00
膀胱	802	1.37	0.00	0.00	0.00	0.00	0.00	0.00	0.10	0.00	0.00	0.11	0.31	0.69
其他泌尿器官	20	0.03	0.00	0.00	0.00	0.00	0.00	0.00	0.00	0.00	0.00	0.00	0.00	0.00
眼	10	0.02	0.00	0.09	0.07	0.00	0.00	0.00	0.00	0.00	0.00	0.00	0.00	0.00
脑、神经系统	1 362	2.33	0.98	1.02	0.95	1.11	0.98	0.91	0.72	1.20	1.41	1.84	3.57	4.13
甲状腺	185	0.32	0.00	0.00	0.00	0.00	0.00	0.06	0.00	0.24	0.33	0.65	0.36	0.61
肾上腺	41	0.07	0.00	0.09	0.00	0.00	0.10	0.08	0.00	0.00	0.11	0.00	0.00	0.25
其他内分泌腺	31	0.05	0.00	0.00	0.00	0.00	0.00	0.08	0.00	0.00	0.00	0.05	0.04	0.12
霍奇金淋巴瘤	68	0.12	0.00	0.00	0.00	0.00	0.17	0.00	0.00	0.10	0.11	0.00	0.13	0.16
非霍奇金淋巴瘤	941	1.61	0.00	0.28	0.07	0.00	0.39	0.25	0.39	0.24	0.71	0.97	1.20	2.12
免疫增生性疾病	16	0.03	0.00	0.00	0.00	0.00	0.00	0.00	0.00	0.00	0.00	0.00	0.00	0.00
多发性骨髓瘤	379	0.65	0.00	0.00	0.00	0.00	0.00	0.00	0.06	0.00	0.05	0.11	0.27	1.18
淋巴样白血病	282	0.48	0.49	0.65	0.29	0.43	0.59	0.50	0.28	0.48	0.33	0.32	0.58	0.49
髓样白血病	562	0.96	1.96	0.28	0.07	0.26	0.39	0.41	0.34	0.29	0.54	0.81	1.03	1.35
白血病，未特指	585	1.00	0.98	0.55	0.15	0.26	0.59	0.33	0.55	0.33	0.65	0.92	0.80	1.63
其他或未指明部位	792	1.35	0.00	0.28	0.00	0.09	0.20	0.00	0.17	0.14	0.38	0.54	0.80	2.41
所有部位合计	58 574	100.00	4.91	3.78	2.06	3.07	4.32	4.71	6.74	10.38	19.01	35.34	67.07	116.80
所有部位除外 C44	58 316	99.56	4.91	3.78	2.06	2.99	4.12	4.62	6.74	10.33	19.01	35.29	66.98	116.51

年龄组死亡率 / (1/10 万)							粗率 / (1/10 万)	中标率 / (1/10 万)	世标率 / (1/10 万)	累积率 /%		35—64 岁 截缩率 / (1/10 万)	ICD-10
55—59 岁	60—64 岁	65—69 岁	70—74 岁	75—79 岁	80—84 岁	≥ 85 岁				0—64 岁	0—74 岁		
0.00	0.00	0.19	0.18	0.53	0.58	2.44	0.09	0.03	0.03	0.00	0.00	0.01	C00
0.26	0.61	1.14	1.62	1.34	1.93	2.44	0.34	0.16	0.16	0.01	0.02	0.17	C01—C02
0.95	1.00	1.20	2.69	2.80	3.86	6.35	0.61	0.26	0.27	0.01	0.03	0.32	C03—C06
0.11	0.50	0.44	0.81	0.93	1.35	2.93	0.25	0.13	0.12	0.01	0.01	0.18	C07—C08
0.21	0.11	0.06	0.00	0.53	0.39	0.49	0.07	0.04	0.03	0.00	0.00	0.07	C09
0.05	0.17	0.38	0.45	0.67	0.58	0.73	0.11	0.06	0.05	0.00	0.01	0.05	C10
1.80	4.44	4.24	6.65	6.41	6.76	5.61	1.72	0.88	0.87	0.05	0.11	1.51	C11
0.26	0.33	0.38	0.45	1.07	0.77	0.24	0.16	0.08	0.08	0.00	0.01	0.13	C12—C13
0.11	0.22	0.13	1.35	1.34	1.74	0.98	0.19	0.08	0.08	0.00	0.01	0.07	C14
13.88	32.99	60.10	105.62	160.08	212.27	191.11	23.68	9.96	9.82	0.27	1.10	7.36	C15
20.51	43.04	82.17	132.30	217.23	283.15	263.36	32.95	14.40	14.06	0.45	1.52	12.45	C16
0.64	1.28	2.85	3.77	4.27	5.02	6.35	0.88	0.40	0.40	0.02	0.05	0.45	C17
7.95	13.61	19.48	36.82	59.28	81.89	105.44	10.02	4.37	4.32	0.16	0.44	4.53	C18
7.42	12.88	19.10	32.87	47.00	70.50	92.02	8.90	3.87	3.85	0.15	0.41	4.17	C19—C20
0.16	0.56	0.57	0.63	1.34	0.77	2.20	0.23	0.11	0.11	0.01	0.01	0.15	C21
33.86	47.32	58.52	73.47	98.40	124.58	128.38	23.85	11.71	11.62	0.66	1.32	19.19	C22
3.34	7.28	10.37	17.15	23.90	33.61	41.98	4.34	1.87	1.87	0.07	0.21	1.90	C23—C24
10.39	20.10	28.97	49.49	62.22	90.39	82.50	11.68	5.20	5.17	0.21	0.60	5.75	C25
0.53	0.39	0.63	0.36	0.67	1.35	2.20	0.23	0.12	0.12	0.01	0.01	0.16	C30—C31
1.32	1.06	2.21	5.12	6.68	10.82	7.57	1.10	0.47	0.46	0.02	0.05	0.44	C32
43.93	90.80	147.90	239.90	345.80	418.16	370.75	55.51	24.52	24.25	0.87	2.81	24.11	C33—C34
0.64	1.17	1.33	1.53	1.60	2.51	2.44	0.52	0.27	0.27	0.02	0.03	0.45	C37—C38
1.48	2.67	3.54	5.57	9.48	8.31	9.03	1.63	0.87	0.84	0.04	0.09	1.03	C40—C41
0.53	0.61	0.95	1.62	4.27	3.67	4.39	0.56	0.28	0.26	0.01	0.02	0.34	C43
0.42	0.67	0.89	1.98	3.47	10.43	26.12	0.98	0.36	0.38	0.01	0.02	0.21	C44
0.21	0.22	0.19	0.27	0.53	0.39	0.24	0.09	0.04	0.04	0.00	0.01	0.08	C45
0.05	0.06	0.13	0.27	0.00	0.19	0.24	0.05	0.03	0.03	0.00	0.00	0.02	C46
0.21	0.50	0.57	1.08	0.93	1.35	2.68	0.30	0.16	0.17	0.01	0.02	0.17	C47, C49
7.63	10.33	11.83	10.24	15.89	20.86	30.27	5.26	2.81	2.74	0.18	0.29	5.37	C50
0.16	0.11	0.06	0.90	0.27	1.35	1.71	0.13	0.06	0.06	0.00	0.01	0.06	C51
0.05	0.06	0.18	0.27	0.00	0.27	0.24	0.04	0.02	0.02	0.00	0.00	0.03	C52
4.72	3.55	4.05	6.11	8.95	10.82	10.01	2.57	1.42	1.35	0.09	0.14	2.88	C53
1.64	1.33	1.71	2.96	4.27	4.64	5.61	0.88	0.43	0.43	0.02	0.05	0.70	C54
0.16	0.44	0.44	0.99	1.60	2.12	1.95	0.30	0.15	0.14	0.01	0.01	0.23	C55
3.18	3.89	5.00	8.17	7.34	9.08	5.13	2.05	1.07	1.04	0.06	0.13	1.74	C56
0.11	0.22	0.32	0.63	0.40	0.58	1.22	0.13	0.06	0.06	0.00	0.01	0.08	C57
0.00	0.00	0.06	0.00	0.00	0.00	0.00	0.00	0.00	0.00	0.00	0.00	0.00	C58
0.00	0.00	0.00	0.00	0.00	0.00	0.00	0.00	0.00	0.07	0.00	0.00	0.11	C60
0.21	0.50	0.25	0.72	0.40	1.74	0.98	0.17	0.07	0.07	0.00	0.01	0.46	C61
0.74	2.50	4.43	13.11	30.57	54.66	76.88	4.21	1.52	1.51	0.02	0.11	0.03	C62
0.00	0.06	0.19	0.36	0.13	0.58	0.24	0.07	0.04	0.04	0.00	0.00	0.01	C63
0.05	0.06	0.06	0.09	0.13	0.58	0.24	0.03	0.01	0.01	0.00	0.00	0.90	C64
1.70	2.11	3.42	4.94	7.48	12.94	12.94	1.56	0.73	0.72	0.03	0.07	0.12	C65
0.32	0.39	0.63	0.72	0.80	2.70	1.22	0.23	0.10	0.10	0.00	0.01	0.04	C66
0.11	0.22	0.89	1.08	1.74	2.32	2.20	0.25	0.11	0.10	0.00	0.01	0.59	C67
1.22	1.83	4.81	10.06	18.02	32.45	55.40	3.04	1.14	1.15	0.02	0.10	0.01	C68
0.00	0.11	0.00	0.00	1.07	0.19	2.20	0.08	0.03	0.03	0.00	0.00		C69
0.00	0.00	0.00	0.18	0.53	0.00	0.49	0.04	0.02	0.03	0.00	0.00		
5.93	9.05	11.01	17.42	22.16	22.98	23.19	5.16	2.98	2.95	0.16	0.31	3.92	C70—C72, D32—D33, D42—D43
1.27	0.33	1.71	2.07	2.67	5.02	2.93	0.70	0.38	0.35	0.02	0.04	0.56	C73
0.26	0.28	0.13	0.36	0.40	0.97	1.46	0.16	0.08	0.09	0.01	0.01	0.13	C74
0.11	0.11	0.51	0.27	0.27	0.77	0.98	0.12	0.06	0.06	0.00	0.01	0.07	C75
0.32	0.50	0.25	0.36	2.00	1.35	2.44	0.26	0.13	0.13	0.01	0.01	0.18	C81
3.66	5.00	7.34	14.46	20.29	28.20	18.06	3.57	1.75	1.70	0.08	0.19	2.02	C82—C86, C96
0.11	0.17	0.32	0.18	0.40	0.00	0.24	0.06	0.03	0.03	0.00	0.00	0.04	C88
1.43	2.94	3.16	6.56	8.68	10.24	4.64	1.44	0.66	0.65	0.03	0.08	0.84	C90
0.64	1.28	2.40	3.23	4.67	6.95	5.13	1.07	0.70	0.70	0.03	0.06	0.56	C91
2.49	3.33	5.12	6.65	10.41	12.94	10.50	2.13	1.16	1.16	0.06	0.12	1.43	C92—C94, D45—D47
1.85	3.28	4.55	8.71	10.15	17.19	7.32	2.22	1.24	1.22	0.06	0.13	1.38	C95
2.33	4.72	6.52	11.95	12.95	23.76	24.65	3.00	1.39	1.39	0.06	0.15	1.63	O&U
193.61	343.26	529.86	857.64	1 257.70	1 665.29	1 671.90	221.95	101.09	99.80	4.05	10.99	111.61	ALL
193.19	342.59	528.98	855.67	1 254.23	1 654.86	1 645.79	220.97	100.73	99.42	4.04	10.97	111.40	ALL exc. C44

附表 5-2　江苏省城市肿瘤登记地区 2019 年男性恶性肿瘤死亡主要指标

部位	病例数	构成比/%	年龄组死亡率/(1/10万)											
			0岁	1—4岁	5—9岁	10—14岁	15—19岁	20—24岁	25—29岁	30—34岁	35—39岁	40—44岁	45—49岁	50—54岁
唇	15	0.04	0.00	0.00	0.00	0.00	0.00	0.00	0.00	0.00	0.00	0.00	0.00	0.08
舌	53	0.14	0.00	0.00	0.00	0.00	0.00	0.00	0.00	0.00	0.00	0.00	0.18	0.41
口	91	0.24	0.00	0.00	0.00	0.00	0.00	0.00	0.00	0.00	0.00	0.22	0.18	0.16
唾液腺	40	0.11	0.00	0.00	0.00	0.00	0.00	0.00	0.00	0.11	0.00	0.00	0.27	0.25
扁桃体	11	0.03	0.00	0.00	0.00	0.00	0.00	0.00	0.00	0.00	0.00	0.11	0.09	0.16
其他口咽	27	0.07	0.00	0.00	0.00	0.00	0.00	0.00	0.00	0.10	0.00	0.00	0.18	0.08
鼻咽	342	0.91	0.00	0.00	0.00	0.00	0.00	0.00	0.00	0.20	0.33	1.21	1.81	2.88
下咽	41	0.11	0.00	0.00	0.00	0.00	0.00	0.00	0.00	0.10	0.00	0.00	0.27	0.25
咽，部位不明	35	0.09	0.00	0.00	0.00	0.00	0.00	0.00	0.00	0.00	0.00	0.00	0.09	0.08
食管	4 387	11.71	0.00	0.00	0.00	0.00	0.00	0.00	0.11	0.10	0.45	0.33	2.98	10.11
胃	6 077	16.23	0.00	0.00	0.00	0.00	0.00	0.16	0.66	0.89	2.34	2.86	6.86	16.68
小肠	145	0.39	0.00	0.00	0.00	0.00	0.00	0.00	0.00	0.11	0.00	0.36	1.31
结肠	1 537	4.10	0.00	0.00	0.00	0.16	0.00	0.16	0.22	0.10	0.89	2.31	3.07	4.85
直肠	1 488	3.97	0.00	0.00	0.00	0.00	0.00	0.00	0.33	0.00	0.49	0.89	0.88	2.71	6.00
肛门	37	0.10	0.00	0.00	0.00	0.00	0.00	0.00	0.00	0.00	0.00	0.00	0.18	0.16
肝脏	4 444	11.87	0.00	0.35	0.00	0.32	0.00	0.00	1.10	2.36	5.68	12.77	24.28	37.72
胆囊及其他	482	1.29	0.00	0.00	0.00	0.00	0.00	0.00	0.00	0.20	0.11	0.44	0.72	1.31
胰腺	1 766	4.72	0.00	0.00	0.14	0.00	0.00	0.00	0.11	0.39	0.67	1.65	4.33	7.15
鼻、鼻窦及其他	45	0.12	0.00	0.00	0.00	0.00	0.19	0.00	0.11	0.00	0.00	0.11	0.09	0.33
喉	254	0.68	0.00	0.00	0.00	0.00	0.00	0.00	0.00	0.00	0.00	0.11	0.27	0.99
气管、支气管、肺	10 320	27.56	0.95	0.00	0.00	0.00	0.19	0.47	0.44	0.79	2.34	5.73	12.55	27.04
其他胸腔器官	77	0.21	0.00	0.18	0.00	0.00	0.00	0.00	0.11	0.00	0.22	0.33	0.36	0.66
骨	261	0.70	0.00	0.00	0.14	0.48	0.56	0.63	0.22	0.30	0.33	0.33	1.35	1.81
皮肤黑色素瘤	71	0.19	0.00	0.00	0.00	0.16	0.00	0.00	0.00	0.10	0.11	0.11	0.54	0.16
皮肤其他	137	0.37	0.00	0.00	0.00	0.00	0.16	0.00	0.00	0.00	0.00	0.11	0.18	0.41
间皮瘤	16	0.04	0.00	0.00	0.00	0.00	0.00	0.00	0.00	0.00	0.00	0.11	0.00	0.00
卡波西肉瘤	10	0.03	0.00	0.00	0.00	0.00	0.16	0.11	0.00	0.00	0.00	0.00	0.09	0.00
周围神经、其他结缔组织、软组织	51	0.14	0.00	0.18	0.14	0.00	0.00	0.00	0.00	0.20	0.00	0.22	0.09	0.25
乳房	17	0.05	0.00	0.00	0.00	0.00	0.00	0.00	0.00	0.00	0.00	0.00	0.00	0.00
外阴	—	—	—	—	—	—	—	—	—	—	—	—	—	—
阴道	—	—	—	—	—	—	—	—	—	—	—	—	—	—
子宫颈	—	—	—	—	—	—	—	—	—	—	—	—	—	—
子宫体	—	—	—	—	—	—	—	—	—	—	—	—	—	—
子宫，部位不明	—	—	—	—	—	—	—	—	—	—	—	—	—	—
卵巢	—	—	—	—	—	—	—	—	—	—	—	—	—	—
其他女性生殖器	—	—	—	—	—	—	—	—	—	—	—	—	—	—
胎盘	—	—	—	—	—	—	—	—	—	—	—	—	—	—
阴茎	44	0.12	0.00	0.00	0.00	0.00	0.00	0.00	0.00	0.00	0.00	0.00	0.00	0.25
前列腺	1 111	2.97	0.00	0.00	0.00	0.00	0.19	0.00	0.00	0.10	0.00	0.00	0.00	0.58
睾丸	19	0.05	0.00	0.00	0.14	0.00	0.00	0.00	0.11	0.10	0.00	0.11	0.09	0.00
其他男性生殖器	9	0.02	0.00	0.00	0.00	0.00	0.00	0.00	0.00	0.00	0.00	0.00	0.00	0.08
肾	290	0.77	0.00	0.00	0.00	0.00	0.00	0.00	0.11	0.00	0.45	0.55	0.99	1.64
肾盂	41	0.11	0.00	0.00	0.00	0.00	0.00	0.00	0.00	0.00	0.00	0.00	0.18	0.16
输尿管	43	0.11	0.00	0.00	0.00	0.00	0.00	0.00	0.00	0.10	0.00	0.00	0.00	0.00
膀胱	632	1.69	0.00	0.00	0.00	0.00	0.00	0.00	0.00	0.20	0.00	0.00	0.45	1.07
其他泌尿器官	13	0.03	0.00	0.00	0.00	0.00	0.00	0.00	0.00	0.00	0.00	0.00	0.00	0.00
眼	6	0.02	0.00	0.00	0.18	0.00	0.00	0.00	0.00	0.00	0.00	0.00	0.00	0.00
脑、神经系统	695	1.86	0.00	1.06	0.83	1.12	0.93	0.95	1.32	1.68	1.34	1.87	4.06	4.77
甲状腺	71	0.19	0.00	0.00	0.00	0.00	0.00	0.00	0.11	0.20	0.11	0.44	0.09	0.41
肾上腺	20	0.05	0.00	0.18	0.00	0.00	0.00	0.00	0.00	0.00	0.00	0.22	0.00	0.16
其他内分泌腺	21	0.06	0.00	0.00	0.00	0.00	0.00	0.16	0.00	0.00	0.00	0.11	0.09	0.08
霍奇金淋巴瘤	42	0.11	0.00	0.00	0.00	0.00	0.00	0.32	0.00	0.00	0.22	0.00	0.18	0.16
非霍奇金淋巴瘤	587	1.57	0.00	0.53	0.14	0.00	0.19	0.32	0.55	0.39	0.67	1.21	1.71	2.63
免疫增生性疾病	13	0.03	0.00	0.00	0.00	0.00	0.00	0.00	0.00	0.00	0.00	0.00	0.00	0.00
多发性骨髓瘤	233	0.62	0.00	0.00	0.00	0.00	0.00	0.00	0.00	0.00	0.00	0.00	0.36	1.31
淋巴样白血病	176	0.47	0.00	0.88	0.41	0.16	0.74	0.79	0.44	0.59	0.33	0.33	0.54	0.58
髓样白血病	334	0.89	1.89	0.00	0.00	0.16	0.19	0.63	0.44	0.39	0.67	0.55	1.26	1.48
白血病，未特指	329	0.88	0.95	0.00	0.88	0.00	0.32	0.74	0.47	0.77	0.39	0.89	0.99	1.17	1.81
其他或未指明部位	444	1.19	0.00	0.53	0.00	0.00	0.19	0.00	0.22	0.10	0.56	0.88	0.81	2.63
所有部位合计	37 450	100.00	3.79	4.94	1.94	2.88	4.07	5.37	7.56	10.54	19.83	37.22	76.09	141.11
所有部位除外 C44	37 313	99.63	3.79	4.94	1.94	2.88	4.07	5.21	7.56	10.54	19.83	37.11	75.91	140.70

年龄组死亡率 /（1/10万）							粗率 /(1/10万)	中标率 /(1/10万)	世标率 /(1/10万)	累积率 /%		35—64岁 截缩率 /(1/10万)	ICD-10
55—59岁	60—64岁	65—69岁	70—74岁	75—79岁	80—84岁	≥85岁				0—64岁	0—74岁		
0.00	0.00	0.26	0.37	0.84	0.44	3.91	0.11	0.05	0.05	0.00	0.00	0.01	C00
0.32	0.99	1.41	1.64	2.24	1.31	1.96	0.40	0.20	0.20	0.01	0.02	0.27	C01—C02
1.91	1.21	0.77	3.29	3.92	3.48	6.52	0.69	0.33	0.34	0.02	0.04	0.51	C03—C06
0.21	0.88	0.51	0.55	1.40	1.74	4.56	0.30	0.15	0.15	0.01	0.01	0.25	C07—C08
0.21	0.22	0.13	0.00	0.28	0.44	0.44	0.08	0.05	0.05	0.00	0.01	0.12	C09
0.11	0.22	0.64	0.91	1.40	0.87	1.96	0.20	0.10	0.10	0.00	0.01	0.09	C10
3.28	6.73	6.39	10.41	8.95	10.88	9.78	2.60	1.36	1.35	0.08	0.17	2.40	C11
0.53	0.66	0.77	0.91	2.24	1.31	0.65	0.31	0.16	0.16	0.01	0.02	0.25	C12—C13
0.21	0.44	0.13	2.56	1.40	2.18	1.30	0.27	0.13	0.12	0.00	0.02	0.12	C14
25.96	56.59	95.81	155.99	216.88	292.47	269.19	33.31	15.09	15.02	0.48	1.74	13.01	C15
29.67	67.85	128.00	194.17	329.65	427.82	400.20	46.14	21.11	20.74	0.64	2.25	17.61	C16
0.85	1.43	2.68	4.75	6.44	7.40	10.43	1.10	0.52	0.51	0.02	0.06	0.60	C17
10.60	18.53	23.63	48.22	71.92	98.79	136.22	11.67	5.41	5.40	0.20	0.56	5.75	C18
9.85	18.20	27.34	45.30	60.17	91.83	140.14	11.30	5.20	5.23	0.20	0.56	5.45	C19—C20
0.32	0.77	0.77	0.73	1.96	0.87	2.61	0.28	0.13	0.14	0.01	0.01	0.20	C21
54.99	73.92	84.44	101.01	133.20	159.73	172.73	33.74	17.59	17.45	1.07	1.99	30.99	C22
3.50	6.73	10.60	16.62	20.71	29.16	27.38	3.66	1.71	1.70	0.07	0.20	1.78	C23—C24
13.56	25.37	37.30	61.19	67.72	105.76	87.34	13.41	6.38	6.35	0.27	0.76	7.46	C25
0.64	0.66	1.15	0.37	1.12	2.61	2.61	0.34	0.18	0.18	0.01	0.02	0.26	C30—C31
2.65	2.10	4.22	9.13	11.47	20.02	15.64	1.93	0.88	0.86	0.03	0.10	0.85	C32
59.76	135.25	222.40	369.71	517.99	625.41	599.00	78.35	36.20	35.92	1.22	4.18	33.51	C33—C34
1.06	1.43	1.41	1.28	1.40	3.05	3.26	0.58	0.32	0.33	0.02	0.04	0.60	C37—C38
1.91	2.87	5.24	6.94	12.03	8.70	10.43	1.98	1.14	1.11	0.05	0.12	1.30	C40—C41
0.42	0.55	1.28	1.64	4.76	3.05	4.56	0.54	0.29	0.27	0.01	0.03	0.30	C43
0.42	0.88	1.53	2.74	4.48	13.93	26.72	1.04	0.43	0.45	0.01	0.03	0.29	C44
0.42	0.22	0.26	0.18	0.84	0.87	0.65	0.12	0.06	0.06	0.00	0.01	0.10	C45
0.11	0.00	0.26	0.55	0.00	0.00	0.65	0.08	0.05	0.05	0.00	0.01	0.03	C46
0.42	0.88	0.77	1.83	1.12	1.74	3.26	0.39	0.21	0.22	0.01	0.02	0.27	C47, C49
0.21	0.33	0.51	0.00	0.84	1.31	1.30	0.13	0.06	0.06	0.00	0.01	0.07	C50
—	—	—	—	—	—	—	—	—	—	—	—	—	C51
—	—	—	—	—	—	—	—	—	—	—	—	—	C52
—	—	—	—	—	—	—	—	—	—	—	—	—	C53
—	—	—	—	—	—	—	—	—	—	—	—	—	C54
—	—	—	—	—	—	—	—	—	—	—	—	—	C55
—	—	—	—	—	—	—	—	—	—	—	—	—	C56
—	—	—	—	—	—	—	—	—	—	—	—	—	C57
—	—	—	—	—	—	—	—	—	—	—	—	—	C58
—	—	—	—	—	—	—	—	—	—	—	—	—	C60
0.42	0.99	0.51	1.46	0.84	3.92	2.61	0.33	0.15	0.15	0.01	0.02	0.22	C61
1.48	4.96	8.94	26.67	64.08	123.17	205.31	8.43	3.35	3.39	0.04	0.21	0.92	C62
0.00	0.11	0.38	0.73	0.28	1.31	0.65	0.07	0.03	0.03	0.00	0.00	0.03	C63
0.11	0.00	0.13	0.18	1.40	3.48	1.30	0.31	0.15	0.15	0.01	0.02	0.23	C65
2.97	2.98	4.73	7.67	11.47	17.84	21.51	2.20	1.07	1.05	0.05	0.11	1.42	C64
0.11	0.44	0.89	1.46	2.52	3.92	2.61	0.33	0.15	0.14	0.00	0.02	0.07	C66
1.80	2.76	7.92	16.07	30.78	58.75	114.06	4.80	1.96	2.01	0.03	0.15	0.85	C67
0.00	0.22	0.00	0.00	1.40	0.44	3.26	0.10	0.04	0.04	0.00	0.00	0.03	C68
0.00	0.00	0.00	0.18	1.12	0.00	0.00	0.05	0.03	0.03	0.00	0.00	0.00	C69
6.46	8.38	11.62	19.91	22.11	23.07	22.81	5.28	3.19	3.12	0.17	0.33	4.09	C70—C72, D32—D33, D42—D43
1.38	0.44	1.41	1.83	1.40	4.35	2.61	0.54	0.29	0.28	0.02	0.03	0.43	C73
0.42	0.33	0.13	0.18	0.28	1.74	1.30	0.16	0.09	0.09	0.00	0.01	0.17	C74
0.11	0.11	0.77	0.37	0.28	1.74	1.30	0.16	0.09	0.09	0.00	0.01	0.08	C75
0.42	0.55	0.51	0.55	2.80	1.74	2.61	0.32	0.18	0.17	0.01	0.01	0.23	C81
4.87	6.62	8.94	19.18	25.19	40.48	25.42	4.46	2.27	2.21	0.10	0.24	2.60	C82—C86, C96
0.21	0.22	0.38	0.37	0.84	0.00	0.65	0.10	0.05	0.05	0.00	0.01	0.06	C88
1.91	3.31	4.47	8.40	10.35	16.54	5.87	1.77	0.83	0.81	0.03	0.10	0.96	C90
0.74	1.88	3.19	4.75	6.72	6.96	9.13	1.34	0.86	0.89	0.04	0.08	0.66	C91
2.86	4.08	6.77	8.22	12.87	17.41	17.60	2.54	1.38	1.36	0.07	0.14	1.61	C92—C94, D45—D47
1.91	3.86	5.88	10.23	10.63	19.15	9.13	3.37	1.65	1.46	0.07	0.15	1.63	C95
2.75	5.30	7.66	14.98	15.67	15.67	30.47	26.72	—	1.65	1.65	0.07	0.18	1.90	O&U
255.55	474.27	736.44	1 187.31	1 710.68	2 294.48	2 422.71	284.32	134.82	133.82	5.21	14.82	142.70	ALL
255.13	473.39	734.90	1 184.57	1 706.20	2 280.55	2 395.99	283.28	134.39	133.37	5.19	14.79	142.41	ALL exc. C44

附表 5-3　江苏省城市肿瘤登记地区 2019 年女性恶性肿瘤死亡主要指标

部位	病例数	构成比 /%	年龄组死亡率 /（1/10 万）											
			0 岁	1—4 岁	5—9 岁	10—14 岁	15—19 岁	20—24 岁	25—29 岁	30—34 岁	35—39 岁	40—44 岁	45—49 岁	50—54 岁
唇	8	0.04	0.00	0.00	0.00	0.00	0.00	0.00	0.00	0.00	0.00	0.00	0.00	0.00
舌	38	0.18	0.00	0.00	0.00	0.00	0.00	0.00	0.00	0.09	0.00	0.00	0.00	0.08
口	69	0.33	0.00	0.00	0.00	0.00	0.00	0.00	0.00	0.00	0.11	0.09	0.00
唾液腺	26	0.12	0.00	0.00	0.00	0.18	0.00	0.00	0.00	0.00	0.21	0.11	0.00	0.16
扁桃体	8	0.04	0.00	0.00	0.00	0.00	0.00	0.00	0.00	0.00	0.00	0.00	0.00	0.00
其他口咽	3	0.01	0.00	0.00	0.00	0.00	0.00	0.00	0.00	0.00	0.00	0.00	0.00	0.00
鼻咽	111	0.53	0.00	0.00	0.00	0.00	0.00	0.00	0.00	0.19	0.11	0.53	0.44	0.65
下咽	2	0.01	0.00	0.00	0.00	0.00	0.00	0.00	0.00	0.00	0.00	0.00	0.00	0.08
咽，部位不明	15	0.07	0.00	0.00	0.00	0.00	0.00	0.00	0.00	0.00	0.00	0.11	0.00	0.08
食管	1 862	8.81	0.00	0.00	0.00	0.00	0.00	0.00	0.00	0.09	0.00	0.00	0.35	1.30
胃	2 619	12.40	0.00	0.00	0.00	0.00	0.21	0.87	0.78	1.86	2.23	3.93	5.11	8.04
小肠	88	0.42	0.00	0.00	0.00	0.00	0.00	0.00	0.00	0.21	0.00	0.09	0.24
结肠	1 108	5.25	0.00	0.00	0.00	0.00	0.17	0.67	0.28	1.17	1.27	1.85	4.14
直肠	861	4.08	0.00	0.00	0.00	0.00	0.17	0.11	0.28	0.42	0.96	2.03	3.82
肛门	23	0.11	0.00	0.00	0.00	0.00	0.00	0.11	0.00	0.11	0.11	0.09	0.00
肝脏	1 849	8.75	0.00	0.39	0.00	0.00	0.00	0.00	0.56	0.28	1.38	2.55	4.67	9.58
胆囊及其他	664	3.14	0.00	0.00	0.00	0.00	0.00	0.00	0.00	0.09	0.32	0.42	0.71	2.03
胰腺	1 317	6.23	0.00	0.00	0.00	0.00	0.00	0.00	0.33	0.09	0.11	1.06	2.29	3.33
鼻、鼻窦及其他	16	0.08	0.00	0.00	0.00	0.00	0.00	0.00	0.09	0.00	0.00	0.00	0.00
喉	37	0.18	0.00	0.00	0.00	0.00	0.00	0.00	0.00	0.00	0.11	0.00	0.08
气管、支气管、肺	4 331	20.50	0.00	0.00	0.00	0.00	0.21	0.35	0.45	0.56	1.48	3.71	8.90	14.86
其他胸腔器官	59	0.28	0.00	0.00	0.00	0.00	0.00	0.00	0.09	0.21	0.00	0.26	0.41
骨	168	0.80	0.00	0.00	0.00	0.00	0.00	0.17	0.33	0.19	0.32	0.32	0.35	0.73
皮肤黑色素瘤	76	0.36	0.00	0.00	0.00	0.00	0.00	0.00	0.00	0.21	0.21	0.44	0.24
皮肤其他	121	0.57	0.00	0.00	0.00	0.18	0.42	0.00	0.00	0.00	0.00	0.00	0.16
间皮瘤	8	0.04	0.00	0.00	0.00	0.00	0.00	0.00	0.00	0.00	0.00	0.00	0.16
卡波西肉瘤	2	0.01	0.00	0.00	0.00	0.00	0.00	0.00	0.00	0.00	0.00	0.00	0.00
周围神经、其他结缔组织、软组织	27	0.13	0.00	0.00	0.31	0.00	0.00	0.00	0.28	0.00	0.00	0.18	0.16
乳房	1 371	6.49	0.00	0.00	0.00	0.18	0.00	0.00	0.89	1.86	2.65	6.05	10.93	13.89
外阴	35	0.17	0.00	0.00	0.00	0.00	0.00	0.00	0.00	0.11	0.11	0.00	0.08
阴道	10	0.05	0.00	0.00	0.00	0.00	0.00	0.00	0.00	0.00	0.00	0.00	0.08
子宫颈	679	3.21	0.00	0.00	0.00	0.00	0.00	0.22	0.46	1.59	3.08	7.40	7.72
子宫体	233	1.10	0.00	0.00	0.00	0.00	0.00	0.00	0.09	0.42	0.96	0.79	1.30
子宫，部位不明	80	0.38	0.00	0.00	0.00	0.00	0.00	0.00	0.09	0.11	0.42	0.35	0.81
卵巢	541	2.56	0.00	0.00	0.00	0.00	0.00	0.35	0.22	0.74	0.42	1.06	3.08	4.63
其他女性生殖器	34	0.16	0.00	0.00	0.00	0.00	0.00	0.00	0.00	0.00	0.00	0.09	0.32
胎盘	1	0.00	0.00	0.00	0.00	0.00	0.00	0.00	0.00	0.00	0.00	0.00	0.00
阴茎	—	—	—	—	—	—	—	—	—	—	—	—	—	—
前列腺	—	—	—	—	—	—	—	—	—	—	—	—	—	—
睾丸	—	—	—	—	—	—	—	—	—	—	—	—	—	—
其他男性生殖器	—	—	—	—	—	—	—	—	—	—	—	—	—	—
肾	121	0.57	0.00	0.00	0.00	0.18	0.21	0.17	0.11	0.09	0.21	0.11	0.26	0.32
肾盂	19	0.09	0.00	0.00	0.00	0.00	0.00	0.00	0.00	0.00	0.00	0.00	0.00
输尿管	24	0.11	0.00	0.00	0.00	0.00	0.00	0.00	0.00	0.00	0.00	0.00	0.00
膀胱	170	0.80	0.00	0.00	0.00	0.00	0.00	0.00	0.00	0.00	0.00	0.21	0.18	0.32
其他泌尿器官	7	0.03	0.00	0.00	0.00	0.00	0.00	0.00	0.00	0.00	0.00	0.00	0.00
眼	4	0.02	0.00	0.00	0.16	0.00	0.00	0.00	0.00	0.00	0.00	0.00	0.00
脑、神经系统	667	3.16	2.04	0.97	1.10	1.10	1.04	0.87	0.11	0.74	1.48	1.80	3.08	3.49
甲状腺	114	0.54	0.00	0.00	0.00	0.00	0.00	0.00	0.28	0.53	0.85	0.62	0.81
肾上腺	21	0.10	0.00	0.00	0.00	0.00	0.21	0.17	0.00	0.00	0.00	0.00	0.32
其他内分泌腺	10	0.05	0.00	0.00	0.00	0.00	0.00	0.00	0.00	0.00	0.00	0.00	0.16
霍奇金淋巴瘤	26	0.12	0.00	0.00	0.00	0.00	0.00	0.00	0.19	0.00	0.00	0.09	0.16
非霍奇金淋巴瘤	354	1.68	0.00	0.00	0.00	0.00	0.63	0.17	0.22	0.09	0.74	0.74	0.71	1.62
免疫增生性疾病	3	0.01	0.00	0.00	0.00	0.00	0.00	0.00	0.00	0.00	0.00	0.00	0.00
多发性骨髓瘤	146	0.69	0.00	0.00	0.00	0.00	0.00	0.00	0.11	0.00	0.11	0.21	0.18	1.06
淋巴样白血病	106	0.50	1.02	0.39	0.16	0.73	0.42	0.17	0.11	0.37	0.32	0.32	0.62	0.41
髓样白血病	228	1.08	2.04	0.58	0.16	0.37	0.63	0.00	0.19	0.19	0.42	1.06	0.79	1.22
白血病，未特指	256	1.21	1.02	0.19	0.31	0.18	0.42	0.17	0.33	0.00	0.42	0.85	0.44	1.46
其他或未指明部位	348	1.65	0.00	0.00	0.00	0.00	0.18	0.21	0.00	0.11	0.19	0.21	0.79	2.19
所有部位合计	21 124	100.00	6.12	2.51	2.19	3.29	4.59	3.98	5.91	10.23	18.23	33.54	58.26	92.76
所有部位除外 C44	21 003	99.43	6.12	2.51	2.19	3.11	4.17	3.98	5.91	10.13	18.23	33.54	58.26	92.60

年龄组死亡率/（1/10万）							粗率/(1/10万)	中标率/(1/10万)	世标率/(1/10万)	累积率/%		35—64岁截缩率/(1/10万)	ICD-10
55—59岁	60—64岁	65—69岁	70—74岁	75—79岁	80—84岁	≥85岁				0—64岁	0—74岁		
0.00	0.00	0.13	0.00	0.26	0.69	1.56	0.06	0.02	0.02	0.00	0.00	0.00	C00
0.21	0.22	0.88	1.59	0.51	2.43	2.73	0.29	0.12	0.12	0.00	0.02	0.07	C01—C02
0.00	0.78	1.63	2.12	1.79	4.17	6.24	0.52	0.20	0.20	0.00	0.02	0.14	C03—C06
0.00	0.11	0.38	1.06	0.51	1.04	1.95	0.20	0.11	0.10	0.00	0.01	0.10	C07—C08
0.21	0.00	0.00	0.00	0.77	0.35	0.78	0.06	0.02	0.02	0.00	0.00	0.03	C09
0.00	0.11	0.13	0.00	0.00	0.35	0.00	0.02	0.01	0.01	0.00	0.00	0.01	C10
0.32	2.12	2.13	3.00	4.09	3.47	3.12	0.84	0.42	0.40	0.02	0.05	0.63	C11
0.00	0.00	0.00	0.00	0.00	0.35	0.00	0.02	0.01	0.01	0.00	0.00	0.01	C12—C13
0.00	0.00	0.13	0.18	1.28	1.39	0.78	0.11	0.05	0.04	0.00	0.00	0.03	C14
1.80	9.06	25.06	56.90	108.26	148.28	144.37	14.09	5.15	4.96	0.06	0.47	1.68	C15
11.34	17.89	37.22	72.45	114.65	167.72	181.44	19.81	8.25	7.97	0.26	0.81	7.25	C16
0.42	1.12	3.01	2.83	2.30	3.13	3.90	0.67	0.29	0.30	0.01	0.04	0.30	C17
5.30	8.61	15.41	25.80	47.75	68.41	87.01	8.38	3.41	3.34	0.12	0.32	3.29	C18
4.98	7.49	11.03	20.85	34.98	53.48	63.21	6.51	2.66	2.61	0.10	0.26	2.88	C19—C20
0.00	0.34	0.38	0.53	0.77	0.69	1.95	0.17	0.09	0.08	0.00	0.01	0.10	C21
12.72	20.35	33.08	46.82	66.64	96.54	101.84	13.99	6.05	6.00	0.26	0.66	7.48	C22
3.18	7.83	10.15	17.67	26.81	37.16	50.72	5.02	1.99	2.00	0.07	0.21	2.03	C23—C24
7.21	14.76	20.80	38.17	57.20	78.13	79.60	9.96	4.07	4.03	0.15	0.44	4.04	C25
0.42	0.11	0.13	0.35	0.26	0.35	1.95	0.12	0.05	0.05	0.00	0.01	0.07	C30—C31
0.00	0.00	0.25	1.24	2.30	3.47	2.73	0.28	0.10	0.10	0.00	0.01	0.03	C32
28.09	45.74	74.82	114.32	188.69	252.80	234.11	32.76	13.71	13.51	0.52	1.47	14.65	C33—C34
0.21	0.89	1.25	1.77	1.79	2.08	1.95	0.45	0.22	0.21	0.01	0.03	0.30	C37—C38
1.06	2.46	1.88	4.24	7.15	7.99	8.19	1.27	0.61	0.58	0.03	0.06	0.76	C40—C41
0.64	0.67	0.63	1.59	3.83	4.17	4.29	0.57	0.26	0.25	0.01	0.02	0.38	C43
0.42	0.45	0.25	1.24	2.55	7.64	25.75	0.92	0.30	0.33	0.01	0.02	0.14	C44
0.00	0.22	0.13	0.35	0.26	0.00	0.00	0.06	0.03	0.03	0.00	0.00	0.06	C45
0.00	0.11	0.00	0.00	0.00	0.35	0.00	0.02	0.01	0.01	0.00	0.00	0.01	C46
0.00	0.11	0.38	0.35	0.77	1.04	2.34	0.20	0.12	0.11	0.01	0.01	0.07	C47, C49
15.05	20.46	22.93	20.14	29.62	36.46	47.60	10.37	5.45	5.30	0.36	0.58	10.62	C50
0.32	0.22	0.13	1.77	0.51	2.43	2.73	0.26	0.11	0.11	0.00	0.01	0.12	C51
0.11	0.22	0.13	0.00	0.51	0.00	0.39	0.08	0.03	0.04	0.00	0.00	0.06	C52
9.43	7.16	8.02	12.02	17.11	19.45	16.00	5.14	2.77	2.65	0.19	0.29	5.72	C53
3.29	2.68	3.38	5.83	8.17	8.33	8.97	1.76	0.84	0.83	0.05	0.09	1.40	C54
0.32	0.89	0.88	1.94	3.06	3.82	3.12	0.61	0.29	0.28	0.02	0.03	0.46	C55
6.36	7.83	9.90	16.08	14.04	16.32	8.19	4.09	2.10	2.04	0.12	0.25	3.46	C56
0.21	0.45	0.63	1.24	0.77	1.04	1.95	0.26	0.11	0.11	0.01	0.01	0.15	C57
0.00	0.00	0.13	0.00	0.00	0.00	0.00	0.01	0.00	0.00	0.00	0.00	0.00	C58
—	—	—	—	—	—	—	—	—	—	—	—	—	C60
—	—	—	—	—	—	—	—	—	—	—	—	—	C61
—	—	—	—	—	—	—	—	—	—	—	—	—	C62
—	—	—	—	—	—	—	—	—	—	—	—	—	C63
0.42	1.23	2.13	2.30	3.83	9.03	7.80	0.92	0.43	0.41	0.02	0.04	0.38	C64
0.11	0.00	0.63	0.53	0.26	2.08	1.17	0.14	0.05	0.05	0.00	0.01	0.01	C65
0.11	0.00	0.88	0.71	1.02	1.04	1.95	0.18	0.07	0.07	0.00	0.01	0.01	C66
0.64	0.89	1.75	4.24	6.38	11.46	20.29	1.29	0.45	0.46	0.01	0.04	0.33	C67
0.00	0.00	0.00	0.00	0.77	0.00	1.56	0.05	0.01	0.02	0.00	0.00	0.00	C68
0.00	0.00	0.00	0.18	0.00	0.00	0.78	0.03	0.02	0.02	0.00	0.00	0.00	C69
5.41	9.73	10.40	15.02	22.21	22.92	23.41	5.05	2.77	2.80	0.16	0.28	3.75	C70—C72, D32—D33, D42—D43
1.17	0.22	2.01	2.30	3.83	5.56	3.12	0.86	0.46	0.42	0.02	0.04	0.70	C73
0.11	0.22	0.13	0.53	0.51	0.69	1.56	0.16	0.09	0.09	0.01	0.01	0.09	C74
0.11	0.11	0.25	0.18	0.26	0.69	0.78	0.08	0.03	0.03	0.00	0.00	0.05	C75
0.21	0.45	0.00	0.18	1.28	1.04	2.34	0.20	0.09	0.08	0.01	0.01	0.13	C81
2.44	3.35	5.76	9.89	15.83	18.40	13.66	2.68	1.27	1.23	0.05	0.13	1.43	C82—C86, C96
0.00	0.11	0.25	0.00	0.00	0.00	0.00	0.02	0.01	0.01	0.00	0.00	0.01	C88
0.95	2.57	1.88	4.77	7.15	5.21	3.90	1.10	0.51	0.50	0.03	0.06	0.72	C90
0.53	0.67	1.63	1.77	2.81	6.94	2.73	0.80	0.54	0.53	0.03	0.04	0.46	C91
2.12	2.57	3.51	5.12	8.17	9.38	6.24	1.72	0.97	1.00	0.05	0.10	1.24	C92—C94, D45—D47
1.80	2.68	3.26	7.24	9.70	15.63	6.24							C95
1.91	4.14	5.39	9.01	10.47	18.40	23.41	2.63	1.14	1.14	0.05	0.12	1.37	O&U
131.65	210.46	327.21	538.75	844.40	1 163.28	1 222.44	159.80	69.95	68.61	2.89	7.22	80.40	ALL
131.22	210.01	326.96	537.51	841.84	1 155.64	1 196.69	158.88	69.65	68.28	2.88	7.21	80.26	ALL exc. C44

附表 6-1　江苏省农村肿瘤登记地区 2019 年男女合计恶性肿瘤死亡主要指标

部位	病例数	构成比/%	年龄组死亡率/（1/10万）											
			0岁	1—4岁	5—9岁	10—14岁	15—19岁	20—24岁	25—29岁	30—34岁	35—39岁	40—44岁	45—49岁	50—54岁
唇	30	0.04	0.00	0.00	0.06	0.00	0.00	0.00	0.00	0.00	0.00	0.00	0.00	0.03
舌	112	0.17	0.00	0.00	0.00	0.00	0.00	0.08	0.00	0.00	0.00	0.10	0.20	0.33
口	193	0.29	0.00	0.00	0.00	0.00	0.00	0.00	0.00	0.04	0.11	0.20	0.12	0.33
唾液腺	63	0.09	0.00	0.00	0.00	0.00	0.00	0.08	0.00	0.00	0.00	0.10	0.16	0.10
扁桃体	25	0.04	0.00	0.00	0.00	0.00	0.00	0.00	0.00	0.00	0.00	0.00	0.04	0.07
其他口咽	28	0.04	0.00	0.00	0.00	0.00	0.00	0.00	0.00	0.00	0.00	0.05	0.04	0.03
鼻咽	447	0.67	0.00	0.00	0.00	0.13	0.16	0.00	0.30	0.13	0.44	0.51	1.19	1.36
下咽	61	0.09	0.00	0.00	0.00	0.00	0.00	0.00	0.00	0.00	0.00	0.05	0.08	0.03
咽，部位不明	61	0.09	0.00	0.00	0.00	0.00	0.00	0.00	0.00	0.00	0.00	0.05	0.00	0.10
食管	9 452	14.14	0.00	0.00	0.00	0.00	0.00	0.00	0.05	0.09	0.16	0.20	1.43	5.70
胃	9 716	14.53	0.00	0.00	0.00	0.00	0.00	0.45	0.79	1.00	2.41	3.59	6.29	10.40
小肠	223	0.33	0.00	0.00	0.00	0.00	0.00	0.00	0.00	0.04	0.00	0.26	0.24	0.20
结肠	2 145	3.21	0.00	0.00	0.00	0.00	0.08	0.15	0.49	0.57	1.10	1.02	1.99	2.98
直肠	2 472	3.70	0.00	0.00	0.00	0.00	0.08	0.30	0.35	0.13	0.71	1.90	2.95	4.67
肛门	78	0.12	0.00	0.00	0.00	0.00	0.00	0.00	0.05	0.09	0.00	0.00	0.12	0.13
肝脏	7 739	11.58	0.00	0.09	0.06	0.00	0.00	0.25	0.53	0.84	1.65	4.77	11.89	18.00	27.76
胆囊及其他	1 326	1.98	0.00	0.00	0.00	0.00	0.00	0.00	0.00	0.05	0.04	0.16	0.56	0.92	1.99
胰腺	3 271	4.89	0.00	0.00	0.00	0.00	0.06	0.08	0.08	0.20	0.22	1.10	1.38	2.71	5.40
鼻、鼻窦及其他	55	0.08	0.00	0.00	0.00	0.00	0.06	0.00	0.08	0.00	0.04	0.05	0.10	0.08	0.10
喉	257	0.38	0.00	0.00	0.00	0.00	0.00	0.08	0.00	0.00	0.00	0.00	0.05	0.24	0.30
气管、支气管、肺	16 490	24.66	0.00	0.00	0.00	0.00	0.08	0.15	0.40	1.00	2.46	4.77	12.19	21.50
其他胸腔器官	139	0.21	0.00	0.00	0.06	0.13	0.08	0.00	0.10	0.04	0.05	0.26	0.16	0.40
骨	499	0.75	0.00	0.00	0.13	0.25	0.16	0.45	0.25	0.22	0.27	0.31	0.56	0.76
皮肤黑色素瘤	153	0.23	0.00	0.00	0.00	0.00	0.00	0.00	0.00	0.04	0.05	0.05	0.28	0.33
皮肤其他	326	0.49	0.00	0.00	0.00	0.00	0.00	0.00	0.00	0.09	0.05	0.10	0.04	0.23
间皮瘤	23	0.03	0.00	0.00	0.00	0.00	0.00	0.00	0.04	0.00	0.05	0.00	0.03
卡波西肉瘤	13	0.02	0.00	0.00	0.00	0.00	0.00	0.00	0.00	0.00	0.05	0.04	0.00
周围神经、其他结缔组织、软组织	108	0.16	0.54	0.09	0.13	0.00	0.08	0.00	0.05	0.13	0.16	0.10	0.28	0.20
乳房	1 391	2.08	0.00	0.00	0.00	0.00	0.00	0.00	0.20	0.78	1.04	2.87	4.18	6.63
外阴	30	0.04	0.00	0.00	0.00	0.00	0.00	0.00	0.00	0.00	0.05	0.00	0.03
阴道	26	0.04	0.00	0.00	0.00	0.00	0.00	0.00	0.00	0.00	0.05	0.16	0.00
子宫颈	898	1.34	0.00	0.00	0.00	0.00	0.00	0.08	0.10	0.35	0.82	1.64	2.63	4.37
子宫体	231	0.35	0.00	0.00	0.00	0.00	0.00	0.08	0.00	0.09	0.05	0.05	0.64	0.66
子宫，部位不明	155	0.23	0.00	0.00	0.00	0.00	0.00	0.00	0.00	0.09	0.05	0.05	0.00	0.40
卵巢	555	0.83	0.00	0.00	0.00	0.00	0.00	0.15	0.20	0.13	0.44	1.02	1.55	2.65
其他女性生殖器	26	0.04	0.00	0.00	0.00	0.00	0.00	0.00	0.00	0.00	0.00	0.00	0.00	0.03
胎盘	1	0.00	0.00	0.00	0.00	0.00	0.00	0.00	0.00	0.00	0.00	0.00	0.04	0.00
阴茎	59	0.09	0.00	0.00	0.00	0.00	0.00	0.00	0.05	0.00	0.00	0.00	0.12	0.13
前列腺	1 012	1.51	0.00	0.00	0.00	0.00	0.00	0.00	0.00	0.00	0.00	0.05	0.04	0.23
睾丸	20	0.03	0.00	0.00	0.00	0.00	0.00	0.08	0.00	0.04	0.00	0.00	0.04	0.07
其他男性生殖器	11	0.02	0.00	0.00	0.00	0.00	0.00	0.00	0.00	0.00	0.00	0.00	0.00	0.00
肾	381	0.57	0.00	0.00	0.00	0.13	0.00	0.00	0.00	0.00	0.00	0.41	0.48	0.83
肾盂	70	0.10	0.00	0.00	0.00	0.00	0.00	0.00	0.00	0.00	0.00	0.00	0.04	0.10
输尿管	60	0.09	0.00	0.00	0.00	0.00	0.00	0.00	0.00	0.00	0.00	0.00	0.04	0.07
膀胱	824	1.23	0.00	0.00	0.00	0.00	0.00	0.00	0.10	0.00	0.11	0.20	0.24	0.56
其他泌尿器官	18	0.03	0.00	0.00	0.00	0.00	0.00	0.00	0.00	0.04	0.05	0.00	0.00	0.03
眼	26	0.04	0.00	0.00	0.06	0.00	0.00	0.00	0.00	0.00	0.05	0.00	0.00	0.00
脑、神经系统	1 489	2.23	1.08	0.63	0.69	0.69	0.58	0.76	0.69	0.96	1.81	1.79	2.87	4.27
甲状腺	158	0.24	0.00	0.00	0.00	0.00	0.00	0.08	0.05	0.09	0.00	0.15	0.24	0.36
肾上腺	57	0.09	0.00	0.00	0.00	0.00	0.00	0.00	0.00	0.05	0.05	0.24	0.07
其他内分泌腺	36	0.05	0.00	0.00	0.06	0.13	0.00	0.00	0.00	0.00	0.05	0.05	0.08	0.07
霍奇金淋巴瘤	60	0.09	0.00	0.00	0.00	0.00	0.00	0.00	0.05	0.04	0.00	0.00	0.04	0.10
非霍奇金淋巴瘤	1 209	1.81	0.00	0.18	0.06	0.19	0.41	0.45	0.30	0.30	1.15	0.67	1.39	2.02
免疫增生性疾病	8	0.01	0.00	0.00	0.00	0.00	0.00	0.00	0.00	0.00	0.00	0.00	0.00	0.00
多发性骨髓瘤	379	0.57	0.00	0.00	0.00	0.13	0.08	0.00	0.00	0.00	0.04	0.22	0.10	0.28	0.53
淋巴样白血病	310	0.46	1.08	0.36	0.44	0.31	0.41	0.23	0.54	0.44	0.22	0.46	0.36	0.86
髓样白血病	607	0.91	0.54	0.36	0.13	0.31	0.08	0.30	0.49	0.57	0.60	0.67	1.16	1.33
白血病，未特指	584	0.87	1.08	0.18	0.13	0.56	0.66	0.23	0.40	0.57	0.82	0.72	1.12	0.99
其他或未指明部位	662	0.99	0.00	0.18	0.13	0.06	0.08	0.23	0.15	0.17	0.38	0.46	1.16	1.36
所有部位合计	66 858	100.00	4.33	2.08	2.33	2.95	3.63	5.23	7.41	10.53	22.18	39.30	69.54	114.23
所有部位除外 C44	66 532	99.51	4.33	2.08	2.33	2.95	3.63	5.23	7.36	10.44	22.13	39.20	69.50	114.00

年龄组死亡率/（1/10万）							粗率/ (1/10万)	中标率/ (1/10万)	世标率/ (1/10万)	累积率/%		35—64岁 截缩率/ (1/10万)	ICD-10
55—59岁	60—64岁	65—69岁	70—74岁	75—79岁	80—84岁	≥85岁				0—64岁	0—74岁		
0.00	0.15	0.27	0.15	0.23	0.68	2.47	0.10	0.04	0.04	0.00	0.00	0.02	C00
0.32	0.45	0.92	1.77	1.36	2.54	2.27	0.37	0.17	0.17	0.01	0.02	0.21	C01—C02
0.37	1.34	1.35	3.08	3.07	3.72	4.94	0.64	0.29	0.29	0.01	0.03	0.36	C03—C06
0.18	0.60	0.43	0.39	0.91	1.01	2.06	0.21	0.10	0.10	0.01	0.01	0.17	C07—C08
0.18	0.20	0.05	0.39	0.23	0.34	0.82	0.08	0.04	0.04	0.00	0.00	0.07	C09
0.09	0.10	0.32	0.39	0.57	0.34	0.62	0.09	0.04	0.04	0.00	0.01	0.05	C10
1.51	3.03	3.95	4.93	5.34	5.75	6.80	1.49	0.79	0.77	0.04	0.09	1.22	C11
0.32	0.30	1.03	0.46	0.80	1.35	0.82	0.20	0.09	0.09	0.00	0.01	0.11	C12—C13
0.18	0.45	0.27	1.31	1.02	1.52	0.82	0.20	0.09	0.09	0.00	0.01	0.11	C14
14.22	44.90	78.31	136.18	204.78	294.29	259.34	31.57	12.81	12.66	0.33	1.41	8.90	C15
17.97	43.06	73.17	134.17	215.35	293.96	225.55	32.45	13.92	13.49	0.43	1.47	11.93	C16
0.59	1.29	1.79	3.47	4.32	4.56	4.74	0.74	0.33	0.33	0.01	0.04	0.37	C17
6.08	10.42	13.96	26.26	37.48	59.67	64.68	7.16	3.16	3.09	0.12	0.33	3.41	C18
7.27	10.62	16.56	26.42	43.73	68.29	78.48	8.26	3.59	3.55	0.14	0.36	4.14	C19—C20
0.09	0.45	0.43	0.92	0.80	1.69	4.12	0.26	0.11	0.11	0.00	0.01	0.11	C21
35.38	50.50	59.37	74.40	99.61	126.78	119.68	25.85	12.85	12.65	0.76	1.43	22.27	C22
3.29	8.04	10.72	18.49	23.28	32.12	32.96	4.43	1.91	1.91	0.08	0.22	2.10	C23—C24
9.46	18.65	30.14	39.36	57.36	80.46	72.10	10.92	4.82	4.78	0.20	0.54	5.50	C25
0.09	0.25	0.32	0.62	1.02	0.51	2.27	0.18	0.10	0.09	0.00	0.01	0.11	C30—C31
0.73	1.79	2.38	2.93	4.54	7.10	4.94	0.86	0.38	0.38	0.02	0.04	0.43	C32
41.74	94.55	147.15	228.14	332.34	406.37	315.78	55.07	24.06	23.71	0.89	2.77	24.81	C33—C34
0.55	0.64	1.08	2.39	2.04	1.86	1.03	0.46	0.25	0.25	0.01	0.03	0.31	C37—C38
1.55	2.43	3.90	6.08	8.75	10.14	11.54	1.67	0.84	0.82	0.04	0.09	0.86	C40—C41
0.50	0.64	1.24	1.69	2.16	4.56	3.50	0.51	0.23	0.23	0.01	0.02	0.28	C43
0.37	1.04	1.19	2.00	3.75	11.83	27.19	1.09	0.37	0.40	0.01	0.03	0.26	C44
0.18	0.25	0.22	0.15	0.00	0.17	0.62	0.08	0.04	0.04	0.00	0.00	0.07	C45
0.05	0.05	0.22	0.00	0.34	0.17	0.21	0.04	0.02	0.02	0.00	0.00	0.03	C46
0.37	0.64	0.97	0.69	1.36	1.35	2.47	0.36	0.21	0.22	0.01	0.02	0.27	C47, C49
7.59	8.83	9.74	10.24	13.06	17.75	23.07	4.65	2.42	2.37	0.16	0.26	4.75	C50
0.14	0.25	0.22	0.23	0.57	0.85	0.62	0.10	0.04	0.04	0.00	0.00	0.06	C51
0.09	0.10	0.00	0.46	0.57	0.68	0.41	0.09	0.04	0.04	0.00	0.00	0.07	C52
4.62	4.71	5.03	6.16	10.45	15.89	17.92	3.00	1.53	1.48	0.10	0.15	2.89	C53
1.19	1.64	2.00	2.31	3.18	2.70	4.12	0.77	0.37	0.37	0.02	0.04	0.62	C54
0.50	0.55	1.24	2.00	1.93	4.90	3.91	0.52	0.23	0.22	0.01	0.03	0.25	C55
3.02	3.77	4.28	5.08	6.70	4.90	3.71	1.85	0.99	0.97	0.06	0.11	1.89	C56
0.09	0.35	0.11	0.15	0.57	0.85	0.41	0.09	0.04	0.04	0.00	0.00	0.06	C57
0.00	0.00	0.00	0.00	0.00	0.00	0.00	0.00	0.00	0.00	0.00	0.00	0.01	C58
0.05	0.20	0.49	0.54	0.45	2.70	2.06	0.20	0.08	0.08	0.00	0.01	0.08	C60
0.46	2.03	3.90	9.78	24.99	45.64	54.17	3.38	1.20	1.18	0.01	0.08	0.38	C61
0.09	0.00	0.11	0.00	0.34	0.51	1.03	0.07	0.03	0.03	0.00	0.00	0.03	C62
0.00	0.10	0.11	0.08	0.34	0.34	0.00	0.04	0.02	0.02	0.00	0.00	0.01	C63
1.74	2.13	2.16	4.39	6.02	8.28	9.48	1.27	0.60	0.59	0.03	0.06	0.84	C64
0.18	0.45	0.54	1.00	1.48	1.01	2.27	0.23	0.10	0.10	0.00	0.01	0.10	C65
0.00	0.20	0.81	1.00	1.59	0.68	1.18	0.20	0.09	0.08	0.00	0.01	0.04	C66
1.05	1.89	4.38	9.01	16.24	28.23	46.14	2.75	1.03	1.03	0.02	0.09	0.58	C67
0.00	0.20	0.11	0.08	0.23	0.51	0.62	0.06	0.03	0.03	0.00	0.00	0.04	C68
0.05	0.15	0.05	0.31	0.45	0.51	1.65	0.09	0.04	0.04	0.00	0.00	0.02	C69
6.45	8.83	11.74	14.40	23.40	22.65	15.04	4.97	2.78	2.72	0.16	0.29	3.91	C70—C72, D32—D33, D42—D43
0.37	1.09	1.08	1.54	2.50	4.06	3.71	0.53	0.25	0.24	0.01	0.03	0.32	C73
0.37	0.25	0.22	0.54	0.68	1.18	1.44	0.19	0.10	0.10	0.01	0.01	0.16	C74
0.09	0.25	0.22	0.39	0.23	0.68	0.62	0.12	0.08	0.08	0.00	0.01	0.09	C75
0.23	0.20	0.49	0.46	1.59	1.35	1.65	0.20	0.09	0.09	0.00	0.01	0.09	C81
3.47	6.90	10.93	14.56	23.74	23.16	19.98	4.04	1.99	1.94	0.09	0.21	2.29	C82—C86, C96
0.05	0.00	0.11	0.00	0.23	0.34	0.00	0.03	0.01	0.01	0.00	0.00	0.01	C88
1.28	2.68	4.33	6.70	5.57	5.24	3.50	1.27	0.61	0.61	0.03	0.08	0.71	C90
1.10	1.14	2.49	2.77	4.20	4.73	4.33	1.04	0.66	0.67	0.04	0.06	0.63	C91
1.78	3.32	4.60	7.78	8.86	12.00	6.80	2.03	1.12	1.09	0.06	0.12	1.34	C92—C94, D45—D47
1.60	3.08	4.71	6.32	9.65	11.66	6.18	1.95	1.14	1.10	0.06	0.11	1.28	C95
1.74	2.58	4.55	6.86	13.29	15.72	17.92	2.21	1.04	1.02	0.04	0.10	1.16	O&U
182.99	354.70	532.48	832.38	1 239.61	1 664.34	1 506.38	223.30	100.42	98.72	4.09	10.91	113.16	ALL
182.63	353.66	531.29	830.38	1 235.86	1 652.51	1 479.19	222.21	100.04	98.33	4.08	10.89	112.91	ALL exc. C44

附表 6-2　江苏省农村肿瘤登记地区 2019 年男性恶性肿瘤死亡主要指标

部位	病例数	构成比 /%	年龄组死亡率 /（1/10 万）											
			0 岁	1—4 岁	5—9 岁	10—14 岁	15—19 岁	20—24 岁	25—29 岁	30—34 岁	35—39 岁	40—44 岁	45—49 岁	50—54 岁
唇	16	0.04	0.00	0.00	0.00	0.00	0.00	0.00	0.00	0.00	0.00	0.00	0.00	0.07
舌	65	0.15	0.00	0.00	0.00	0.00	0.00	0.14	0.00	0.00	0.00	0.10	0.16	0.46
口	117	0.27	0.00	0.00	0.00	0.00	0.00	0.00	0.09	0.11	0.20	0.08	0.53
唾液腺	33	0.08	0.00	0.00	0.00	0.00	0.00	0.00	0.00	0.00	0.20	0.16	0.07
扁桃体	18	0.04	0.00	0.00	0.00	0.00	0.00	0.00	0.00	0.00	0.00	0.08	0.07
其他口咽	22	0.05	0.00	0.00	0.00	0.00	0.00	0.00	0.00	0.00	0.10	0.08	0.00
鼻咽	337	0.79	0.00	0.00	0.00	0.12	0.15	0.00	0.38	0.43	0.91	1.67	1.92
下咽	58	0.14	0.00	0.00	0.00	0.00	0.00	0.00	0.00	0.00	0.10	0.16	0.07
咽，部位不明	44	0.10	0.00	0.00	0.00	0.00	0.00	0.00	0.00	0.00	0.10	0.00	0.13
食管	6 348	14.90	0.00	0.00	0.00	0.00	0.00	0.00	0.00	0.09	0.22	0.20	2.47	9.87
胃	6 729	15.80	0.00	0.00	0.00	0.00	0.00	0.57	0.85	0.51	1.51	2.34	7.40	13.78
小肠	113	0.27	0.00	0.00	0.00	0.00	0.00	0.00	0.00	0.00	0.00	0.41	0.24	0.20
结肠	1 204	2.83	0.00	0.00	0.00	0.00	0.15	0.28	0.57	0.68	1.18	0.91	2.79	3.31
直肠	1 489	3.50	0.00	0.00	0.00	0.00	0.00	0.43	0.19	0.00	0.75	2.44	4.14	5.90
肛门	43	0.10	0.00	0.00	0.00	0.00	0.00	0.00	0.09	0.09	0.00	0.00	0.16	0.13
肝脏	5 484	12.88	0.00	0.17	0.12	0.00	0.46	0.71	1.22	2.39	8.51	19.50	30.01	42.99
胆囊及其他	625	1.47	0.00	0.00	0.00	0.00	0.00	0.00	0.09	0.00	0.22	0.51	1.03	1.46
胰腺	1 845	4.33	0.00	0.00	0.00	0.00	0.15	0.14	0.28	0.34	1.29	1.83	3.58	7.02
鼻、鼻窦及其他	36	0.08	0.00	0.00	0.00	0.12	0.00	0.14	0.00	0.00	0.11	0.10	0.08	0.13
喉	230	0.54	0.00	0.00	0.00	0.00	0.00	0.00	0.00	0.00	0.00	0.00	0.40	0.60
气管、支气管、肺	11 710	27.49	0.00	0.00	0.00	0.00	0.15	0.28	0.38	0.94	2.37	6.30	14.09	27.49
其他胸腔器官	98	0.23	0.00	0.00	0.12	0.23	0.00	0.14	0.09	0.00	0.11	0.20	0.32	0.40
骨	278	0.65	0.00	0.00	0.12	0.35	0.31	0.71	0.38	0.00	0.22	0.30	0.80	1.06
皮肤黑色素瘤	81	0.19	0.00	0.00	0.12	0.00	0.00	0.00	0.00	0.00	0.00	0.00	0.16	0.46
皮肤其他	155	0.36	0.00	0.00	0.00	0.00	0.00	0.00	0.00	0.00	0.09	0.11	0.20	0.40
间皮瘤	11	0.03	0.00	0.00	0.00	0.00	0.00	0.00	0.00	0.00	0.00	0.00	0.00	0.07
卡波西肉瘤	8	0.02	0.00	0.00	0.00	0.00	0.00	0.00	0.00	0.00	0.00	0.10	0.08	0.00
周围神经、其他结缔组织、软组织	61	0.14	0.00	0.17	0.12	0.00	0.15	0.00	0.09	0.09	0.11	0.00	0.32	0.07
乳房	21	0.05	0.00	0.00	0.00	0.00	0.00	0.00	0.00	0.00	0.00	0.00	0.08	0.00
外阴	—	—	—	—	—	—	—	—	—	—	—	—	—	—
阴道	—	—	—	—	—	—	—	—	—	—	—	—	—	—
子宫颈	—	—	—	—	—	—	—	—	—	—	—	—	—	—
子宫体	—	—	—	—	—	—	—	—	—	—	—	—	—	—
子宫，部位不明	—	—	—	—	—	—	—	—	—	—	—	—	—	—
卵巢	—	—	—	—	—	—	—	—	—	—	—	—	—	—
其他女性生殖器	—	—	—	—	—	—	—	—	—	—	—	—	—	—
胎盘	—	—	—	—	—	—	—	—	—	—	—	—	—	—
阴茎	59	0.14	0.00	0.00	0.00	0.00	0.00	0.00	0.09	0.00	0.00	0.00	0.24	0.26
前列腺	1 012	2.38	0.00	0.00	0.00	0.00	0.00	0.00	0.00	0.00	0.00	0.10	0.08	0.46
睾丸	20	0.05	0.00	0.00	0.00	0.00	0.00	0.14	0.00	0.09	0.00	0.00	0.08	0.13
其他男性生殖器	11	0.03	0.00	0.00	0.00	0.00	0.00	0.14	0.00	0.00	0.00	0.00	0.00	0.00
肾	248	0.58	0.00	0.00	0.24	0.00	0.00	0.00	0.09	0.09	0.22	0.41	0.72	1.13
肾盂	42	0.10	0.00	0.00	0.00	0.00	0.00	0.00	0.00	0.00	0.00	0.00	0.00	0.13
输尿管	33	0.08	0.00	0.00	0.00	0.00	0.00	0.00	0.00	0.00	0.00	0.00	0.08	0.07
膀胱	655	1.54	0.00	0.00	0.00	0.00	0.00	0.00	0.09	0.00	0.22	0.10	0.40	0.86
其他泌尿器官	13	0.03	0.00	0.00	0.00	0.00	0.00	0.00	0.09	0.11	0.00	0.00	0.07
眼	12	0.03	0.00	0.00	0.00	0.00	0.00	0.00	0.00	0.00	0.00	0.00	0.00	0.00
脑、神经系统	839	1.97	2.09	1.04	0.47	0.70	0.92	0.85	0.75	1.19	2.05	2.44	3.66	5.56
甲状腺	66	0.15	0.00	0.00	0.00	0.00	0.00	0.00	0.00	0.00	0.00	0.20	0.24	0.26
肾上腺	37	0.09	0.00	0.00	0.00	0.00	0.00	0.00	0.00	0.00	0.11	0.00	0.48	0.07
其他内分泌腺	18	0.04	0.00	0.00	0.00	0.12	0.00	0.00	0.00	0.00	0.11	0.10	0.00	0.07
霍奇金淋巴瘤	37	0.09	0.00	0.00	0.00	0.00	0.00	0.00	0.09	0.09	0.00	0.00	0.08	0.00
非霍奇金淋巴瘤	716	1.68	0.00	0.17	0.00	0.23	0.61	0.71	0.19	0.34	1.51	0.81	1.99	2.58
免疫增生性疾病	7	0.02	0.00	0.00	0.00	0.00	0.00	0.00	0.00	0.00	0.00	0.00	0.00	0.00
多发性骨髓瘤	229	0.54	0.00	0.00	0.00	0.23	0.00	0.00	0.00	0.00	0.43	0.20	0.40	0.33
淋巴样白血病	196	0.46	1.04	0.52	0.59	0.23	0.61	0.28	0.66	0.51	0.22	0.61	0.32	0.79
髓样白血病	357	0.84	0.00	0.35	0.00	0.35	0.00	0.00	0.43	0.57	0.77	0.65	0.71	1.11	1.66
白血病，未特指	336	0.79	2.09	0.35	0.00	0.70	0.61	0.14	0.38	0.85	0.97	0.81	1.11	1.26
其他或未指明部位	370	0.87	0.00	0.17	0.12	0.00	0.15	0.14	0.09	0.26	0.54	0.30	1.27	1.46
所有部位合计	42 592	100.00	5.22	2.93	2.01	3.38	4.44	6.41	7.63	9.64	24.35	43.88	82.78	135.80
所有部位除外 C44	42 437	99.64	5.22	2.93	2.01	3.38	4.44	6.41	7.63	9.55	24.24	43.68	82.78	135.40

年龄组死亡率 /（1/10万）							粗率 /(1/10万)	中标率 /(1/10万)	世标率 /(1/10万)	累积率 /%		35—64 岁截缩率 /(1/10万)	ICD-10
55—59 岁	60—64 岁	65—69 岁	70—74 岁	75—79 岁	80—84 岁	≥ 85 岁				0—64 岁	0—74 岁		
0.00	0.19	0.43	0.16	0.48	0.38	2.81	0.11	0.04	0.05	0.00	0.00	0.04	C00
0.36	0.39	1.30	2.36	1.20	3.46	2.81	0.43	0.21	0.21	0.01	0.03	0.22	C01—C02
0.55	1.85	1.52	4.41	3.35	4.22	6.75	0.77	0.37	0.37	0.02	0.05	0.47	C03—C06
0.09	0.58	0.43	0.31	1.43	2.30	1.69	0.22	0.11	0.11	0.01	0.01	0.17	C07—C08
0.36	0.39	0.00	0.31	0.48	0.77	1.12	0.12	0.06	0.06	0.00	0.01	0.12	C09
0.09	0.19	0.43	0.63	1.20	0.77	1.12	0.14	0.07	0.07	0.00	0.01	0.07	C10
2.37	4.86	6.20	7.87	9.56	9.60	10.68	2.22	1.18	1.17	0.06	0.13	1.83	C11
0.64	0.58	1.96	0.94	1.67	2.69	1.69	0.38	0.18	0.18	0.01	0.02	0.22	C12—C13
0.36	0.88	0.22	1.89	1.43	1.92	1.69	0.29	0.14	0.14	0.01	0.02	0.20	C14
24.21	73.04	115.97	197.35	285.40	381.21	358.78	41.80	18.64	18.54	0.55	2.12	14.70	C15
26.75	66.42	110.43	202.54	329.38	433.04	329.54	44.30	20.23	19.71	0.60	2.17	16.42	C16
0.73	1.46	1.96	2.83	4.30	4.61	7.87	0.74	0.35	0.36	0.02	0.04	0.44	C17
7.28	12.25	18.59	31.16	43.74	71.02	78.17	7.93	3.80	3.73	0.15	0.40	4.00	C18
9.46	14.78	21.96	34.78	57.13	83.69	98.97	9.80	4.63	4.59	0.19	0.47	5.50	C19—C20
0.09	0.88	0.65	1.42	0.00	1.92	3.94	0.28	0.14	0.14	0.01	0.02	0.18	C21
56.87	74.40	86.19	102.14	132.18	171.60	170.95	36.11	19.23	18.91	1.19	2.13	35.10	C22
3.18	7.29	12.06	24.86	29.56	35.43	35.43	4.12	1.91	1.91	0.07	0.22	1.93	C23—C24
11.92	23.63	34.56	48.94	62.63	91.75	84.91	12.15	5.80	5.77	0.25	0.67	7.02	C25
0.18	0.49	0.33	0.47	1.67	0.38	4.50	0.24	0.13	0.13	0.01	0.01	0.16	C30—C31
1.18	3.40	4.67	5.51	8.60	13.82	10.12	1.51	0.69	0.69	0.03	0.08	0.77	C32
62.06	137.03	218.14	358.50	508.41	620.38	504.43	77.10	35.69	35.25	1.26	4.14	34.53	C33—C34
1.00	0.97	1.85	3.15	2.63	3.07	1.69	0.65	0.36	0.36	0.02	0.04	0.44	C37—C38
1.55	2.82	4.24	6.77	11.47	12.67	12.93	1.83	0.99	0.97	0.04	0.10	0.99	C40—C41
0.45	0.97	1.09	2.20	3.35	4.22	3.94	0.53	0.25	0.25	0.01	0.03	0.29	C43
0.36	1.26	1.63	2.36	3.59	14.20	25.87	1.02	0.42	0.44	0.01	0.03	0.33	C44
0.09	0.29	0.11	0.31	0.00	0.38	1.12	0.07	0.03	0.04	0.00	0.00	0.06	C45
0.00	0.10	0.22	0.00	0.48	0.38	0.00	0.05	0.03	0.03	0.00	0.00	0.05	C46
0.45	0.68	1.41	0.79	2.39	1.92	2.81	0.40	0.23	0.23	0.01	0.02	0.24	C47, C49
0.09	0.19	0.11	0.47	0.96	3.07	0.56	0.14	0.06	0.06	0.00	0.00	0.05	C50
—	—	—	—	—	—	—	—	—	—	—	—	—	C51
—	—	—	—	—	—	—	—	—	—	—	—	—	C52
—	—	—	—	—	—	—	—	—	—	—	—	—	C53
—	—	—	—	—	—	—	—	—	—	—	—	—	C54
—	—	—	—	—	—	—	—	—	—	—	—	—	C55
—	—	—	—	—	—	—	—	—	—	—	—	—	C56
—	—	—	—	—	—	—	—	—	—	—	—	—	C57
—	—	—	—	—	—	—	—	—	—	—	—	—	C58
0.09	0.39	0.98	1.10	0.96	6.14	5.62	0.39	0.18	0.17	0.01	0.02	0.15	C60
0.91	3.99	7.83	19.99	52.59	103.65	147.90	6.66	2.65	2.65	0.03	0.17	0.74	C61
0.18	0.00	0.22	0.00	0.72	1.15	2.81	0.13	0.07	0.07	0.00	0.00	0.06	C62
0.00	0.19	0.22	0.16	0.72	0.77	0.00	0.07	0.04	0.04	0.00	0.00	0.03	C63
2.09	2.43	3.37	6.45	8.37	11.13	15.75	1.63	0.80	0.80	0.04	0.09	1.02	C64
0.18	0.78	0.76	1.57	0.96	0.77	3.94	0.28	0.12	0.13	0.01	0.02	0.15	C65
0.00	0.19	0.98	1.10	2.15	0.77	1.12	0.22	0.10	0.10	0.00	0.01	0.05	C66
1.73	3.31	7.39	14.32	27.25	51.83	96.72	4.31	1.78	1.82	0.03	0.14	0.93	C67
0.00	0.19	0.11	0.16	0.24	0.77	1.69	0.09	0.05	0.04	0.00	0.00	0.06	C68
0.09	0.19	0.11	0.31	0.72	0.00	1.69	0.08	0.03	0.04	0.00	0.00	0.04	C69
7.55	10.70	12.83	17.15	23.90	25.34	15.75	5.52	3.26	3.21	0.19	0.34	4.83	C70—C72, D32—D33, D42—D43
0.36	0.88	1.30	1.57	2.15	4.22	1.12	0.43	0.21	0.21	0.01	0.02	0.29	C73
0.27	0.39	0.33	0.94	0.96	1.15	3.37	0.24	0.13	0.13	0.01	0.01	0.21	C74
0.09	0.19	0.22	0.63	0.48	0.38	1.12	0.12	0.07	0.07	0.00	0.01	0.09	C75
0.36	0.39	0.65	0.63	1.67	1.54	2.81	0.22	0.12	0.12	0.01	0.01	0.11	C81
4.55	7.88	13.04	17.63	28.68	30.71	27.56	4.71	2.46	2.39	0.11	0.26	2.85	C82—C86, C96
0.09	0.10	0.22	0.00	0.48	0.38	0.00	0.05	0.02	0.02	0.00	0.00	0.02	C88
1.27	2.82	5.22	8.97	8.37	6.91	5.62	1.51	0.76	0.75	0.03	0.10	0.78	C90
1.36	1.46	3.15	3.62	6.21	6.53	9.56	1.29	0.82	0.85	0.04	0.08	0.71	C91
2.27	4.47	5.65	8.03	9.56	17.28	12.93	2.35	1.31	1.27	0.07	0.13	1.62	C92—C94, D45—D47
2.18	3.60	4.78	6.61	12.91	16.12	7.87	2.21	1.34	1.29	0.07	0.12	1.51	C95
1.82	3.99	5.00	9.60	16.25	20.73	14.62	2.44	1.23	1.19	0.05	0.12	1.39	O&U
240.23	480.83	723.01	1 159.53	1 710.24	2 277.29	2 146.48	280.43	133.54	131.81	5.22	14.64	144.17	ALL
239.87	479.56	721.38	1 157.17	1 706.65	2 263.09	2 120.61	279.41	133.12	131.37	5.21	14.60	143.84	ALL exc. C44

部位	病例数	构成比 /%	年龄组死亡率 /（1/10 万）											
			0 岁	1—4 岁	5—9 岁	10—14 岁	15—19 岁	20—24 岁	25—29 岁	30—34 岁	35—39 岁	40—44 岁	45—49 岁	50—54 岁
唇	14	0.06	0.00	0.00	0.14	0.00	0.00	0.00	0.00	0.00	0.00	0.00	0.00	0.00
舌	47	0.19	0.00	0.00	0.00	0.00	0.00	0.00	0.00	0.00	0.00	0.10	0.24	0.20
口	76	0.31	0.00	0.00	0.00	0.00	0.00	0.00	0.00	0.00	0.11	0.21	0.16	0.13
唾液腺	30	0.12	0.00	0.00	0.00	0.00	0.00	0.00	0.16	0.00	0.00	0.00	0.16	0.13
扁桃体	7	0.03	0.00	0.00	0.00	0.00	0.00	0.00	0.00	0.00	0.00	0.00	0.00	0.07
其他口咽	6	0.02	0.00	0.00	0.00	0.00	0.00	0.00	0.00	0.00	0.00	0.00	0.00	0.07
鼻咽	110	0.45	0.00	0.00	0.00	0.14	0.18	0.00	0.21	0.18	0.45	0.10	0.72	0.80
下咽	3	0.01	0.00	0.00	0.00	0.00	0.00	0.00	0.00	0.00	0.00	0.00	0.00	0.00
咽，部位不明	17	0.07	0.00	0.00	0.00	0.00	0.00	0.00	0.00	0.00	0.00	0.00	0.00	0.07
食管	3 104	12.79	0.00	0.00	0.00	0.00	0.00	0.10	0.09	0.11	0.21	0.40	1.52	
胃	2 987	12.31	0.00	0.00	0.00	0.00	0.00	0.32	0.73	1.51	3.34	4.86	5.18	7.03
小肠	110	0.45	0.00	0.00	0.00	0.00	0.00	0.00	0.00	0.09	0.00	0.10	0.24	0.20
结肠	941	3.88	0.00	0.00	0.00	0.00	0.00	0.00	0.42	0.44	1.00	1.14	1.20	2.65
直肠	983	4.05	0.00	0.00	0.00	0.00	0.18	0.16	0.52	0.27	0.67	1.34	1.75	3.45
肛门	35	0.14	0.00	0.00	0.00	0.00	0.00	0.00	0.00	0.09	0.00	0.00	0.08	0.13
肝脏	2 255	9.29	0.00	0.00	0.00	0.00	0.00	0.32	0.42	0.89	0.89	4.14	5.98	12.53
胆囊及其他	701	2.89	0.00	0.00	0.00	0.00	0.00	0.00	0.00	0.09	0.11	0.62	0.80	2.52
胰腺	1 426	5.88	0.00	0.00	0.00	0.00	0.00	0.00	0.10	0.09	0.89	0.93	1.83	3.78
鼻、鼻窦及其他	19	0.08	0.00	0.00	0.00	0.00	0.00	0.00	0.00	0.09	0.00	0.10	0.08	0.07
喉	27	0.11	0.00	0.00	0.00	0.00	0.18	0.00	0.00	0.00	0.00	0.10	0.08	0.00
气管、支气管、肺	4 780	19.70	0.00	0.00	0.00	0.00	0.00	0.00	0.42	1.07	2.56	3.21	10.28	15.51
其他胸腔器官	41	0.17	0.00	0.00	0.00	0.00	0.00	0.00	0.10	0.09	0.00	0.31	0.00	0.40
骨	221	0.91	0.00	0.00	0.14	0.14	0.00	0.16	0.10	0.44	0.33	0.31	0.32	0.46
皮肤黑色素瘤	72	0.30	0.00	0.00	0.00	0.00	0.00	0.00	0.00	0.09	0.11	0.10	0.40	0.20
皮肤其他	171	0.70	0.00	0.00	0.00	0.00	0.00	0.00	0.10	0.00	0.00	0.00	0.08	0.07
间皮瘤	12	0.05	0.00	0.00	0.00	0.00	0.00	0.00	0.10	0.09	0.00	0.10	0.00	0.00
卡波西肉瘤	5	0.02	0.00	0.00	0.00	0.00	0.00	0.00	0.00	0.00	0.00	0.00	0.00	0.00
周围神经、其他结缔组织、软组织	47	0.19	1.13	0.00	0.14	0.00	0.16	0.00	0.18	0.22	0.21	0.24	0.33	
乳房	1 370	5.65	0.00	0.00	0.00	0.00	0.00	0.00	0.42	1.60	2.12	5.79	8.29	13.26
外阴	30	0.12	0.00	0.00	0.00	0.00	0.00	0.00	0.00	0.00	0.00	0.10	0.00	0.07
阴道	26	0.11	0.00	0.00	0.00	0.00	0.00	0.00	0.00	0.00	0.00	0.10	0.32	0.00
子宫颈	898	3.70	0.00	0.00	0.00	0.00	0.16	0.21	0.71	1.67	3.31	5.26	8.75	
子宫体	231	0.95	0.00	0.00	0.00	0.00	0.16	0.00	0.18	0.11	0.10	1.28	1.33	
子宫，部位不明	155	0.64	0.00	0.00	0.00	0.00	0.00	0.00	0.18	0.11	0.21	0.16	0.80	
卵巢	555	2.29	0.00	0.00	0.00	0.00	0.00	0.32	0.42	0.27	0.89	2.07	3.11	5.30
其他女性生殖器	26	0.11	0.00	0.00	0.00	0.00	0.00	0.00	0.00	0.00	0.00	0.00	0.00	0.07
胎盘	1	0.00	0.00	0.00	0.00	0.00	0.00	0.00	0.00	0.00	0.00	0.00	0.08	0.00
阴茎	—	—	—	—	—	—	—	—	—	—	—	—	—	—
前列腺	—	—	—	—	—	—	—	—	—	—	—	—	—	—
睾丸	—	—	—	—	—	—	—	—	—	—	—	—	—	—
其他男性生殖器	—	—	—	—	—	—	—	—	—	—	—	—	—	—
肾	133	0.55	0.00	0.00	0.00	0.00	0.18	0.00	0.10	0.09	0.11	0.41	0.24	0.53
肾盂	28	0.12	0.00	0.00	0.00	0.00	0.00	0.00	0.00	0.00	0.00	0.00	0.08	0.07
输尿管	27	0.11	0.00	0.00	0.00	0.00	0.00	0.00	0.00	0.00	0.00	0.00	0.00	0.07
膀胱	169	0.70	0.00	0.00	0.00	0.00	0.00	0.00	0.10	0.00	0.00	0.31	0.08	0.27
其他泌尿器官	5	0.02	0.00	0.00	0.00	0.00	0.00	0.00	0.00	0.00	0.00	0.00	0.00	0.00
眼	14	0.06	0.00	0.00	0.14	0.00	0.00	0.00	0.00	0.00	0.11	0.00	0.00	0.00
脑、神经系统	650	2.68	0.00	0.19	0.95	0.68	0.18	0.65	0.62	0.71	1.56	1.14	2.07	2.98
甲状腺	92	0.38	0.00	0.00	0.00	0.00	0.00	0.16	0.10	0.18	0.00	0.10	0.24	0.46
肾上腺	20	0.08	0.00	0.00	0.00	0.00	0.18	0.00	0.18	0.00	0.00	0.00	0.00	0.07
其他内分泌腺	18	0.07	0.00	0.00	0.14	0.14	0.18	0.00	0.00	0.09	0.00	0.00	0.16	0.07
霍奇金淋巴瘤	23	0.09	0.00	0.00	0.00	0.00	0.00	0.00	0.00	0.00	0.00	0.00	0.00	0.20
非霍奇金淋巴瘤	493	2.03	0.00	0.19	0.14	0.14	0.18	0.16	0.42	0.27	0.78	0.52	0.80	1.46
免疫增生性疾病	1	0.00	0.00	0.00	0.00	0.00	0.00	0.00	0.00	0.00	0.00	0.00	0.00	0.00
多发性骨髓瘤	150	0.62	0.00	0.00	0.00	0.00	0.18	0.00	0.00	0.09	0.00	0.00	0.16	0.73
淋巴样白血病	114	0.47	1.13	0.19	0.27	0.41	0.18	0.16	0.42	0.36	0.22	0.31	0.40	0.93
髓样白血病	250	1.03	1.13	0.38	0.27	0.27	0.18	0.16	0.42	0.36	0.56	0.62	1.20	0.99
白血病，未特指	248	1.02	0.00	0.00	0.27	0.41	0.71	0.32	0.42	0.27	0.67	0.62	1.12	0.73
其他或未指明部位	292	1.20	0.00	0.19	0.14	0.14	0.00	0.32	0.21	0.09	0.22	0.62	1.04	1.26
所有部位合计	24 266	100.00	3.38	1.14	2.70	2.45	2.68	3.88	7.17	11.46	19.95	34.64	56.28	92.66
所有部位除外 C44	24 095	99.30	3.38	1.14	2.70	2.45	2.68	3.88	7.06	11.37	19.95	34.64	56.20	92.59

年龄组死亡率 /（1/10 万）							粗率 /(1/10万)	中标率 /(1/10万)	世标率 /(1/10万)	累积率 /%		35—64 岁截缩率 /(1/10万)	ICD-10
55—59 岁	60—64 岁	65—69 岁	70—74 岁	75—79 岁	80—84 岁	≥ 85 岁				0—64 岁	0—74 岁		
0.00	0.10	0.11	0.15	0.00	0.91	2.28	0.09	0.03	0.04	0.00	0.00	0.01	C00
0.28	0.51	0.54	1.21	1.51	1.81	1.95	0.32	0.14	0.14	0.01	0.02	0.20	C01—C02
0.18	0.81	1.19	1.81	2.81	3.32	3.90	0.52	0.22	0.21	0.01	0.02	0.24	C03—C06
0.28	0.61	0.43	0.45	0.43	0.00	2.28	0.20	0.09	0.10	0.01	0.01	0.17	C07—C08
0.00	0.00	0.11	0.45	0.00	0.00	0.65	0.05	0.02	0.02	0.00	0.00	0.01	C09
0.09	0.00	0.22	0.15	0.00	0.00	0.33	0.04	0.02	0.02	0.00	0.00	0.02	C10
0.64	1.11	1.72	2.11	1.51	2.72	4.55	0.75	0.41	0.39	0.02	0.04	0.60	C11
0.00	0.00	0.11	0.00	0.00	0.30	0.33	0.02	0.01	0.01	0.00	0.00	0.00	C12—C13
0.00	0.00	0.32	0.75	0.65	1.21	0.33	0.12	0.05	0.04	0.00	0.01	0.01	C14
4.13	15.59	40.96	77.54	131.80	225.91	201.86	21.04	7.36	7.16	0.11	0.70	2.93	C15
9.09	18.73	36.22	68.64	112.10	184.54	165.45	20.25	8.12	7.77	0.25	0.78	7.31	C16
0.46	1.11	1.62	4.07	4.33	4.53	2.93	0.75	0.32	0.31	0.01	0.04	0.30	C17
4.87	8.51	9.38	21.57	31.81	50.74	56.88	6.38	2.56	2.50	0.10	0.26	2.80	C18
5.05	6.28	11.21	18.40	31.60	56.18	66.64	6.66	2.62	2.57	0.10	0.25	2.75	C19—C20
0.09	0.00	0.22	0.45	1.51	1.51	4.23	0.24	0.08	0.08	0.00	0.01	0.05	C21
13.69	25.62	32.77	47.82	70.12	91.51	90.04	15.28	6.60	6.52	0.32	0.73	9.22	C22
3.40	8.81	9.38	18.56	21.86	34.13	31.53	4.75	1.91	1.91	0.08	0.22	2.28	C23—C24
6.98	13.47	25.76	30.17	52.59	71.58	64.69	9.67	3.87	3.82	0.14	0.42	3.96	C25
0.00	0.00	0.32	0.75	0.43	0.60	0.98	0.13	0.06	0.06	0.00	0.01	0.05	C30—C31
0.28	0.10	0.11	0.45	0.87	1.81	1.95	0.18	0.08	0.08	0.00	0.01	0.08	C32
21.22	50.33	76.75	103.19	172.92	237.99	206.73	32.40	13.25	13.02	0.52	1.42	14.84	C33—C34
0.09	0.30	0.32	1.66	1.51	0.91	0.65	0.28	0.14	0.13	0.01	0.02	0.18	C37—C38
1.56	2.03	3.56	5.43	6.28	8.15	10.73	1.50	0.69	0.67	0.03	0.07	0.72	C40—C41
0.55	0.30	1.40	1.21	1.08	4.83	3.25	0.49	0.21	0.20	0.01	0.02	0.26	C43
0.37	0.81	0.75	1.66	3.90	9.97	27.95	1.16	0.33	0.35	0.01	0.02	0.18	C44
0.28	0.20	0.32	0.60	0.00	0.00	0.33	0.08	0.05	0.05	0.00	0.01	0.08	C45
0.09	0.00	0.22	0.00	0.22	0.00	0.33	0.03	0.01	0.01	0.00	0.00	0.01	C46
0.28	0.61	0.54	0.60	0.43	0.91	2.28	0.32	0.20	0.20	0.01	0.02	0.30	C47, C49
15.16	17.82	19.29	19.61	24.02	29.30	36.08	9.29	4.73	4.62	0.32	0.52	9.53	C50
0.28	0.51	0.43	0.45	1.08	1.51	0.98	0.20	0.09	0.09	0.00	0.01	0.13	C51
0.18	0.20	0.00	0.91	1.08	1.21	0.65	0.18	0.08	0.08	0.00	0.01	0.13	C52
9.28	9.62	10.02	12.07	19.91	28.39	28.28	6.09	3.00	2.90	0.19	0.31	5.83	C53
2.39	3.34	3.99	4.53	6.06	4.83	6.50	1.57	0.74	0.74	0.04	0.09	1.24	C54
1.01	1.11	2.48	3.92	3.68	8.76	6.18	1.05	0.44	0.43	0.02	0.05	0.49	C55
6.06	7.70	8.52	9.96	12.77	10.57	5.85	3.76	1.97	1.92	0.13	0.22	3.81	C56
0.18	0.71	0.22	0.30	1.08	1.51	0.65	0.18	0.07	0.07	0.00	0.01	0.13	C57
0.00	0.00	0.00	0.00	0.00	0.00	0.00	0.01	0.01	0.00	0.00	0.00	0.02	C58
—	—	—	—	—	—	—	—	—	—	—	—	—	C60
—	—	—	—	—	—	—	—	—	—	—	—	—	C61
—	—	—	—	—	—	—	—	—	—	—	—	—	C62
—	—	—	—	—	—	—	—	—	—	—	—	—	C63
1.38	1.82	0.97	2.41	3.90	6.04	5.85	0.90	0.41	0.41	0.02	0.04	0.65	C64
0.18	0.10	0.32	0.45	1.95	1.21	1.30	0.19	0.07	0.07	0.00	0.01	0.06	C65
0.00	0.20	0.65	0.91	1.08	1.51	0.65	0.18	0.07	0.07	0.00	0.01	0.04	C66
0.37	0.41	1.40	3.92	6.28	9.66	16.90	1.15	0.39	0.39	0.01	0.03	0.22	IC67
0.00	0.20	0.11	0.00	0.22	0.30	0.00	0.03	0.01	0.02	0.00	0.00	0.03	C68
0.00	0.10	0.00	0.30	0.22	0.91	1.63	0.09	0.04	0.05	0.00	0.00	0.03	C69
5.33	6.89	10.67	11.77	22.94	20.54	14.63	4.41	2.29	2.22	0.12	0.23	2.98	C70—C72, D32—D33, D42—D43
0.37	1.32	0.86	1.51	2.81	3.93	5.20	0.62	0.28	0.27	0.01	0.03	0.36	C73
0.46	0.10	0.11	0.15	0.43	1.21	0.33	0.14	0.08	0.08	0.01	0.01	0.10	C74
0.09	0.30	0.22	0.15	0.00	0.91	0.33	0.12	0.09	0.09	0.01	0.01	0.09	C75
0.09	0.00	0.32	0.30	1.51	1.21	0.98	0.16	0.06	0.06	0.00	0.00	0.04	C81
2.39	5.87	8.84	11.62	19.26	17.22	15.60	3.34	1.54	1.51	0.07	0.17	1.71	C82—C86, C96
0.00	0.00	0.00	0.00	0.00	0.30	0.00	0.01	0.00	0.00	0.00	0.00	0.00	C88
1.29	2.53	3.45	4.53	3.03	3.93	2.28	1.02	0.47	0.48	0.02	0.06	0.64	C90
0.83	0.81	1.83	1.96	2.38	3.32	1.30	0.77	0.50	0.50	0.03	0.05	0.54	C91
1.29	2.13	3.56	7.54	8.22	7.85	3.25	1.69	0.94	0.92	0.04	0.10	1.06	C92—C94, D45—D47
1.01	2.53	4.63	6.03	6.71	8.15	5.20	1.68	0.96	0.92	0.05	0.10	1.04	C95
1.65	1.11	4.10	4.22	10.60	11.78	19.83	1.98	0.86	0.85	0.03	0.08	0.92	O&U
125.21	223.38	343.52	518.79	813.51	1 182.12	1 136.38	164.48	69.66	68.13	2.92	7.23	81.38	ALL
124.84	222.57	342.77	517.13	809.61	1 172.15	1 108.42	163.32	69.33	67.78	2.91	7.21	81.20	ALL exc. C44

致谢

《江苏省恶性肿瘤报告（2022）》编委会对各肿瘤登记处和各医疗机构相关人员在本书出版过程中给予的大力协助，尤其是在登记资料的收集、整理、查重、补充、审核、建档和建立数据库等方面所做出的贡献表示感谢！衷心感谢编写组成员在本书撰写工作中付出的辛苦努力！